LIBRO MÉDICO DE COCINA PARA ADELGAZAR

Recupere La Salud Bajando de Peso con La Guía Médica de Cocina Práctica del Doctor Durand

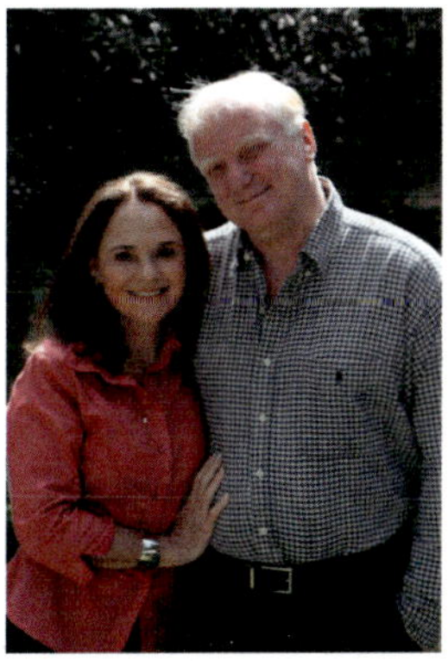

Jaime Durand Palacios, M.D.
y
Carmen Rosa Arias Schreiber

Concepto, investigación y dirección
Doctor Jaime Durand y Carmen Rosa Arias Schreiber

Coordinación General
Carmen Rosa Arias Schreiber

Asesoría médico–dietista
Doctor Jaime Durand y Doctora Cecilia Kineche

Asesoría culinaria y producción de platos
Carmen Rosa Arias Schreiber y Chef Marcelo Portuondo

Edición, diseño, diagramación y corrección de texto
Liliana Arias Schreiber de Cárdenas

Producción
James Durand MD PA

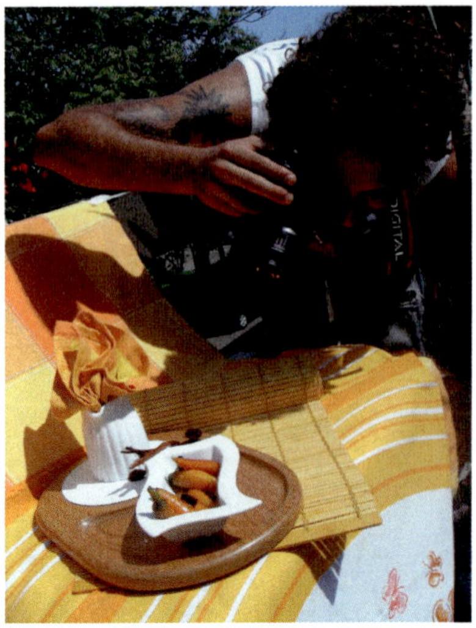

Fotografías
Mauricio Gil

LIBRO MÉDICO DE COCINA PARA ADELGAZAR
Jaime Durand Palacios, M.D. y Carmen Rosa Arias Schreiber

www.LibroMedicodeCocinaParaAdelgazar.com

ISBN 0-9844149-1-6

JAIME DURAND, MD

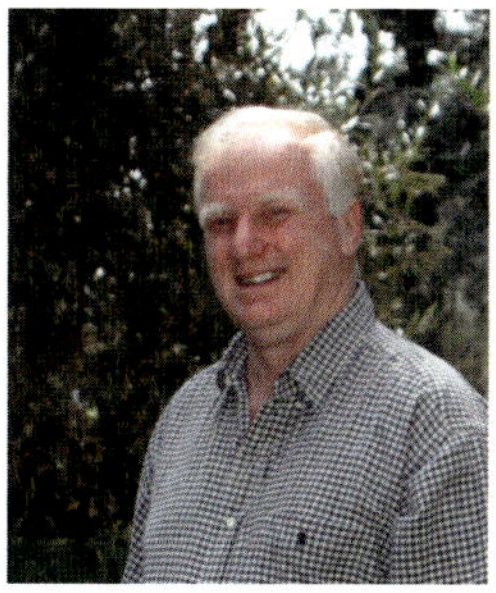

Jaime Durand es un médico peruano con tres doctorados en los Estados Unidos de Norteamerica. Se especializó en Medicina Interna (1986), Reumatología (1988) y Geriatría (1992).

Actualmente practica Reumatología, Medicina Interna y Geriatría en la Clínica de Reumatología y Enfermedades del Tejido Conectivo en la ciudad de Arlington, Texas.
E mail : j.durand@sbcglobal.net
Es especialista en Artritis, Dolor y Condiciones Afines. Ofrece sus amplios conocimientos de diagnóstico y tratamiento a los pacientes que sufren de enfermedades auto-inmunes, así como condiciones metabólicas y genéticas que conducen a la artritis, a las enfermedades óseas y lesiones sistémicas o locales en el cuerpo.

El Dr. Durand está afiliado al *Medical Center of Arlington* y al *Plaza Hospital en Fort Worth*, Texas.

Nacido el 18 de marzo de 1954 en Lima, Perú, el Dr. Jaime Durand es un ciudadano peruano y estadounidense. Se graduó en la *Universidad Cayetano Heredia* en Lima, Perú, en 1981. Hizo su Internado y Residencia en el *Henry Ford Hospital* (Julio 1982 – Junio 1984) y en el *Sinai Hospital of Detroit* (Julio 1984 – Junio 1986) en Detroit, Michigan. Completó su doctorado en Reumatología en el Departamento de Reumatología en *Southwestern Medical School Health Science Center* de la Universidad de Texas, en Dallas (Junio 1988).

Concluyó su doctorado en Geriatría en *Loyola University-Hines VA* en Chicago, Illinois. El Servicio de Geriatría lo hizo en el los hospitales del Departamento de Veteranos *John F. Kennedy VA Hospital*, en Memphis (Diciembre, 1989) y en el *Edward Hines Jr.* en *Hines VA Hospital*, en Illinois (Junio de 1991).

El Dr. Durand es Consultor Médico de la *Residencia Médica El Olivar*, Centro de Investigación Clínica Reumatológica y Geriátrica en Lima, Perú. Ha tenido una carrera orientada principalmente a la investigación científica en inmunología y cuenta con 30 años de experiencia en la práctica de la medicina clínica. Actualmente su atención se centra en una práctica clínica intensa, manteniendo especial interés en los pacientes reumatológicos y geriátricos.

El Dr. Durand es miembro del *American College of Rheumatology*, *The American Geriatric Society, The American Association of Physicians and Surgeons*, del *Colegio Médico del Perú*, de la *Sociedad Peruana de Medicina Interna* y de la *Sociedad Peruana de Geriatría*.

Habla el español y el inglés con fluidez y está comprometido con el desarrollo de una comunidad Hispano-Americana saludable en Texas. El Dr. Durand es defensor de un entorno médico de mercado libre para la profesión médica. Tiene una marcada vocación política dirigida al establecimiento de un sistema democrático avanzado para América.

Carmen Rosa Arias Schreiber, nacida en Lima, Perú y residente en los Estados Unidos de Norteamérica, es paisajista con una trayectoria de más de 15 años en su país. Es aficionada a la cocina y compartió la autoría del libro dedicándose de manera creativa a la elaboración y degustación de las recetas. Fue así como se le dio la aplicación práctica a la dieta mediterránea modificada por el Dr. Jaime Durand.

CONTENIDO

PRÓLOGO

La sola idea de tener que exportarme de Lima, Perú, a los Estados Unidos en la madurez de mi vida, me producía mucho temor. Dejar a mis hijas, padres, hermanos y amigos me daba una sensación de extrema soledad. O peor aún, pensaba que la adaptación, si ocurría, iba a ser muy lenta y difícil.

Pienso que mi mayor ventaja era mi actitud de aferrarme a vivir una nueva vida. Con mi pasado atrás y un futuro promisorio en mis manos llegué a la ciudad de Arlington, Texas, hace ya varios años.

¿Qué prometía este futuro que había pospuesto tantas veces? Pues mucho más de lo que me había imaginado. Pronto me di cuenta de que compartir con mi pareja resultaba ser muy agradable, y adaptarme era una vivencia divertida y rica en nuevas experiencias.

Tenía paz en el alma y la tranquilidad suficiente para entender que mis seres queridos estaban bien. Y si me necesitaban en algún momento, las dudas se resolvían, se tomaban decisiones; y, a pesar de la distancia, nuestras vidas seguían su curso habitual.

Aunque mis días eran buenos, habían momentos de intensa soledad y tristeza. Recuerdo que para sentirme mejor y alejarme de estos sentimientos negativos y propios de los que vivimos en otras tierras, encontraba un placer único en comprar y devorar todas esas comidas procesadas tan provocativas, de las miles que abarrotan los supermercados en este país.

Para mí esto era nuevo; aunque había venido a los Estados Unidos en varias ocasiones, mis estadías fueron cortas. Ahora estaba viviendo aquí y la necesidad de explorar esta variedad de alimentos con cajas tan atractivas y con colores llamativos se volvió un hábito.

Incluso el supermercado de alimentos orgánicos de la ciudad se volvió mi refugio; no pasaban 2 o 3 días y me iba a investigar qué había de nuevo. La sección de los quesos, los chocolates y las galletas que venían de todas partes del mundo, se volvieron mi obsesión. Consumir comida chatarra, si bien no era mi preferida, no me causaba remordimiento alguno si se presentaba la ocasión.

Pasaron algunos meses, no muchos, y mi adicción a la comida empezó a pasarme la factura. No sólo no me sentía bien sino que, como era de esperarse, empecé a engordar. La ropa que había traído de Lima ya no me quedaba bien y tuve que comprar ropa 1 y hasta 2 tallas más de lo que solía usar. Una sensación de rabia y frustración me empezó a afectar y me di cuenta de que sólo me quedaba regresar a mis hábitos conocidos de crianza.

La cultura peruana tiene costumbres distintas, especialmente en la forma de comer. Nuestra región es privilegiada y generosa en sus alimentos. Consumir pescado y mariscos, vegetales y frutos frescos son parte de nuestra herencia milenaria.

Si bien estaba consciente de lo que debía hacer, no sabía cómo empezar a reducir mis porciones y a cambiar mis ya adquiridos gustos por la nueva comida. Empecé por comprar y comer verduras, frutas, pollo y pescado, pero seguí comprando y preparando los otros alimentos para Jaime. En otras palabras, preparaba dos tipos de dieta a la vez, lo que dificultaba mucho que yo alcanzara mi meta.

Después de intentar bajar de peso durante unas semanas y de fallar repetidas veces, sentí que había algo que no se ajustaba a mi plan. Si quería tener éxito debía involucrar a mi compañero y eliminar de la refrigeradora y de la despensa cualquier alimento prohibido.

También tenía que elaborar un menú semanal, incluyendo las 3 comidas diarias, con la lista de todos los alimentos que íbamos a consumir. Una vez por semana debía dedicar unas horas a comprar sólo los alimentos que estaban en la lista y almacenarlos de tal forma que facilitaran mi trabajo diario en la cocina.

Las dos primeras semanas fueron las más difíciles porque había que ajustarse a porciones más reducidas y, sobre todo, a distintos sabores. Dormir temprano nos daba buen resultado y no tener a la mano alimentos tentadores nos alejaba de los posibles viajes nocturnos a la cocina.

Me entusiasmaba la idea de preparar las comidas tan rápido y saber que un poco de organización había simplificado mi vida; además, estaba empezando a recuperar mi salud y mi peso.

Descubrimos que la gelatina dietética era un buen aliado para los ataques de hambre y que las galletas de arroz (rice cakes) también ayudaban bastante. Las sopas de pollo o de verduras eran opciones saludables y calmaban nuestro apetito antes de cenar.

Las salidas frecuentes a los restaurantes, especialmente durante las dos primeras semanas, fueron sustituidas por un delicioso filete de salmón o una sabrosa pechuga de pollo hecha en casa. Pero lo más valioso para mí fue, sobre todo, la sensación de complicidad y apoyo mutuo que surgió de este propósito y del esfuerzo por perder peso, ya que fortaleció aún más nuestra relación de pareja.

No pasaron ni tres semanas cuando empezamos a notar los cambios. Gradualmente fuimos perdiendo peso y mejorando nuestros hábitos. Caminábamos en las noches y nos permitíamos comer en algunos restaurantes, aunque nuestras porciones y el tipo de alimentos que elegíamos se ajustaban a nuestra nueva dieta.

Con el tiempo, estos hábitos se volvieron nuestra forma de vida y sirvieron de modelo para los pacientes de Jaime, quienes estaban sorprendidos de su continua pérdida de peso. Sin darnos cuenta nos habíamos inspirado en la dieta mediterránea que, con algunas modificaciones, nos estaba dando excelentes resultados.

Este primer libro nace de nuestra propia experiencia, de la investigación científica y de lo que conocemos y entendemos como alimentos saludables. En él encontrarán información médica y recetas gourmet sencillas, todas ellas inspiradas en la saludable dieta mediterránea.

Espero que disfruten de la dieta mediterránea y descubran el gusto por la comida natural, la simpleza de sus platos, sus deliciosos sabores, atractivos colores, suaves texturas y tentadores aromas. Con algo de imaginación y una pequeña dosis de arte, comer sanamente puede convertirse en una experiencia agradable a los sentidos y beneficiosa para la salud.

Carmen Rosa Arias Schreiber

INTRODUCCIÓN

Historia de la dieta mediterránea

El concepto de dieta mediterránea se popularizó después de la II Guerra Mundial. En esos años, ya se sabía que la población de Creta tenía la tasa más baja de mortalidad por enfermedad cardiovascular.

Los siete países

Sobre la base de estos antecedentes, en los años 60 se realizó un estudio epidemiológico – *denominado estudio de los Siete Países*– para investigar los hábitos dietéticos de los Estados Unidos, Japón, Finlandia, Holanda, la antigua Yugoslavia, Italia y Grecia. Es decir, sólo tres países de la zona del mar Mediterráneo. La investigación se centró en la dieta y no consideró diferencias genéticas ni estilos de vida de las distintas poblaciones.

Los resultados del estudio mostraron una clara relación entre las características de la dieta y la salud de su población. Así, los habitantes de Grecia –especialmente los de Creta– y los del sur de Italia tenían la menor tasa de mortalidad por enfermedad cardiovascular y la mayor expectativa de vida. Esto en comparación con Finlandia, que figuraba en el extremo opuesto, y con los Estados Unidos de Norteamérica, que quedaron en una posición intermedia, a pesar de ser un país que contaba con mejores condiciones de vida y de servicios médicos.

Patrón dietario

Las saludables características de la dieta de los griegos, especialmente la de los cretenses y de los italianos del sur, indujeron al ***Doctor Ancel Keys***, científico especializado en epidemiología y jefe del estudio, a calificar esta dieta como ***mediterránea***.

De esta forma, el término genérico "***Dieta Mediterránea***" se usa en la práctica para referirse a patrones dietarios similares a los de Grecia y el sur de Italia a principios de los años 60.

Características comunes

Estudios posteriores mostraron que no existe una ***dieta mediterránea*** única, ya que los productos varían bastante de un país a otro. Por ejemplo, en cada país se consume cantidades distintas de aceite de oliva. A pesar de ello, se puede afirmar que la dieta de los países europeos de la zona ***mediterránea*** –como Portugal, España, el sur de Francia, Italia, Grecia, etc.– presenta algunas características comunes:

1. Baja en grasas saturadas
2. Alta en grasas monoinsaturadas
3. Balanceada en ácidos poliinsaturados (omega 6 y omega 3)
4. Baja en proteína animal
5. Rica en antioxidantes

6. Rica en fibras
7. Baja en azúcares, sobre todo los simples.

Es decir, estas poblaciones consumen una cantidad comparativamente alta de pescado y carnes blancas, pero poca carne roja. Consumen cereales, leguminosas, frutas y verduras, y toman vino con moderación en las comidas.
Cabe señalar que entre los pobladores de los países mediterráneos que mejor se alimentan están los cretenses que obtienen ácido alfa-linolénico comiendo plantas silvestres, caracoles, nueces, frutas (higos) y huevos. El ácido eicosapentaenoico (EPA) y ácido docosahexaenoico (DHA) lo obtienen principalmente del pescado así como también de huevos de aves alimentados con algas y caracoles de mar.

Adaptación de la dieta mediterránea para bajar de peso y mejorar la salud

En los programas de pérdida de peso, al comparar diversas ***dietas hipocalóricas*** (porciones pequeñas), sorprendentemente se encontró que la ***dieta mediterránea hipocalórica*** –a pesar de su alto contenido en grasas (*"grasas buenas*" de pescado, nueces y vegetales) pero con escaso contenido de azúcares– fue más efectiva para perder peso que las dietas "***tradicionales***", igualmente ***hipocalóricas***, con un menor contenido de grasas (*"grasas malas"* de origen animal) pero con mayores cantidades de azúcares.

Este resultado se correlacionó en los pacientes de investigación con el tipo de colesterol y triglicéridos que tenían en la sangre. Los que consumían la ***dieta mediterránea hipocalórica*** tenían una mayor proporción de *grasas buenas* en sangre (HLD o *"colesterol bueno"*) que de *grasas malas* en sangre (LDL o *"colesterol malo"*).

La ***dieta mediterránea hipocalórica*** con mayor contenido de grasas buenas (mono y poliinsaturadas) de pescado, nueces y vegetales, produjo un metabolismo en ayunas mucho más favorable que la ***dieta hipocalórica tradicional***. Esto se debía a la menor oxidación corporal que aparecía en estos pacientes, en comparación con la oxidación corporal que resultaba de los que consumían la ***dieta hipocalórica tradicional***, alta en azúcares y baja en *grasas malas* (grasas saturadas de origen animal).

Los estudios experimentales en Estados Unidos utilizando estas dos dietas reportaron una mayor pérdida de peso a corto plazo (a pesar del alto consumo de grasas buenas) en los pacientes que consumieron la ***dieta mediterránea hipocalórica*** en comparación a los que consumieron la ***dieta hipocalórica tradicional.***

Sin embargo, no sucedió lo mismo cuando se prolongó el estudio. Los pacientes que consumían la ***dieta mediterránea hipocalórica*** volvieron a aumentar de peso, mientras que los que consumían la ***dieta hipocalórica tradicional*** pudieron mantener su pérdida de peso.

Este resultado se debió a que los pacientes que ya habían empezado a bajar de peso siguiendo la ***dieta mediterránea hipocalórica*** no redujeron progresivamente sus porciones, por lo que sin darse cuenta estaban ingiriendo mayores cantidades de calorías (en grasas buenas) a las requeridas para su nuevo peso ya reducido. Este fenómeno se produjo debido a que la grasa tiene mucho más calorías (por gramo de peso de alimento) que el azúcar.

En consecuencia, a largo plazo, la ***dieta mediterránea hipocalórica*** dejó de ser efectiva para bajar de peso en comparación con la otra dieta. Por lo tanto, la ***dieta mediterránea hipocalórica*** quedó desvirtuada al dejar de ser una dieta verdaderamente ***hipocalórica*** para un paciente que ya había disminuido su peso. En este estudio, la ***dieta hipocalórica tradicional*** mantuvo mejor la pérdida de peso durante un período de tiempo más largo.

Ahora se entiende que los pacientes que están perdiendo peso con la ***dieta mediterránea hipocalórica*** necesitan consumir gradualmente menos calorías que al empezar la dieta. Por eso es tan importante disminuir progresivamente el tamaño de las porciones para que esta dieta rica en grasas (buenas) no pierda su efectividad.

En conclusión, para evitar esta consecuencia, el terapeuta que recomienda la ***dieta mediterránea hipocalórica adaptada*** para bajar de peso debe hacer un seguimiento al paciente por un período de tiempo más largo. Este control periódico le permite al terapeuta ir disminuyendo gradualmente las porciones de los alimentos, que deberán ser equivalentes al ***menor requerimiento de calorías*** que necesita una persona más delgada.

Obesidad: enfermedad de nuestros tiempos

Por lo general, el sobrepeso por obesidad se desarrolla en los individuos debido a un desequilibrio gradual en sus estilos de vida y/o a cambios complejos en factores biológicos, emocionales, familiares, económicos y socio-políticos.

La obesidad como problema social es una preocupación moderna. Los hábitos alimenticios, tales como la composición de la dieta, las comidas fuera de casa y el tamaño de las porciones, han sufrido cambios drásticos. Por otro lado, las personas son ahora menos activas en todos los aspectos de su vida.

El estilo moderno del trabajo y los sistemas de transporte contribuyen a una vida mucho más sedentaria, lo que conduce a la obesidad y una disminución de la capacidad del cuerpo para utilizar el oxígeno. La disminución en el consumo máximo de oxígeno de las personas está fuertemente asociado a una mortalidad temprana.

En algunos países del primer mundo la obesidad mórbida ha alcanzado proporciones epidémicas. Este fenómeno es notorio sobre todo en los Estados Unidos, donde la prevalencia de sobrepeso –incluso en la población de niños y adolescentes– se ha duplicado en los últimos veinte años y triplicado en los últimos cuarenta.

Sin embargo, muchas de las razones que se esconden detrás del incremento del aumento de peso y la obesidad no son fáciles de determinar. Lo que sí sabemos es que las consecuencias fisiológicas del sobrepeso y la obesidad afectan la calidad de vida del individuo causando problemas en el sistema circulatorio, respiratorio y locomotor, e incluso favoreciendo la aparición de algunas enfermedades degenerativas, como el cáncer.

Estas enfermedades no sólo pueden causar la muerte prematura al enfermo, sino que producen condiciones crónicas invalidantes dejándolo inhabilitado prematuramente y con una calidad de vida seriamente comprometida. Esto origina serios trastornos familiares y pérdidas económicas.

Estos pacientes con enfermedades crónicas relacionadas con la edad terminan en unidades de cuidados intermedios o en centros especializados con el fin de recuperarse de los accidentes vasculares (derrames cerebrales, ataques cardiacos, fallas renales y embolias en las extremidades), además de discapacidad motora ocasionada por lesiones en los huesos y en las articulaciones.

Afortunadamente, la mayoría de los profesionales de la salud opinan que una persona con sobrepeso u obesidad puede mejorar considerablemente su salud y bienestar al perder al menos el 10% del peso corporal, siempre y cuando evite recuperarlo. En conclusión, bajar de peso es esencial para que las personas con sobrepeso u obesidad puedan llevar una vida sana y mejor.

Cabe resaltar que para los pacientes muy obesos, el ejercicio físico no es un método eficaz para bajar de peso porque el organismo es muy eficiente en la conversión de nutrientes en energía psicomotriz; es decir, *varias horas de ejercicio vigoroso equivalen a un dulce pequeño*. Por otro lado, pese a sus indudables beneficios, el ejercicio resulta más bien riesgoso en las personas obesas, ya que puede ocasionar accidentes e incluso desencadenar artritis degenerativa.

Es por ello que el ejercicio físico en personas obesas debe ser moderado al inicio: sólo después de haber bajado significativamente de peso, los pacientes podrán ejercitarse progresivamente con la finalidad de lograr una mayor capacidad en el consumo de oxígeno. Esta mayor capacidad se refleja en una frecuencia cardiaca menor (registrada al despertar) y una taquicardia mínima con el ejercicio.

Se recomienda que éste sea conducido sólo hasta el 60% del máximo esfuerzo posible, siendo lo ideal llegar hasta la fatiga (cansancio) con la intención de producir la hipertrofia muscular y la inducción de enzimas del ciclo respiratorio en los músculos.

Es importante subrayar que el ejercicio físico, incluso en los pacientes de edad avanzada, de hecho puede producir hipertrofia muscular (mayor fortaleza), mejorar la coordinación, reducir el peligro de caídas y disminuir el riesgo coronario. Si bien durante el ejercicio el riesgo coronario aumenta, se ha llegado a la conclusión de que el accidente coronario durante el ejercicio es poco frecuente; además, esta posibilidad puede evaluarse con la prueba de esfuerzo.

Hipócrates, considerado el padre de la medicina occidental, acuñó con sabiduría las siguientes frases: ***"El hombre cava su propia tumba con sus propios dientes".*** Y dijo también: ***"Deja que los alimentos sean tu medicina y tu medicina, los alimentos".***

El control y la moderación del apetito, el conocimiento y la vigilancia de los aspectos biológicos, los efectos psicológicos y sociales que causan la obesidad y sus consecuencias, es ahora, y lo ha sido durante miles de años, el pilar central de la medicina.

Jaime Durand MD

COMIENDO EMOCIONALMENTE

Para muchas personas, el alimento hace más que satisfacer su hambre: consuela sus emociones. Al sosegar o calmar estas sensaciones con la ingesta de alimentos están comiendo emocionalmente, sin experimentar hambre. Esta conducta es una de las causas más frecuentes del aumento de peso y la obesidad.

Comer únicamente cuando se siente hambre parece simple y obvio. Sin embargo, es el consejo dietético más difícil de aplicar. ¿Por qué? Debido al condicionamiento, a la forma de vida y al bagaje emocional de cada individuo.

Señales del hambre emocional

Existen varias diferencias entre el hambre emocional y el hambre física:

1. El hambre emocional se siente repentinamente, mientras que el hambre verdadera sobreviene gradualmente.

2. Cuando se está comiendo algo específico para llenar un vacío que no está relacionado con el hambre, se anhela un alimento específico como por ejemplo, pizza, helado, chocolate etc. Cuando realmente se siente hambre, se aceptan muchas otras opciones.

3. El hambre emocional necesita ser satisfecho de inmediato con un alimento en particular; el hambre física puede esperar.

4. Si se está comiendo para calmar una necesidad emocional, es probable que uno siga comiendo aún cuando se sienta satisfecho. Si se come porque realmente se siente hambre, es más fácil dejar de hacerlo al sentirse satisfecho.

5. El hambre emocional puede estar acompañada de sensación de culpa; ingerir alimentos con verdadera hambre produce placer.

Cómo superar el hambre emocional

Reconocer la diferencia entre el hambre emocional y el hambre real es la clave para ingerir los alimentos dentro de patrones saludables. No sólo es necesario observar y saber cómo y porqué comemos, también resulta útil llevar un registro de los alimentos que ingerimos y cómo nos sentimos al consumirlos.

- No coma por aburrimiento, infelicidad, tensión, estrés o alguna otra razón emocional.

- Determine si está realmente hambriento. Si la respuesta es “no estoy seguro,” entonces no lo está.

- Evite comer al paso o con prisa, mientras está trabajando, viendo televisión, etc.

- Postergue la hora de comida si no tiene hambre.

Espere a que el auténtico deseo de comer llegue naturalmente. Antes de comer dedique un tiempo a alguna actividad que le guste y distraiga su pensamiento con algún trabajo pendiente, la lectura, la jardinería o una caminata. Realizar regularmente alguna actividad física es la mejor manera de fomentar el hambre verdadera y controlar la ansiedad.

Es importante no apresurar la pérdida de peso porque la prisa genera ansiedad. Evite dietas rigurosas que sólo conducen a estados de compulsión y a falta de motivación. Busque estímulo en los cambios positivos que logre en sus hábitos de alimentación.

Señales de hambre "verdadera", sin que haya de por medio un ayuno prolongado

- Salivantes de la boca.
- Mente optimista, clara y feliz.
- Hambre que persiste cuando esperamos.

Señales que caracterizan el hambre falsa

- Boca seca, lengua pastosa, mal aliento.
- Punzadas en el estómago.
- Calambres, dolores y náusea.
- Sensación de hambre que desaparece con la espera.

Algunos trucos para aplicar:

Durante el día tome abundantes **líquidos** fríos o calientes: agua, caldos, té verde, infusiones calientes, jugos de frutas naturales, limonadas.

Incluya en cada comida **alimentos** con un aporte adecuado de fibras, preparados de tal forma que prolonguen el proceso digestivo y generen la sensación de saciedad.

Un recurso útil para frenar la ansiedad por ingerir alimentos es un licuado con 1 plátano o banana mediano, con 1/2 vaso de leche descremada. También ayuda moldear y congelar en cubiteras limonada, yogur descremado o gelatina dietética con pedacitos de frutas.

Técnicas para no tentarse:

No deje de desayunar y de comer varias comidas al día: aprenda a elegir y a dosificar lo que come, así estará satisfecho durante un tiempo más prolongado. Mantenga siempre caldo de pollo o té verde en la refrigeradora listo para usar al llegar a casa después de un día ajetreado, o prepare una taza de té caliente. Refrésquese, tome una ducha cuando vuelva del trabajo, ya que estas pausas lo ayudarán a no abalanzarse sobre la refrigeradora.

Evite estar más tiempo del necesario cerca de los alimentos. Mientras cocine, tenga a la mano alguna taza de sopa caliente de verduras, trocitos de apio, bastoncitos de zanahoria, tomate con albahaca o daditos de manzana verde. Así tendrá el estómago satisfecho y evitará probar la comida más de la cuenta. Un plato de sopa liviana o una ensalada de hojas verdes antes de la comida principal contribuirán a reducir el apetito.

Que un alimento sea considerado bajo en grasas no significa que pueda comerse sin límites. Si ingiere un plato enorme de puré de zapallo no bajará de peso. En cambio, con una pequeña porción de puré de papas, se dará el gusto sin dejar de lado su plan de dieta. Si no vive solo y en casa hay alimentos tentadores, guárdelos en cajas herméticas, con cinta adhesiva, en estantes muy altos, fuera del alcance de su vista; sugiérale a otra persona que se encargue de ellos.

No hace falta aislarse ni obligar a toda la familia a adoptar la dieta. Modifique algunas recetas y podrá disfrutar de comidas deliciosas con menos calorías. Prepare distintas guarniciones para acompañar un plato principal. Por ejemplo, si hizo un pollo al horno acompáñelo con verduras mixtas para usted y papas para el resto de la familia.

Cuando decida preparar pastas, puede disfrutarlas sin aumentar su contenido calórico acompañadas de una salsa de tomate casera o algunas verduras salteadas. Evite comerlas con queso rallado. Al preparar pizza utilice rodajas frescas de tomate, cebollas en tiras, pimientos soasados y poca cantidad de mozzarella descremada, rallada. Los aceites vírgenes extraídos de los frutos secos, en cantidades adecuadas, son una opción saludable.

Destine un solo lugar para comer y evite dejar alimentos cerca de la cama o los sillones. Lleve los platos servidos a la mesa: una fuente llena de comida es una tentación difícil de controlar. Deje descansar los cubiertos entre bocado y bocado, especialmente cuando se trate de alimentos más calóricos.

Evite las sobremesas prolongadas: las tertulias familiares pueden hacerse tranquilamente sin comidas tentadoras de por medio. El amor no tiene nada que ver con comer mucho. A veces tratamos de expresar amor proporcionando una gran cantidad de comida a nuestros seres queridos, pero esto es un fenómeno cultural.

No haga la promesa de no volver a comer un dulce. Propóngase un límite razonable, "una o dos veces por semana". Si decide darse un gusto dedíquele el tiempo y el espacio que merece. Si come rápido, su deseo de ingerir algo rico seguirá latente. Masticar con lentitud y disfrutar de la comida con los ojos cerrados hará que coma menos.

No se desanime cuando no logre controlar el apetito: que le cueste bajar de peso no significa que no esté alcanzando su objetivo. Busque otras satisfacciones que contribuyan a no vivir pendiente de lo que no le conviene comer. Tener paciencia y superar barreras forma parte del proceso evolutivo que lo conducirá a llevar una vida sana.

La mejor manera de bajar de peso es reducir la ingesta de los alimentos. Sin embargo, es recomendable incrementar el gasto calórico haciendo ejercicio. Para ello, basta con salir a caminar todos los días, subir y bajar escaleras, bailar en casa o hacer las tareas domésticas con mayor energía. Otra opción es cuidar de un perro, que lo obligará a sacarlo a pasear varias veces al día.

Comiendo fuera de casa

Si tiene que estar muchas horas sin comer nada, consuma una buena cantidad de líquidos entre comidas. Si desea ocasionalmente una porción de fresas, una manzana o una ensalada de frutas, se recomienda ingerirla siempre alejada de las comidas principales.

Cuando sienta deseos de comer algo que puede engordar, comparta la porción y acompáñela con ensaladas o verduras con limón. Al elegir las verduras para una ensalada recuerde que las coles y los zapallitos o zucchini tienen la mitad de las calorías que la zanahoria, el tomate, la beterraga o remolacha y la calabaza. Por lo tanto, puede comer el doble de las primeras sin temor a engordar.

Ocasiones especiales y fiestas

No ayune antes ni después de ir a una fiesta, dándose tácitamente el permiso para comer de todo durante la reunión. Ingiera una merienda liviana antes de la ocasión. Cuando sirva un piqueo agregue tomates cherry, champiñones con ajo y perejil, palmitos, bastoncitos de apio, zanahorias crudas y quesos magros. Así podrá evitar otros bocaditos hipercalóricos.

Si desea consumir bebidas alcohólicas, prefiera el champagne seco o los vinos, siempre con moderación. Recuerde que cuanto más dulce o mayor sea el grado de alcohol de las bebidas, éstas aportarán más calorías.

Una vez en la fiesta, evite las primeras bandejas ya que es improbable conseguir algo que sea liviano; además, una vez que comience a comer harinas será imposible contenerse con el resto de los alimentos. Elija en cambio quesos, fiambres magros y ensaladas, si las hubiera. Retire las salsas y controle las guarniciones del plato principal.

Coma con moderación para darse un gusto y así poder elegir alguna pequeña porción de postre. Si va a disfrutar de un helado con su familia, prefiera uno elaborado con agua y frutas en lugar de los cremosos que contienen el doble de calorías. Consumir frutas, yogur y mucho líquido le servirán para reponerse sanamente si ha comido más de la cuenta.

Nota: Puede recurrir a mezclas de hierbas destinadas a eliminar naturalmente la retención de líquidos. Sin embargo, antes de consumirlas consulte con su médico.

Nota médica: combatir el hambre durante un régimen de alimentación de bajas calorías requiere de un gran esfuerzo y tenacidad. El paciente debe dormir las horas recomendadas para reparar el tejido muscular durante el sueño profundo, de lo contrario este tejido no se reconstituye y se pierde.

Un experimento científico reciente de la Universidad de Birmingham en el Reino Unido, cuyo objetivo era determinar si la falta de sueño disminuía la efectividad de la dieta hipocalórica en pacientes obesos, concluyó: En comparación a los pacientes que dormían 8.5 horas, los que dormían 5.5 perdían masa muscular (60% más) y presentaban una menor pérdida de tejido adiposo (55% menos) además de tener más hambre y un metabolismo de menor consumo de grasa corporal.

UN PROGRAMA DE VIDA SALUDABLE

El éxito en un programa de vida saludable depende de

- ***desearlo como estilo de vida propio***
- ***entenderlo y poder practicarlo***
- ***probar su efectividad a corto y largo plazo***

¿Qué es una caloría?

Una **caloría** es la cantidad de calor que se requiere para que un gramo de agua suba un grado Celsius de temperatura.

Las calorías contenidas en los alimentos equivalen a la energía que el organismo puede obtener de ellos. Esta energía puede encontrarse en las grasas, azúcares y proteínas.

Estos tres elementos nutricionales se transforman entre sí gracias a la maquinaria celular (enzimas) cuyo diseño está contenido en nuestros genes, localizados en el ADN hereditario.

¿Por qué se produce el aumento de peso?

El aumento de peso se produce cuando las calorías que se consumen en las comidas y las bebidas superan a las calorías que se requieren para el **metabolismo basal** y la **actividad física.** Este exceso de calorías se acumula en el tejido graso y desarrolla obesidad.

Metabolismo basal es la cantidad mínima de energía que se requiere para sobrevivir respirando.

Los alimentos, sus propiedades y beneficios

El **alimento** es la sustancia (sólida o líquida) ingerida por los seres vivos para satisfacer el apetito, las funciones fisiológicas, regular el metabolismo, la actividad física y mantener la temperatura corporal. Los alimentos contienen proteínas, lípidos, carbohidratos, minerales, vitaminas y agua.

Proteínas
Las proteínas son compuestos orgánicos complejos que contienen nitrógeno, carbono, oxígeno e hidrógeno, cuya estructura básica es una cadena de aminoácidos.

Aminoácidos
Los aminoácidos son sustancias orgánicas con una función ácida y una función amina, que constituye la base de las proteínas. En otras palabras, son las unidades elementales constitutivas de las moléculas denominadas proteínas.

Los aminoácidos se clasifican en dos grupos:

Aminoácidos esenciales: son los que el cuerpo no puede producir y tienen que ser suministrados por los alimentos. Estos aminoácidos abarcan, por ejemplo, la cisteína (que contiene azufre), la lisina (necesaria para el colágeno) y el triptófano (el más escaso en el cuerpo) que provee anillos aromáticos para la bioquímica del organismo.

Estos aminoácidos esenciales se encuentran en la leche, el queso, los huevos, los hongos y las carnes, (pescados, moluscos, aves, mamíferos, etc.). Una sola fuente de proteínas no contiene todos los aminoácidos esenciales.

Para obtener todos los diferentes aminoácidos esenciales que requiere el organismo, es necesaria la ingesta de diversas fuentes de proteínas. Por lo tanto, se debe alternar el consumo de diferentes alimentos que contengan altas cantidades de proteína. Las proteínas esenciales también se encuentran en las legumbres, los vegetales, las nueces, los granos, las frutas, etc.

Es importante señalar que la dieta vegetariana pura es insuficiente para la supervivencia de las poblaciones humanas. Esto es debido al escaso contenido de algunos de los aminoácidos esenciales (lisina, por ejemplo) y al menor valor biológico de la proteína en los vegetales (comparado al de la carne). Se han presentado accidentes fatales en personas que han hecho dietas basadas en una sola fuente proteica.

El **valor biológico de las proteínas** mide la proporción de la absorción e integración en el organismo de las proteínas de un alimento protéico en relación a otro. **El valor biológico de las proteínas de diferentes fuentes alimenticias, se mide por su capacidad relativa de aumentar el peso de animales en crecimiento.**

Nota médica: El valor biológico de las fuentes proteicas de origen animal es 100 %, más del doble que el valor biológico de las proteínas de origen vegetal; el del trigo, por ejemplo, es de aproximadamente 38 %.

La proteína del suero del queso tiene un valor biológico incluso mayor al de la carne de res, debido a su alta absorción por el organismo. Representa una fuente ideal de aminoácidos para aquellas personas que necesitan una dieta altamente nutritiva en nitrógeno.

Normalmente, se consume alrededor de un gramo de proteína por kg de peso corporal al día. El consumo excesivo de proteínas –por encima de 1.5 grs. por kg de peso al día– no es recomendable debido a que **el exceso de nitrógeno en el cuerpo produce acidificación**, con el consecuente desgaste de las estructuras constitutivas (huesos, músculos etc.).

Nota médica: un mayor consumo de proteínas puede estar indicado en condiciones médicas críticas.

Aminoácidos no esenciales: son producidos por el cuerpo a partir de los aminoácidos esenciales, al igual que los azúcares y las grasas. Algunos ejemplos de aminoácidos no esenciales son el ácido aspártico, el ácido glutámico y la glicina.

La utilización selectiva de algunos de estos aminoácidos está asociada al consumo de las grasas y depende de si el individuo está en un ayuno prolongado (voluntario o involuntario) o no. Existen los aminoácidos ketogénicos, que no pueden ser convertidos en glucosa (que son utilizados en la "dieta ketogénica" para controlar la epilepsia severa); y/o los aminoácidos glucogénicos, que pueden ser convertidos en glucosa.

Todas las proteínas son constituidas por cadenas de moléculas de aminoácidos. La secuencia específica de los diversos aminoácidos que constituyen todas las proteínas, está codificada en el ADN hereditario. Las proteínas pueden ser **enzimas** (catalizadores, aceleradores químicos orgánicos que transforman los nutrientes) o proteínas **constitutivas** (que conforman la estructura celular de los tejidos).

Los aminoácidos son moléculas nitrogenadas, derivadas de las proteínas de los alimentos que ingerimos. Las proteínas son digeridas –rotas o descompuestas– en aminoácidos por los jugos intestinales. Estos aminoácidos luego son reconstituidos dentro de las células intestinales formando otras proteínas, que son propias de las células del nuevo organismo.

Estas proteínas corporales desempeñan un número de funciones en todos los seres vivos. Las proteínas **constitutivas** son necesarias para la **construcción y reparación** de los músculos, huesos, tejidos, sangre y órganos. Las proteínas **enzimáticas** son necesarias para intercambiar las moléculas y así aprovechar la energía contenida en las grasas, azúcares, y proteínas, al catalizar (acelerar) el metabolismo bioquímico del organismo.

Esta actividad enzimática permite la transferencia de la energía de los nutrientes (azúcares, grasas y aminoácidos) a una "**moneda**" **de energía** denominada ATP, que resulta ser la "molécula de intercambio energético" a nivel celular. Esta "moneda de energía" se utiliza para llevar a cabo todas las actividades del organismo.

Las **enzimas** se fabrican para satisfacer las necesidades del organismo en un determinado momento y/o en los diferentes períodos de la vida (niñez, adolescencia, adultez y vejez). Es así como un mismo organismo tiene diversas proporciones de estos azúcares, grasas, o proteínas durante sus diferentes periodos de vida, siempre de acuerdo al programa genético que determina su historia. Por ejemplo, conforme las personas envejecen, tienen cada vez más grasa, menos proteínas (menos musculatura) y menos agua en el organismo.

Las proteínas **constitutivas** del cuerpo son las que forman parte de las paredes celulares y de las fibras de los tejidos que conforman el tejido intersticial (por ejemplo el colágeno), los tendones, los músculos, los huesos etc.

La **secuencia de los diferentes aminoácidos de las proteínas** (sean **constitutivas** o enzimáticas) está codificada por el ADN hereditario; esto a diferencia de la **secuencia**

de los azúcares o lípidos de las moléculas biológicas del organismo, que no están codificados en el ADN hereditario.

La **secuencia** de los diferentes azúcares (que conforman los glúcidos complejos) o la **secuencia de lípidos** (que conforman las grasas complejas) no están codificadas por el ADN hereditario. La secuencia de los lípidos y azúcares complejos del organismo es dependiente de las actividades de las diversas enzimas proteicas, encargadas de la glicosilación o la adición de lípidos a las otras moléculas biológicas del cuerpo.

Dependiendo de su procedencia, las proteínas en la dieta son de origen vegetal o animal. Las primeras pueden encontrarse en los vegetales, soya, granos, frutos secos y legumbres; y las segundas en los animales: carnes rojas y blancas, pescados, moluscos, huevos, leche y hongos.

Grasas
Las grasas son compuestos orgánicos de carbono, hidrógeno y oxígeno (no contienen nitrógeno) y son la mayor fuente de energía derivada de los alimentos y almacenada en el organismo.

Las grasas pertenecen al grupo de las sustancias llamadas lípidos y vienen en forma líquida o sólida.

De los tres nutrientes en el organismo, la grasa es la que proporciona al organismo la mayor cantidad de calorías por gramo de alimento. Las grasas aportan 9 calorías de energía por gramo de peso, mientras que los azúcares y las proteínas proporcionan 4 calorías por gramo de peso.

La grasa que sirve para la alimentación es un triglicérido. Éste está constituido por 3 ácidos grasos de cadena larga enlazados a una molécula corta de glicerol.

Los ácidos grasos pueden ser esenciales y no esenciales:

Los **ácidos grasos esenciales** –como el ácido linoleico (omega 6) y el ácido linolénico (omega 3)– no pueden ser elaborados por el organismo y deben obtenerse directamente de los alimentos. Son importantes para controlar la inflamación, la coagulación de la sangre y el desarrollo del tejido nervioso y del cerebro.
Los **ácidos grasos no esenciales** tales como el ácido oleico, palmítico, etc. sirven principalmente como fuente de energía (capacidad de trabajo) y son almacenados en el tejido adiposo, al igual que otras grasas.

Las grasas que se acumulan en las células del tejido adiposo también pueden ayudar a proteger al organismo de los cambios de temperatura en el medio ambiente (intemperie).

Es importante señalar que el uso de grasas acumuladas ocurre durante un ayuno prolongado al igual que después de veinte minutos de ejercicio, cuando los carbohidratos contenidos en el glicógeno (azúcar acumulada en el hígado) han sido consumidos. Entonces el organismo empieza a depender de las calorías derivadas de los lípidos de la grasa.

Las grasas (**lípidos o triglicéridos**) pueden contener cadenas de ácidos grasos saturados (hidrogenados) y/ o de ácidos grasos parcialmente saturados (grasas denominados insaturadas).

Grasas saturadas
Las grasas saturadas constituyen el tipo de lípido más consumido a nivel mundial. No tienen doble enlace entre los carbonos de su cadena de ácido graso y la mayoría de ellos son sólidos a la temperatura corporal.

Estas grasas se encuentran en productos animales: mantequilla, queso, leche entera, helados, cremas de leche y carnes grasosas. También se encuentran en algunos aceites vegetales: aceite de coco, aceite de palma, aceite de maní y aceite de semilla de algodón.

Grasas insaturadas (parcialmente*)
Son grasas que contienen ácidos grasos con enlaces dobles en su cadena de carbonos (menor contenido de hidrógeno), por lo que son más flexibles que las grasas saturadas (menor punto de fusión). * No existen grasas totalmente insaturadas.

Por ser más flexibles, las membranas de las células son más líquidas pero químicamente más reactivas; es decir, se rancian u oxidan con más facilidad a falta de antioxidantes como la vitamina E. Sin embargo, al ser flexibles permiten una mejor fluidez de los componentes biológicos (menos coágulos) y ayudan a bajar el colesterol de la sangre. Contienen igual cantidad de calorías que las saturadas y se encuentran mayormente en los aceites vegetales.

Hay dos tipos de grasas insaturadas:

- Grasas monoinsaturadas: aceite de oliva, palta o aguacate y palma extra virgen o crudos.
- Grasas poliinsaturadas: aceites de girasol, sésamo, cártamo, maíz, linaza, almendras, nuez, otros frutos secos, uva, soya y *sacha inchi*, entre otros aceites extra virgen o crudos.

Ácidos grasos monoinsaturados tipo cis:
Estos ácidos grasos están presentes de manera natural en la gran mayoría de la grasa animal y vegetal.

Las grasas animales tienen más aceites saturados que los aceites vegetales.La leche de vaca contiene apenas pequeñas cantidades de aceites trans. Las grasas vegetales de palma y de coco tienen aceites saturados. Los aceites de oliva, palta o aguacate y palma contienen grandes cantidades de grasa monoinsaturada cis.

Ácidos grasos monoinsaturados tipo trans:
Estos ácidos grasos se forman cuando el aceite vegetal se endurece debido a un proceso de hidrogenación artificial para hacer margarina, con la finalidad de que ésta pueda ser almacenada por más tiempo sin rancearse.

La grasa monoinsaturada trans (margarina) es más rígida que la grasa saturada. Ninguna de las dos se derrite a la temperatura corporal (98,6° F – 37° C) o en la boca y ambas se mantienen sólidas aún dentro del cuerpo. Además, esta grasa trans puede elevar los niveles de LDL (colesterol malo) al igual que bajar los niveles de HDL (colesterol bueno), aumentando el riesgo de ateroesclerosis (rigidez y obstrucción de las arterias).

Estos ácidos grasos trans se encuentran también en las frituras de la comida chatarra y en algunos productos comerciales que han sido procesados para que estén crujientes. Entre ellos están las margarinas, los bizcochos, las galletas y otros alimentos de almacenamiento prolongado.

Los **ácidos monoinsaturados cis naturales** no tienen las propiedades negativas de los **ácidos monoinsaturados trans** y el consumidor atento debe saber diferenciarlos. Esto quiere decir que un producto con la misma cantidad de aceite monoinsaturado puede contener diferentes cantidades de la forma trans o cis. Actualmente, es obligatorio consignar estos datos en las etiquetas de los productos que se expenden.

Las grasas animales y la mantequilla contienen muy poca vitamina E, por lo que se rancean (oxidan) rápidamente.

Se recomienda comer vegetales de diversos colores todos los días para consumir estos antioxidantes, que existen en forma abundante en las plantas para protegerse del oxigeno que ellas producen.

Los aceites vegetales contienen vitamina E de manera natural, entre los que destacan los aceites de germen de trigo, maíz, girasol, semilla de algodón y el de palma.

Grasas Hidrogenadas o saturadas y grasas parcialmente hidrogenadas o insaturadas

Las grasas hidrogenadas son los aceites que han sido endurecidas, como la margarina. En las grasas parcialmente hidrogenadas los aceites están endurecidos en cierta medida. Los alimentos hechos con aceites hidrogenados se deben evitar porque contienen altos niveles de ácidos trans grasos. (Se recomienda leer los ingredientes en la etiqueta del alimento).

Colesterol

El colesterol presente en los alimentos, así como el colesterol que el cuerpo fabrica, sirve para la constitución de las membranas celulares y la formación de las hormonas sexuales.

Las grasas animales, la yema de huevo, los mariscos y la mantequilla contienen elevadas concentraciones de colesterol. Los pacientes con colesterol alto deben evitar consumir estos alimentos.

Grasas poliinsaturadas
Éstas son las grasas omega 9 (ácido oleico) que pueden ser producidas por el cuerpo humano a partir de grasas insaturadas, así como de otras grasas poliinsaturadas como los aceites esenciales omega 6 (ácido linoleico) y omega 3 (ácido linolénico).
Los efectos biológicos del omega 9 generalmente son interpuestos por sus interacciones con los ácidos grasos omega 3 y omega 6. Las grasas omega 6 son derivadas del ácido linoleico. Se recomienda consumir moderadamente este ácido graso esencial, cuya actividad se contrapone parcialmente a la actividad benéfica antitrombótica del omega 3.

Las grasas omega 3 son importantes por sus derivados EPA y DHA. Estos dos ácidos grasos biológicamente muy activos son producidos por el plankton de las aguas frías de las regiones polares. Son extremadamente flexibles y no se congelan, lo cual permite la fotosíntesis en las algas.

Estos aceites, que se acumulan en los peces que se alimentan de estas algas (fitoplancton), son inmensamente beneficiosos para el organismo humano, ya que previenen los procesos inflamatorios, disminuyen los triglicéridos, las grasas sanguíneas y estimulan el desarrollo nervioso.

Los peces grandes, que son el final de la cadena alimenticia del mar, están acumulando mercurio y PCB (químico nocivo). Estas sustancias tóxicas, a través de otros mecanismos, disminuyen el efecto protector del EPA y DHA, por lo que no se recomienda consumir con frecuencia peces grandes como pez espada, tiburón etc.

Evitar consumir peces grandes es especialmente importante para las mujeres embarazadas, quienes no deben ingerir pescado más de dos veces por semana. La población en general debe alternar diversos pescados pequeños para evitar la acumulación de mercurio y PCB.

El cuerpo humano también produce cantidades pequeñas de EPA y DHA a partir del ácido esencial linolénico omega 3. Es por ello que las mujeres embarazadas deben suplir tal aceite esencial con una dieta rica en aceites crudos o vírgenes que contengan la mayor cantidad de omega 3. Los aceites poliinsaturados son esenciales para el desarrollo del feto.

Los productos aceitosos que contienen la mayor cantidad de omega 6 son girasol, soya, maíz, semillas de algodón y frutas secas, entre otros aceites. Los que contienen omega 6 en menor cantidad son el aceite de palma, coco, oliva, palta (o aguacate) y linaza virgen o crudo, así como la mantequilla, el cebo de res y la manteca.

Carbohidratos
Los carbohidratos constituyen una categoría de alimentos que abarcan azúcares, almidones y fibra. La principal función de los carbohidratos es suministrar energía al cuerpo, especialmente al cerebro y al sistema nervioso. También sirven para la conformación de glicoproteínas (proteínas recubiertas de azúcares que permiten una función específica).

Los carbohidratos complejos, contenidos en los alimentos de origen animal y vegetal, se hallan en la forma de glucógeno, almidón, maltosa, lactosa y sacarosa. Éstos se descomponen en el intestino en glucosa, fructosa y galactosa para ser absorbidos, metabolizados (ínter convertidos) y almacenados como glucógeno en el hígado y los músculos. Finalmente, son utilizados para la producción de energía rápida a partir de la glucosa, derivada del glucógeno o de la glucosa misma que ha sido ingerida.

Los carbohidratos se clasifican en simples (monosacáridos), semi-simples (disacáridos) o complejos. Esta clasificación depende de la estructura química de la fuente alimenticia de la que provienen y se asocia a la rapidez con la que el azúcar es digerida y absorbida. Los carbohidratos simples tienen uno (simple) o dos azúcares (semi-simple), mientras que los carbohidratos complejos tienen tres o más azúcares encadenados.

Los azúcares simples son la fructosa (que se encuentra en la sacarosa de las frutas), la galactosa (presente en la lactosa de los productos lácteos) y la glucosa (que se halla en la maltosa y en los otros disacáridos).

Los azúcares dobles o semi-simples incluyen la lactosa (que se encuentra en los productos lácteos), la maltosa (presente en ciertas verduras y en la cerveza) y la sacarosa (que se halla, por ejemplo, en la caña de azúcar). La miel de abeja también es un azúcar doble, pero a diferencia del azúcar de mesa, contiene una pequeña cantidad de fructosa, vitaminas y minerales.

Los **carbohidratos complejos**, a menudo llamados alimentos "ricos en almidón", incluyen:

- los panes y cereales integrales
- las verduras ricas en almidón
- las legumbres

Los **carbohidratos semi-simples**, que contienen vitaminas y minerales, se encuentran en forma natural en:

- las frutas
- la leche y sus derivados
- las verduras

Los **carbohidratos simples** también se encuentran en los azúcares procesados y refinados como:

- los dulces
- el azúcar de mesa
- los jarabes
- las bebidas carbonatadas no dietéticas, como las bebidas gaseosas

No es recomendable consumir golosinas o azúcares procesados o refinados (glucosa pura) ya que pueden producir caries y diabetes.

La glucosa entra a las células gracias a la acción de la hormona insulina, que es secretada por el páncreas después de una comida rica en azúcares. Si los azúcares consumidos son simples, su absorción es rápida y la secreción de insulina es violenta, por lo que se recomienda la utilización de alimentos con azúcar complejo. Esto es especialmente válido para pacientes diabéticos.

En los diabéticos **la producción** o la **utilización** de insulina es defectuosa, dependiendo de si son diabéticos de tipo 1 o de tipo 2, respectivamente. En los diabéticos de tipo I (juveniles o delgados) **la producción** de insulina es insuficiente y esto origina niveles altos de glucosa en la sangre, ya que la función principal de la insulina es lograr el ingreso de la glucosa de la sangre a las células.

En los diabéticos de tipo II (obesos) la **utilización** de la insulina es inadecuada, ya que la gran cantidad de tejido adiposo en el organismo presenta un número elevado de receptores de insulina en relación a la cantidad de insulina que normalmente produce el páncreas. Este desbalance o déficit relativo de insulina origina altos niveles de glucosa en sangre, a pesar de que paradójicamente los niveles de insulina están elevados en sangre debido a que el páncreas secreta insulina tratando de compensar el número elevado de recetores de insulina en el cuerpo.

La razón por la cual la diabetes afecta al organismo se debe al daño que origina la falta de azúcar adentro de la célula, así como a su exceso en la sangre. La falta de azúcar intracelular produce los cambios metabólicos que ocasionan la acidosis diabética, que si no es controlada provoca la muerte del paciente.

Los niveles altos de azúcar en sangre promueven un enlace acelerado **con** las proteínas (proceso espontáneo, no enzimático), produciéndose proteínas de glicosilación avanzada en estos pacientes (AGE). Estas proteínas corporales extensamente glicosiladas son marcadores del envejecimiento celular y tisular, y son las causantes del daño al organismo a nivel nervioso (ojos), renal y cardiovascular.

La medición y monitorización de estas proteínas altamente glicosiladas (por ejemplo, hemoglobina A1c o glicohemoglobina) sirven para mejorar el tratamiento antidiabético. La hemoglobina A1c, por representar el promedio de azúcar en sangre en los últimos 3 meses, permite al médico ajustar las dosis de los agentes antidiabéticos/antiglicemiantes de manera más precisa.

El consumo de azúcares simples no es recomendado ya que está asociado al desarrollo de la obesidad, ateroesclerosis y enfermedad metabólica (triglicéridos altos). Por lo tanto, conviene evitar las bebidas gaseosas.

Las **vitaminas**: son sustancias orgánicas esenciales que el organismo no produce. Son de naturaleza y composición variada. Su función es ser un co-factor enzimático y promover la catálisis o aceleración de las reacciones químicas del metabolismo para la interconversión de los azúcares, grasas y/o proteínas.

Las vitaminas también son componentes de pigmentos y sustancias constitutivas del organismo y son imprescindibles en los procesos metabólicos que tienen lugar en la nutrición de los seres vivos.

Todas las vitaminas tienen funciones muy específicas sobre el organismo y deben estar incluidas en la alimentación diaria para evitar que se presenten deficiencias. No hay alimento mágico que contenga todas las vitaminas: sólo la combinación adecuada de los grupos de alimentos permiten cubrir los requerimientos de todos los sustentos esenciales para la vida.

Únicamente la Vitamina D puede ser producida en cantidades pequeñas por el organismo gracias a la exposición de la piel al sol; el resto de las vitaminas sólo se obtienen a través de los alimentos.

Existen 13 vitaminas esenciales, necesarias para que el cuerpo funcione. Las vitaminas se agrupan en dos categorías:

- Vitaminas liposolubles, que son almacenadas en los tejidos grasos del cuerpo, permitiéndonos subsistir durante algún tiempo sin ingerirlas.
- Vitaminas hidrosolubles, que el organismo necesita ingerir regularmente y de forma inmediata, ya que no son almacenadas.

- Las **liposolubles** se disuelven en grasa, se acumulan en el cuerpo (sobre todo en el hígado) y pueden ser tóxicas si se consumen en dosis altas. Provienen de alimentos ricos en grasas y son también más resistentes a la cocción que las vitaminas hidrosolubles.

- Vitamina A (retinol) alimentos de origen animal y (betacaroteno) de origen vegetal
- Vitamina D
- Vitamina E
- Vitamina K

- Las **hidrosolubles** se disuelven en agua y no se acumulan. Provienen de alimentos ricos en agua, por lo general no son tóxicas. Cualquier exceso de vitamina hidrosoluble se elimina a través de la orina.

- Vitamina C
- Vitamina B 1 (tiamina)
- Vitamina B 2 (riboflavina)
- Vitamina B 3 (niacina)
- Vitamina B 5 (ácido pantoténico)
- Vitamina B 6 (piridoxina)
- Vitamina B 8 (biotina)
- Vitamina B 9 (folato o ácido fólico) en su mayoría del reino vegetal.
- Vitamina B12 (cianocobalamina) de origen animal, no existe en los vegetales.

Vitaminas liposolubles:

La **vitamina A** ayuda a la formación y mantenimiento de dientes, tejidos óseos y blandos, membranas mucosas y piel.

Vitamina A: está presente en el caroteno (de los vegetales amarillos) y en el retinol (de los alimentos de origen animal)

- aceite de hipogloso (hígado de hipogloso o bacalao)
- albaricoque
- bacalao
- camote amarillo
- carne
- crema de leche
- huevos
- hígado
- leche
- mango
- mantequilla
- mariscos
- melón / cantalupe
- pescados
- pimiento rojo
- queso
- riñones
- vegetales de hojas verdes
- zanahoria
- zapallo

La **vitamina D,** conocida también como "la vitamina del sol" debido a que el cuerpo la fabrica luego de la exposición a la luz solar. Diez a quince minutos de exposición al sol tres veces por semana son suficientes para producir los requerimientos corporales de esta vitamina, pero en personas mayores puede ser insuficiente.

Esta vitamina promueve la absorción del calcio en el cuerpo, esencial para el desarrollo y mantenimiento de dientes y huesos sanos. Asimismo, ayuda a mantener los niveles sanguíneos adecuados de calcio y fósforo.

Normalmente, la leche está suplementada con vitamina D para evitar el raquitismo (deficiencia de Vitamina D) en la población.

Vitamina D:

- cereales
- crema de leche
- leche fortificada

- mantequilla
- margarina
- ostras
- pescado
- queso
- yema de huevo

La **vitamina E**, también conocida como tocoferol, juega un papel importante en la formación de glóbulos rojos y ayuda al organismo a utilizar la vitamina K.

Vitamina E:

- aceites vegetales crudos o extra virgen
- aceitunas
- espárragos
- espinacas y otras hortalizas de hojas verdes
- germen de trigo
- huevos
- maíz
- nueces
- semillas

La **Vitamina K** es importante para la coagulación de la sangre y la formación de los huesos. Está presente en los vegetales a pesar de ser una vitamina liposoluble. Por esta razón, los pacientes que estén tomando anticoagulantes como la Coumadina (warfarina) deben incluir en su dieta diaria la misma cantidad de vegetales (no importa si es mucho o poco, pero siempre igual cantidad) para evitar que ocurran hemorragias o trombosis debido al exceso o inhibición, respectivamente, de la Coumadina. En otras palabras, la dosis de Coumadina se regula de acuerdo al consumo de una dieta constante en vegetales, y no viceversa.

Vitamina K:

- albaricoque
- alverjas
- apio
- brócoli
- cereales
- coliflor
- col o repollo
- espárragos
- espinaca
- pera
- semillas de soya
- uva
- vegetales de hojas verdes
- zanahoria

Vitaminas hidrosolubles:

La **Vitamina B1** o **tiamina** ayuda a las células corporales a convertir los carbohidratos en energía. Es esencial para el buen funcionamiento del corazón y el mantenimiento de las células nerviosas.

Los pacientes alcohólicos requieren de esta vitamina para evitar la toxicidad del alcohol; igualmente, la requieren los pacientes a los que se les suplementa glucosa.

Vitamina B 1:

- alverjas
- carnes magras
- frijoles secos
- frutas y verduras
- granos integrales
- panes enriquecidos, cereales y pastas
- pescado
- productos lácteos
- semillas de soya

La **Vitamina B2** o **riboflavina** funciona en conjunto con las otras vitaminas del complejo B y desempeña un papel importante en el crecimiento corporal y en la producción de glóbulos rojos. Es esencial para el buen funcionamiento ocular y el metabolismo de carbohidratos, grasas y proteínas.

Vitamina B 2:

- carne magra
- huevos
- leche y sus derivados
- legumbres
- nueces
- panes y cereales, a menudo enriquecidos con riboflavina
- verduras

La **Vitamina B 3** o **niacina** es una vitamina del complejo B que ayuda a mantener saludable la piel y los nervios. También tiene efectos reductores sobre los triglicéridos y aumenta el HDL (colesterol bueno). Asimismo, es vital para la conversión de los alimentos en energía. Esta vitamina es muy importante en la utilización del triptófano (que es el aminoácido de menor concentración en el cuerpo) y resulta necesario para la formación de la serotonina (inductor primario del sueño cuando ingresa al cerebro gracias a la insulina). El azúcar induce la formación de insulina permitiendo la entrada de triptófano al cerebro, razón por la cual tomar un vaso de leche con azúcar ayuda a conciliar el sueño.

Niacina B 3:

- alcachofa
- alverjas
- carnes magras
- carnes rojas
- cereales y panes enriquecidos

- huevos
- legumbres
- nueces
- pescado
- pollo
- productos lácteos
- vegetales de hojas verdes
- zanahoria

La **Vitamina B 5,** o **ácido pantoténico,** es esencial para el metabolismo de los alimentos y desempeña un papel importante en la producción de hormonas y colesterol.

Vitamina B 5:

- aguacate o palta
- brócoli y otras verduras de la familia del repollo
- carne de res magra
- cereales integrales
- frutas secas
- huevos
- legumbres
- lentejas
- levadura
- papa y camote
- pera
- pescado
- productos lácteos

La **Vitamina B 6,** también conocida como **piridoxina,** ayuda al sistema inmunológico a producir los anticuerpos necesarios para combatir muchas enfermedades. Asimismo, esta vitamina ayuda a mantener la función neurológica normal y a formar glóbulos rojos. El organismo la utiliza para ayudar a descomponer las proteínas: cuanto mayor sea el consumo de proteínas, mayor será la necesidad de ingerir vitamina B6.

Vitamina B 6 (piridoxina)

- aves
- camote
- carne roja
- cereales
- frutas secas
- hígado
- papa
- pescados
- plátano
- yema de huevo

La **Vitamina B8** o **biotina** es esencial para el metabolismo de proteínas y carbohidratos, al igual que para la producción de hormonas y colesterol.

Vitamina B 8:

- brócoli y otras verduras de la familia del repollo
- carne de res magra
- cereales integrales
- huevos
- legumbres
- levadura
- papa y camote
- pescado
- productos lácteos

El **folato** actúa con la vitamina B12 para ayudar en la formación de glóbulos rojos, es necesario para la producción del ADN y controla el crecimiento tisular, así como la función celular.

Toda mujer embarazada debe asegurarse de consumir cantidades adecuadas de esta vitamina debido a que los niveles bajos de folato están asociados a defectos congénitos como la espina bífida en los recién nacidos.

Muchos alimentos vienen ahora enriquecidos con ácido fólico. En caso fuera necesario suplementar ácido fólico para combatir una anemia, es indispensable que el paciente tenga niveles normales de B12 para impedir que se presente una neuropatía.

Para prevenir las malformaciones congénitas del sistema nervioso central de los fetos, actualmente se agrega a los cereales un suplemento de ácido fólico. Las mujeres embarazadas deben verificar si los cereales que consumen están fortificados con esta vitamina.

Vitamina B 9 (ácido fólico o folato):

- col
- coliflor
- jugo de naranja
- lentejas
- vegetales de hojas verdes

La **Vitamina B 12** o **cianocobalamina** es importante en el metabolismo, al igual que las otras vitaminas del complejo B. Contribuye a la formación de glóbulos rojos y al mantenimiento del sistema nervioso central.

La Vitamina B 12 es la única vitamina hidrosoluble que puede ser almacenada en el hígado durante muchos años.

Vitamina B 12 (cianocobalamina):

- carne roja
- huevos

- leche y sus derivados
- mariscos
- pollo

Debido a que la vitamina B 12 es la de mayor tamaño, su absorción requiere proteínas especiales en el estómago (factor intrínseco) y un intestino delgado terminal (ileum) intacto. Los pacientes con deficiencia de absorción de vitamina B 12 necesitan inyecciones regulares de este producto para no desarrollar anemia perniciosa.

La **Vitamina C,** también llamada ácido ascórbico, es un antioxidante indispensable para dientes y encías sanos. Esta vitamina ayuda al organismo a absorber el hierro y a mantener el tejido saludable, y también contribuye a la cicatrización de heridas.

Vitamina C (ácido ascórbico):

- brócoli
- cítricos y sus jugos
- col
- espárragos
- espinaca
- fresa
- melón / cantalupe
- mango
- nabos y otras verduras
- papa
- camote o batata
- pimiento
- piña
- tomate
- vegetales frescos

La mayoría de las demás frutas y verduras contienen algo de vitamina C; el pescado y la leche contienen pequeñas cantidades.

FIBRA:

La fibra alimenticia es la parte de las plantas que no se puede digerir. Incluye la cubierta exterior (salvado) de los cereales, la pectina de las manzanas, la cáscara y las partes fibrosas de las frutas y verduras.

Una dieta pobre en fibra, combinada con el consumo de muchas grasas y calorías, puede resultar en obesidad, estreñimiento y diverticulosis. Se recomienda el consumo de productos integrales de trigo o cereales, ya que proporcionan fibra al organismo y disminuyen el riesgo cardíaco.

La fibra se puede clasificar en soluble e insoluble, de acuerdo a su afinidad con el agua.

La **fibra soluble** básicamente retarda la absorción de glucosa, reduce los niveles sanguíneos de colesterol y es fermentada por las bacterias colónicas, sin tener un efecto laxante.

Fibra soluble

- algunas frutas y verduras
- arvejas
- avena
- cebada
- habichuelas
- lentejas
- nueces
- semillas

La **fibra insoluble**, en cambio, tiene principalmente un efecto laxante: acelera el tránsito intestinal y aumenta el peso de la materia fecal. También reduce la absorción de glucosa.

Fibra insoluble

- granos integrales
- salvado de trigo
- verduras

AGUA:

El **agua** es el principio de todos los organismos vivientes. Está presente en las células del cuerpo y colabora en todas las funciones del organismo. Por ser la sustancia que puede absorber (o perder) más calor sin variar su temperatura, tiene la propiedad de regular la temperatura del cuerpo. Beber agua contribuye a bajar la fiebre.

El agua es vital para el ser humano. Para mantener la salud es esencial adoptar hábitos que faciliten el aporte de líquido. El cuerpo humano no acumula más agua que la necesaria; por este motivo, la cantidad que se pierde cada día debe ser restituida para garantizar el buen funcionamiento del organismo.

El adecuado consumo de agua disminuye el cáncer de vejiga, especialmente en fumadores.

MINERALES:

Los **minerales** son micro nutrimentos inorgánicos esenciales que forman parte de algún órgano o elemento del cuerpo, como son los huesos o la sangre. Se obtienen a través de todas las frutas, vegetales y otros alimentos.

Los minerales mantienen saludables y en buen funcionamiento a las células de cada uno de los órganos del cuerpo. Activan las enzimas y ayudan a llevar a cabo varios procesos vitales, tales como la respiración, la digestión y la circulación.

Los minerales forman parte de las frutas, vegetales y otros alimentos. Aunque estén presentes en diminutas cantidades, su contenido es suficiente para los requerimientos del ser humano. Entre los más importantes para el organismo, están los siguientes:

Hierro **Magnesio** **Calcio** **Fósforo** **Cobalto**

Selenio **Potasio** **Sodio** **Yodo** **Flúor** **Zinc**

Hierro
Sirve para producir hemoglobina y transportar oxígeno a todo el cuerpo. Su falta provoca anemia, fatiga y depresión; su exceso favorece las infecciones y la cirrosis.

El **Hierro** se encuentra en:

- aves
- carnes rojas
- cereales
- dátiles
- frutas secas
- higos
- leguminosas
- sardinas
- vegetales de hoja verde
- yema de huevo

Magnesio
Ayuda en el funcionamiento de los músculos, a conservar sanos los huesos, dientes y articulaciones. Disminuye las enfermedades cardiovasculares. Su falta provoca problemas en músculos y nervios, causando debilidad y convulsiones. Los pacientes alcohólicos o que toman diuréticos deben suplementar magnesio en su dieta.

El **Magnesio** se encuentra en:

- almendras
- avena
- azúcar rubia
- carne roja
- frijoles
- germen de trigo
- higos
- maíz
- nueces

- pan integral
- verduras de hoja verde

Calcio

Es importante para la formación y cuidado de huesos y dientes. Participa en la coagulación de la sangre, ayuda a las funciones musculares y es necesario para el sistema nervioso. Su falta provoca reblandecimiento y debilidad en los músculos, raquitismo, osteoporosis, favorece las caries y la debilidad de las uñas. A mayor edad se requiere más calcio en la dieta, puesto que su absorción disminuye con los años. La suplementación de calcio ha demostrado ser beneficiosa. Los niveles bajos de calcio en sangre producen contractura muscular.

El **Calcio** se encuentra en:

- berros
- hortalizas de hoja verde
- leche
- mantequilla
- perejil
- pescados
- queso
- sardinas
- semillas de ajonjolí

Fósforo

Es importante para la formación de huesos y dientes. Regula la actividad y el metabolismo de las células. Su carencia provoca debilidad y anorexia.

El **Fósforo** se encuentra en:

- carnes rojas
- cereales
- frijoles
- habas
- huevo
- lentejas
- mariscos
- pescados
- pollo
- queso
- vegetales
- yogurt

Selenio

Es antioxidante, protege contra en cáncer, ayuda al buen funcionamiento del corazón, del hígado y de los órganos reproductivos. Estimula el sistema inmunológico e interviene en el funcionamiento de la glándula tiroides. Su carencia provoca dolores musculares.

El **Selenio** se encuentra en:

- aves
- cereales integrales
- frutas secas
- leche
- mandarina
- mariscos
- pescado
- queso
- verduras

Potasio

Mantiene el buen funcionamiento y ritmo del corazón. Sirve de apoyo en la transmisión de impulsos nerviosos y controla el nivel de agua corporal. Su carencia provoca debilidad muscular, cansancio, falta de energía y mareos. Los pacientes que utilizan ciertos diuréticos (tales como furosemida e hidroclorotiazida) pierden potasio y pueden requerir suplementación de potasio (y magnesio), ya que estos minerales se pierden a través de la orina. Los pacientes con insuficiencia renal (o que toman diuréticos tales como spironolactona o ácido etacrínico) deben evitar su consumo, puesto que la acumulación de potasio puede ser mortal (bradicardia o pulso lento).

El **Potasio** se encuentra en:

- espárragos
- fruta en general, especialmente el plátano
- leche
- melón / cantalupe
- papas
- vegetales de hoja verde

La disminución de potasio y/o hierro produce fatiga. Los pacientes con arritmias cardíacas requieren mantener niveles normales de potasio para evitar la excitación del tejido cardíaco. (El potasio bajo en sangre produce taquicardias y el alto produce bradicardias).

Sodio

Sirve para el funcionamiento de los músculos y nervios; regula los líquidos del organismo y contribuye a la digestión. Su falta causa deshidratación, mareos y baja de presión.

Es preferible añadir poca sal a las comidas para evitar la hipertensión. Sin embargo, en los pacientes de la tercera edad puede ser necesaria su suplementación cuando desarrollan niveles bajos de sodio en sangre. Esto se debe a que la pérdida de capacidad de reabsorción del sodio se encuentra asociada al envejecimiento del riñón.

El **Sodio** se encuentra en:

- aceitunas
- carnes y pescados ahumados
- cereales
- conservas
- enlatados
- frutas secas
- leche
- mariscos
- pan
- pescados
- queso
- sal de mesa

Yodo
Sirve para que la glándula tiroides fabrique las hormonas tiroxina y triyodotironina, que contienen yodo. Durante la infancia la falta de yodo puede originar cretinismo, produciendo en los niños un retraso físico y mental. El déficit de yodo provoca bocio, enfermedad conocida por el crecimiento anormal de la tiroides.

El **Yodo** se encuentra en:

- mariscos
- pescados
- sal de mesa yodada
- vegetales

La sal de mesa se expende suplementada con yodo para evitar el bocio endémico en la población.

Flúor
Es útil en la formación de los huesos, dotándolos de una mayor resistencia, así como de los dientes, protegiéndolos contra las caries. Su exceso provoca calcificación de los tejidos blandos y manchas en los dientes.

El **Flúor** se encuentra en:

- agua potable
- frutas
- mariscos

- pescados
- vegetales

Por lo general, el agua potable está suplementada con flúor para evitar las caries a nivel poblacional.

Durante el lavado de los dientes no se debe ingerir enjuagues bucales que contengan flúor porque produce fluorosis (acumulación de flúor) originando calcificación de los tejidos blandos, así como huesos demasiado calcificados pero frágiles.

Zinc

Interviene en el metabolismo de proteínas y ácidos nucleicos, estimula la actividad de aproximadamente 100 enzimas y colabora en el buen funcionamiento del sistema inmunológico. Es necesario para la cicatrización de heridas, interviene en las percepciones del gusto y el olfato, en la síntesis del ADN y en la actividad de las glándulas seminales.

El **Zinc** se encuentra en:

- cacahuates / mani
- carne roja
- cereales
- frutos secos
- huevos
- legumbres
- mariscos
- semillas de girasol

La falta de Zinc origina problemas en el crecimiento, infertilidad, disminución de las defensas del cuerpo, anemia, afecciones en la piel, así como pérdida gradual de la sensibilidad de los sentidos del gusto y del olfato.

El Zinc debe ser suplementado en ancianos que están perdiendo peso por no comer debido a la disminución de su sensibilidad a los sabores. Estimular la degustación contribuye a que recuperen peso.

LOS ACEITES Y SU CONSUMO

Los aceites más conocidos para el consumo humano son los que se obtienen a partir de:

Frutos:	la aceituna, la palta o aguacate y la palma aceitera.
Legumbres:	la soya, el maní o cacahuate.
Cereales:	el germen de la semilla o el grano de maíz y de trigo.
Frutos secos:	la nuez, la almendra, la avellana, el coco y otros frutos secos.
Otras semillas:	el girasol, la linaza, la uva, el cártamo y el sésamo, entre otras.

Aceite de Oliva

El ***aceite de oliva extra virgen*** es uno de los pilares de la dieta mediterránea. A este zumo de aceitunas extraído del olivo *(Olea europaea)* se le considera grasa saludable, principalmente por su alto contenido (76%) de ácido oleico (monoinsaturado) y su bajo contenido de grasa saturada. Además, contiene otros componentes con propiedades antioxidantes, antinflamatorias, antitrombóticas y antiaterogénicas.

Es importante comprar aceite de oliva extra virgen de buena calidad

Se debe tener en cuenta que el aceite extra virgen tiene un precio más elevado que otros aceites puros de oliva. En ocasiones se suele agregar pequeñas cantidades de aceite extra virgen para poder venderlos a mayor precio como un aceite extra virgen puro.

El aceite de oliva extra virgen es un aceite de vida larga y posee un alto grado de estabilidad

En la cocina, los aceites de oliva extra virgen se usan para condimentar pescados, ensaladas, menestras cocidas, legumbres y otros alimentos. El sabor y aroma fuertes le proporcionan un gusto característico a las comidas.

Aceite de Palta / Aguacate

El ***aceite de palta / aguacate extra virgen*** se extrae por prensado o centrifugado en frío de la pulpa de paltas maduras (*Persea americana*). Este aceite gourmet presenta en su composición aproximadamente 85% de ácidos grasos insaturados. El ácido oleico fluctúa entre el 60 y 70%; el ácido linoleico varía entre 9,8 y 15,6%; y el ácido palmítico, entre 8,5 y 15,5%.

Este aceite es suave al paladar, rico en cuerpo y de sabor agradable; no altera el sabor de las comidas, más bien realza y potencia los sabores naturales de todas las preparaciones. Es delicioso como sazonador sobre ensaladas y toda clase de vegetales, aliños o condimentos para carnes y pescados.

Aceite de Girasol

El ***aceite de girasol*** es un aceite de origen vegetal que se extrae de las semillas de la planta del girasol *(Heliantus annus)*. Este aceite prensado en frío contiene vitamina E en grandes cantidades, 66% de ácido linoleico (omega 6) y 26% de ácido oleico monoinsaturado. Por lo general, el color de este aceite crudo es amarillo pálido y se caracteriza por su delicado sabor.

Es una alternativa para los que prefieran aderezar ensaladas, legumbres y salsas con sabores más suaves.

Aceite de Sésamo

El ***aceite de sésamo*** es un aceite vegetal derivado de las semillas de sésamo (*Sesamum indicum),* conocidas también como ajonjolí.

Las semillas de sésamo cultivadas en la India fueron la primera fuente de aceite en la dieta de la humanidad. El aceite de sésamo contiene entre 35% y 50% de ácido linoleico (omega 6) poliinsaturado, y entre 35% y 50% de ácido oleico monoinsaturado. Su composición incluye zinc y gran cantidad de minerales.

El aceite producto de las **semillas de sésamo tostadas**, que en Asia se utiliza tanto en la cocina china como en la coreana, es de color oscuro y sabor intenso. El aceite que proviene de las **semillas de sésamo sin tostar** se caracteriza por ser de color más claro y sabor delicado.

Desde el punto de vista culinario, el aceite proveniente de las semillas tostadas le otorga un gusto particular a las ensaladas agridulces. Además, es una magnífica elección para acentuar el sabor de los alimentos cocidos antes de servirlos.

Aceite de Cártamo

El ***aceite de cártamo o alazor*** se obtiene de las semillas del cártamo *(Carthamus tinetorius*), planta originaria de la India. El aceite debe ser ***extraído en frío*** para que se mantengan sus extraordinarias propiedades. **El aceite de cártamo es quizá el aceite con mayor cantidad de ácidos grasos esenciales; el 70% es ácido linoleico (omega**

6) y el 20% es ácido oleico. Se enrancia con facilidad debido a la composición natural de ácidos grasos esenciales que contiene.

En la cocina se utiliza como aliño en las ensaladas y legumbres cocidas. El sabor y aroma a avellana de este aceite podría ser muy intenso al paladar. Se sugiere combinarlo con otros aceites crudos más suaves.

Aceite de Maíz

El ***aceite de maíz,*** *(Zea mays)* es un aceite que se obtiene del prensado en frío del germen del maíz. Contiene 59% de ácido linoleico (omega 6) y 24% de ácido oleico monoinsaturado.

Es una fuente importante de vitamina E, beneficiosa porque posee propiedades terapéuticas para la piel.

Tiene un sabor suave y agradable; se utiliza crudo para aliñar ensaladas, legumbres y otros alimentos.

Aceite de Linaza

El ***aceite de linaza*** es un aceite extraído en frío de las semillas de la planta de lino (*Linum usitatissimum*). De todos los aceites de semilla, es el que contiene la fuente más alta, (58%) de ácidos grasos linolénicos (omega 3). También contiene 14% de ácido linoleico (omega 6), además de 19% de ácido oleico (omega 9) monoinsaturado. ***Los ácidos grasos alfalinolénicos (omega 3) que contiene el aceite crudo de linaza son los más difíciles de obtener y los más carentes en nuestra dieta.***

El aceite de linaza es de color amarillo-naranja intenso y tiene un agradable sabor a fruto seco. Se utiliza en las ensaladas de verduras crudas y ofrece un gusto aromático a las legumbres y a otros alimentos cocidos.

Otros aceites Gourmet

Algunos de los aceites saludables que se comercializan a menor escala y también son reconocidos como ***aceites gourmet***, son los aceites de ***almendras, avellanas, nuez, nuez de macadamia, entre otros frutos secos.*** Se obtienen por presión en frío, saben al fruto seco del que proceden y algunos se enrancian con facilidad.

Son una sabrosa alternativa para aderezar platos de vegetales cocidos, pastas o ensaladas. Debido a su intenso sabor se recomienda dosificar las cantidades o combinarlo con otros aceites crudos más suaves.

Aceite de Uva

El ***aceite de uva*** (*Vitis vinifera*) es un aceite de sabor tenue y sutil, que se obtiene de las semillas prensadas de la uva. Contiene aproximadamente 70% de ácido linoleico. Es un aceite poco estable y debe guardarse en un envase protegido de la luz.

En la cocina suele combinarse con otros aceites vírgenes más concentrados y de sabores más intensos para obtener aliños más delicados.

Aceite Sacha Inchi

El ***aceite de Sacha Inchi*** *(Plukenetia volubilis)* proviene de una planta nativa de la Amazonía del Perú. Se obtiene de semillas vírgenes seleccionadas mediante la técnica de prensado en frío, que proporciona aceite virgen. Este aceite crudo tiene un alto contenido de ácidos grasos omega 3 (más de 48%), así como omega 6 (36%) y omega 9 (8%).

Es un aceite fácil de digerir y posee un ligero sabor a nuez que, combinado con vinagre balsámico, otorga un sabor único a los vegetales crudos o cocidos.

Su producción es limitada, se enrancia fácilmente y una vez abierto sólo se puede refrigerar por 30 días.

El ***aceite de coco*** se obtiene de la pulpa del coco, fruto del cocotero *(Cocos nucifera).* Es sólido a temperatura ambiente debido al elevado contenido de ácidos grasos saturados (88%) que contiene.

El consumo de aceite de coco crudo es beneficioso para los pacientes que absorben mal las grasas. Su absorción intestinal es venosa, ya que no precisa de bilis. Esto facilita su digestión debido a que el aceite de coco contiene un ácido graso de cadena corta muy soluble en el agua. En los otros aceites la cadena grasa es más larga, por lo que la absorción es linfática y requiere de bilis para su digestión.

El uso de este aceite para cocinar es muy difundido en algunos países caribeños.

El aceite de coco refinado se utiliza principalmente en la industria alimentaria para la producción de sustitutos de manteca de cacao y margarinas, en helados, galletas, dulces, panadería y otros productos similares.

El ***aceite de maní*** proviene de la semilla del cacahuate (*Arachis irypogaea*). El aceite de maní **virgen** contiene una proporción significativa de ácido linoleico (omega 6), así como de grasas mono-insaturadas y poli-instaturadas. El aceite de maní **procesado** (mantequilla) puede contener aceites trans y debe consumirse con moderación.

Es importante señalar que hay personas que ***son alérgicas al maní, nueces u otros frutos secos***, por lo que al consumir aceites derivados de estos productos –sobre todo los extraídos en frío o sin refinar–, pueden sufrir accidentes anafilácticos (alérgicos).

Para elegir el aceite adecuado hay que tener en cuenta que lo apropiado es obtener aceites extra virgen a partir de diferentes fuentes naturales. De hecho, el consumo de diferentes tipos de grasas (monoinsaturadas, poliinsaturadas y saturadas) se ajusta a lo que necesita el organismo mediante el metabolismo, siempre y cuando se le proporcionen todos los nutrientes necesarios.

Sugerencias culinarias para combinar los aceites.

Los aceites vírgenes o crudos son indispensables para la elaboración de los aliños que acompañan las ensaladas y vegetales.

La fórmula más usada para las vinagretas es de 3 partes de aceite crudo por 1 de ácido (limón o vinagre) *

*Si lo prefiere, puede variar la cantidad de ácido a su gusto

Los aceites crudos o gourmet de frutas secas, tales como los de nueces, almendras o avellanas, combinan a la perfección con los vinagres de frutas; por ejemplo, el de manzana.

Los aceites crudos o gourmet que contienen algún sabor picante como el chile, el ají o la pimienta cayena, o aquéllos que han sido elaborados con alguna hierba aromática, como el tomillo o azafrán, además de aportar antioxidantes resultan muy sabrosos con los vinagres de vino blanco.

Un aliño clásico, que constituye una emulsión agradable, es el preparado con aceite de oliva extra virgen y vinagre balsámico.

Una buena combinación agridulce para aliñar las ensaladas de verduras con frutas la componen el aceite de oliva extra virgen, el vinagre balsámico y la miel de abeja.

Si desea un sabor menos fuerte, una combinación agridulce para aliñar las ensaladas es la del aceite de oliva extra virgen, miel de abeja y vinagre de arroz o “Mirin”, de sabor delicado y ligeramente dulce.

Otros aceites que el mercado ofrece:

El ***aceite de soya*** es un aceite ligero y amarillento que se obtiene del fríjol (granos) de la soya *(Glycine max)*. Es rico en grasas insaturadas, de las cuales 58% son poliinsaturadas (especialmente omega 3) y 23% son de ácido monoinsaturado.

El aceite de soya ***crudo o sin refinar*** tiene un delicado gusto a hierbas pero al ser almacenado suele sufrir alteraciones desagradables por efecto de la oxidación. Es un aceite que se asimila y digiere con facilidad.

El aceite de soya ***refinado*** es el que ***más se produce*** en el mundo, siendo los principales países productores Estados Unidos, Brasil y Argentina.

Este aceite se consume ***refinado*** en margarinas, mayonesas, aderezos de ensalada, alimentos congelados y repostería comercial. El aceite de soya refinado es el principal componente de los aceites de mezcla, llamados aceites vegetales.

El ***aceite de canola*** es un aceite vegetal que se obtiene de las semillas de variedades de nabo (*Brassica napus*).

Una de las naciones con mayor producción de este vegetal es Canadá. En el decenio 1960–70, Canadá obtuvo una variedad mejorada de esta planta que producía aceite con índices bajísimos de sustancias tóxicas (ácido erúcico). Es un producto diferente al derivado de la semilla de colza.
El aceite de canola es ampliamente utilizado en Estados Unidos y Canadá y, en menor escala, en algunos países de Europa. El nombre ***canola*** se deriva de ***Can****adian* ***o****il* ***l****ow* ***a****cid* o aceite canadiense bajo en ácidos. Tiene un nivel bajo de grasa saturada y contiene 30% de ácido linoleico (omega 6).

El ***aceite de maíz refinado*** se obtiene del germen del maíz (*Zea mays*) por medio de un proceso químico de refinamiento. De color amarillo y sabor suave, tolera bien las altas temperaturas.

El aceite de maíz refinado es utilizado para freír alimentos, en la elaboración de las margarinas, mayonesas, consomés y en la industria de la panificación, entre otros alimentos procesados.

El ***aceite de palma*** o **aceite crudo de palma rojo** por su alto contenido de carotenos, se consigue por extracción mecánica del fruto de la palma africana (*Elaeis guineensis*).

El aceite de palma refinado se utiliza en las comidas procesadas, aceites para fritura, margarinas, salsas, aliños, helados, bizcochos, galletas, etc.

Es el que más se produce en el mundo después del aceite de soya refinado. Contiene 45% de ácido palmítico (ácido graso saturado), 5% de ácido esteárico (ácido graso saturado), 40% de ácido oleico (ácido graso monoinsaturado) y 10% de ácido linoleico (ácido graso poliinsaturado).

Los ***aceites derivados de semillas modificadas o transgénicas*** son aquéllos que el mercado industrial ofrece con denominaciones tales como: "bajo linoleico", "medio oleico" y "alto oleico".

Estos términos se utilizan para describir aceites con una composición de ácidos grasos estables durante las frituras prolongadas. Sus costos son relativamente bajos y se comercializan en grandes cantidades. Los aceites derivados de plantas transgénicas que más se consumen hoy en día son los que provienen de las semillas de maíz, soya, canola, cártamo y girasol. No se conoce todavía el impacto para la humanidad del consumo de estos aceites derivados de plantas con alteraciones genéticas. Debe tomarse en cuenta que estas alteraciones representan un salto evolutivo para el sistema inmunológico humano que interactúa con estos alimentos en el tracto digestivo.

Los ***aceites vegetales refinados combinados*** son producto de la mezcla de dos o más aceites de semillas oleaginosas.

Entre los más comunes, encontramos las mezclas hechas con aceites refinados de soya, girasol, algodón, germen de maíz, canola, cártamo, cacahuete o maní y la pepita de uva.

Información adicional acerca de los aceites

Un **triglicérido** es el tipo más común de grasa presente en la naturaleza. En términos prácticos, el peso total del aceite o la margarina está conformado por triglicéridos. Cada molécula de triglicérido está conformada por tres cadenas largas de carbono, donde cada una de ellas constituye un ácido graso. Cada ácido graso se une independientemente a los carbonos del glicerol, una molécula corta de 3 carbones. Cada ácido graso consiste en una cadena larga con un número variable de carbonos con enlaces simples (saturada) o dobles (mono o poliinsaturada).

La síntesis de triglicéridos tiene lugar en el retículo endoplásmico de casi todas las células del organismo, pero es en el hígado, en sus células parenquimatosas (los hepatocitos) y en el tejido adiposo (adipocitos) donde este proceso es más activo y de mayor relevancia metabólica.

Normalmente, después de que las grasas de los alimentos son digeridas en el intestino, los enterocitos (células intestinales) liberan ácidos grasos libres, que si son de cadena corta se absorben directamente a la sangre; pero si son de cadenas más largas son re-sintetizados en triglicéridos y empaquetados en un tipo de lipoproteínas denominada chylomicrones. Estos ingresan al sistema linfático, y luego a la sangre para ser procesados por el hígado.

Luego los hepatocitos secretan estos triglicéridos a la sangre, en partículas de lipoproteínas de muy baja densidad (VLDL, su acrónimo en inglés) para luego convertirse, al utilizarse progresivamente por el cuerpo, en partículas de densidad intermedia y luego de baja densidad (LDL), regresando al hígado como partículas de alta densidad (HDL) para ser utilizados en la producción de bilis.

Como el hígado no se considera un lugar de almacenamiento fisiológico de lípidos, toda acumulación de triglicéridos en este órgano es patológica, y se denomina indistintamente esteatosis hepática o hígado graso. Por el contrario, la función principal del tejido adiposo es la acumulación de triglicéridos como fuente de reserva de energía.

Sin embargo, la acumulación patológica de triglicéridos en el tejido adiposo (obesidad) se asocia, aparentemente de forma causal, con una serie de anormalidades endocrino-metabólicas, cuyas causas son actualmente motivo de intensa investigación, dado el impacto de ellas en la mortalidad global de la población contemporánea. Una mínima cantidad de triglicéridos son normalmente almacenados en el músculo esquelético y cardíaco, aunque solamente para consumo local.

Los triglicéridos de los distintos aceites se diferencian unos de otros por el tipo de **ácidos grasos** que los componen. Existen tres tipos de ácidos grasos: **saturados, monoinsaturados y poliinsaturados**, dependiendo de que su molécula no contenga un doble enlace, que contenga uno solo o contenga 2 o más enlaces, respectivamente.

Cuanto más **insaturados** son los ácidos grasos de un triglicérido, menor es su temperatura de fusión, por lo que son más fluidas (flexibles) a temperatura ambiente o en el cuerpo. Sin embargo, se vuelven más reactivos; es decir, menos estables y más **ranciables**. Así, los ácidos grasos poliinsaturados (linoleico y linolénico) son más reactivos que los ácidos grasos mono-insaturados de configuración cis (por ejemplo, el ácido oleico).

La excepción a la regla es que los ácidos grasos mono-insaturados de configuración trans (margarinas) son ácidos grasos estables pero rígidos. Además, tal como hemos mencionado, no se derriten dentro del cuerpo.

Una de las principales causas del deterioro químico de grasas, aceites y alimentos grasos durante su procesamiento y almacenaje es **la oxidación** de los lípidos. Si bien el principal desencadenante es el oxígeno, también se ven afectados por otros factores como la luz y la presencia de metales, que catalizan las reacciones en cadena iniciadas por los radicales libres. Este **ranciamiento (u oxidación)** produce efectos degustativos desagradables (organolépticos) y/o tóxicos en los alimentos.

Para comprender por qué algunos aceites se oxidan o se vuelven rancios más que otros, es necesario saber que este proceso depende de los antioxidantes naturales que contienen los aceites. Los antioxidantes, inhibidores de la oxidación, por lo general son sustancias que se pueden extraer de los tejidos de plantas o animales. En las plantas, los antioxidantes previenen la oxidación de la célula vegetal, expuesta a cantidades muy altas de oxígeno durante la fotosíntesis.

Las moléculas biológicas celulares están expuestas a especies atómicas dañinas denominadas 'radicales libres'. Estos radicales libres –junto con la contaminación atmosférica, el humo del tabaco, los herbicidas y pesticidas (que también generan radicales libres)– afectan al ADN hereditario originando el envejecimiento de las células, la aparición de algunos tipos de cáncer y las enfermedades cardiovasculares.

Debido a que los radicales libres son dañinos para la salud, el organismo también requiere de antioxidantes para capturarlos. Por eso es necesario ingerir vitamina E, así como otros antioxidantes propios de los vegetales de diferentes colores, especialmente cuando se consume grandes cantidades de aceites poliinsaturados. De esta manera, se evita que se oxiden o rancien dentro del organismo.

Los aceites vegetales insaturados han despertado un reciente interés debido a su composición fenólica y a su asociada actividad antioxidante. Entre los fenoles a destacar, se ha encontrado hidroxitirosol en aceites de oliva, resveratrol en aceites de frutos secos y sesamol en aceite de semilla de sésamo.

Sigue siendo materia de investigación el rol que juegan muchos de estos fitoquímicos bioactivos en la salud. Existen evidencias de que algunos compuestos de las familias de isoflavonas, terpenoides, flavonoides y polifenoles pueden tener un efecto beneficioso a nivel celular y extracelular. Ayuda en la prevención de patologías tales como enfermedades degenerativas del sistema cardiovascular y sistema nervioso, así como en detener procesos relacionados a la carcinogénesis.

Extracción y posterior comercialización de los aceites

Para elegir los aceites que más conviene consumir es importante saber qué contienen y qué métodos se emplean para su extracción y posterior comercialización.

Extracción: Para obtener el aceite es necesario romper las células vegetales mediante trituración y después aislarlo de los otros componentes de las semillas o de los frutos limpios. El triturado se lleva a cabo mediante rodillos o muelas hasta obtener una pasta homogénea que se somete a un prensado mediante dispositivos mecánicos que aplican presión a la pasta para exprimir el aceite. El **prensado** o **batido** de la masa puede realizarse en **frío** o en **caliente**.

- **Prensado en frío:** la pasta que se exprime se vigila cuidadosamente impidiendo que la temperatura generada por la presión supere los 45° C – 113° F para asegurar la estabilidad molecular de los ácidos grasos poliinsaturados.

Como resultado de este proceso se extrae menos cantidad de aceite, pero se obtiene un producto más rico en sustancias insaponificables. Este aceite no precisa ser refinado, evitando así la disolución de ceras y otras sustancias. Estas sustancias están constituidas por los elementos no grasos del aceite, como los fitosteroles y las vitaminas. Algunos de estos componentes son los responsables de otorgar a los aceites el sabor al fruto o a la semilla de la que proceden, además de sus propiedades medicinales.

El término "**primera prensada en frío**" fue acuñada cuando el aceite se obtenía en molinos y de la pasta inicial se podía hacer una segunda prensada adicionando agua caliente.

En muchos lugares, la extracción de aceites prensados en frío se sigue realizando de forma simple y artesanal. Sin embargo, con la aparición progresiva de nuevas maquinarias, no se realiza una "**segunda prensada en frío**". Por este motivo, dicha denominación debería ser reemplazada necesariamente por **"extracción en frío."** Por cierto, cada vez se observa más esta tendencia en las etiquetas.

- **Prensado o extracción en caliente:** la pasta es calentada antes de ser exprimida. De esta forma se obtiene más aceite pero se destruye una cantidad importante de vitaminas y fitosteroles que forman parte del aceite (los antioxidantes se queman).

- Extracción con disolvente:

Después de aplicar presión a la pasta, el residuo que queda todavía contiene entre 10% y 20% de aceite. Para aprovechar ese aceite residual se realizan los siguientes procesos:

Tratamiento de la pasta prensada con disolventes (cloruro de etileno, hexano) que arrastran el aceite residual.

Al calentar ese aceite residual se evaporan los disolventes y queda el aceite puro. Tanto el cloruro de etileno como el exano son muy tóxicos, por lo que deben ser totalmente eliminados del aceite. En teoría, el proceso de calentamiento logra eliminarlos, pero en la práctica pueden quedar restos de disolventes. Además, el calentamiento destruye las vitaminas y otras sustancias activas que pudieran quedar en el aceite.

Los aceites refinados

Cuanto más se fuerza la extracción del aceite con presión y calor, más ácidos grasos libres contiene y se hace más necesario refinarlo para eliminarlos.

- El **refinado** es un proceso bastante complejo, cuyo objetivo es eliminar del aceite las sustancias que no sean triglicéridos (grasa pura). El refinado consta de las siguientes fases:

- Desgomado

En esta primera fase, mediante el ácido cítrico o fosfórico se eliminan los hidratos de carbono, proteínas, resinas y fosfolípidos (lecitina), considerados industrialmente como impurezas. Precisamente en estas "impurezas" del aceite reside una buena parte de sus propiedades medicinales. El sedimento que forman todas estas sustancias se separa del aceite por precipitación y se comercializa como lecitina.

- Neutralización

Tiene como objetivo eliminar los ácidos grasos libres responsables de la acidez del aceite. Esta fase se logra añadiéndole soda cáustica, que forma jabones al saponificarse con los ácidos grasos libres y que luego se eliminan mediante centrifugación. Este paso permite que el triglicérido (aceite) resultante se pueda calentar a altas temperaturas sin descomponerse.

- **Blanqueado**

Se consigue mediante la aplicación de arcilla o carbón. Así se eliminan los carotenoides, los minerales como el hierro y el cobre, y otras sustancias naturales y beneficiosas que contiene el aceite.

Estos complejos procesos de extracción y refinado convierten al aceite en una insípida **sustancia grasa purificada** que tolera bien la fritura y se conserva estable por mucho tiempo, pero que carece de las saludables ventajas naturales de los aceites crudos o vírgenes.

Los aceites que más conviene consumir

Podemos afirmar que, desde del punto de vista nutritivo, **los mejores aceites son los extraídos en frío**. Tanto el aceite prensado o extraído en caliente como el refinado reducen el contenido de las sustancias que otorgan al aceite su sabor, aroma, color y algunos de sus componentes más saludables, como las vitaminas E y beta-carotenos o pro vitamina A.

Las Grasas

Mantequilla

La mantequilla se produce batiendo la nata de la leche. Esta acción, al romper su tensión superficial, permite la aglomeración de grasa en una sola masa, separando el exceso de líquido que contiene la lactosa, la caseína y otros sólidos.

Gracias a este proceso, los pacientes con intolerancia a la lactosa o alergia a las proteínas de la leche pueden consumir mantequilla como fuente de energía calórica.

La mantequilla elaborada a partir de leche pasteurizada
ofrece una alta garantía de calidad y puede conservarse refrigerada por más tiempo.

Este producto derivado de la leche es un alimento ***rico en grasas saturadas, colesterol y calorías***, recomendable para deportistas y personas con un alto desgaste energético. La mantequilla consumida con moderación se incluye en una dieta sana y equilibrada, salvo en condiciones médicas especiales; por ejemplo, alto colesterol en sangre, ateroesclerosis, etc.). Es rica en vitaminas A y D, y resulta muy fácil de digerir. Los pacientes geriátricos y desnutridos (con bajo colesterol en sangre) pueden beneficiarse de ella.

No se recomienda freír con mantequilla debido a su baja tolerancia al calor.

DOS ACEITES DE ALTA CALIDAD

El Aceite de Oliva

Aceite de Oliva: nombre genérico del aceite que procede únicamente del fruto del olivo, excluyendo los obtenidos a través de disolventes, procedimientos de reesterificación (reutilizados) y mezclas con aceites de otra naturaleza. Tampoco es aplicable a los aceites de orujo de aceituna.

Los Aceites de Oliva Virgen: son aquellos obtenidos exclusivamente por procedimientos físicos y en determinadas condiciones de temperatura que no impliquen la alteración del aceite. Es un producto natural que conserva el sabor, el aroma y las vitaminas de la fruta. Tiene la personalidad de la zona de donde procede. **Clasificación de los aceites de oliva**

1. **Aceite de oliva orgánico extra virgen.** Este aceite debe proceder de semillas de cultivo orgánico (sin productos químicos agrícolas) y estar debidamente certificado por organismos autorizados. Estas semillas deben ser almacenadas en silos provistos de sistemas de aireación que permitan optimizar su conservación y frescura. Este aceite gourmet debe extraerse mediante un procedimiento artesanal en frío (de rendimiento reducido) y tener un envase que lo proteja de la luz para su mejor conservación. Es un producto ecológico de gran calidad que llega al consumidor con precio diferenciado.

2. **Aceite de oliva extra virgen.** Se trata del zumo de oliva en estado puro, obtenido del prensado mecánico de aceitunas recolectadas en el momento óptimo. Presenta un sabor y aroma único y posee una acidez (ácidos grasos libres) no superior a los 0,8° grados. Además del aceite de oliva orgánico extra virgen, éste es el aceite de oliva de más alta calidad (y precio) en el mercado.

Los aceites de oliva **extra** virgen están libres de cualquier defecto o alteración química y por ello ostentan una gama muy interesante y agradable de aromas y sabores.

3. **Aceite de oliva virgen o fino:** de gusto correcto y con acidez situada entre 1° y 1,5°. Aunque de calidad inferior al extra, este aceite es excelente para el consumo.

   Se trata de aceites de oliva de gran calidad pero que no han llegado a la categoría máxima por diversos motivos, y cuyos defectos deben ser prácticamente imperceptibles para el consumidor. La puntuación organoléptica (color, olor y sabor) obtenida por un Panel de Cata calificado para el aceite de oliva virgen debe ser igual o superior a 5.5 puntos.

4. **Aceite de oliva refinado.** Es obtenido de aceites de oliva virgen de alta acidez, utilizando procesos químicos. Estos aceites han perdido sus características organolépticas (color, olor y sabor) y sus propiedades naturales. El grado de acidez de este aceite de oliva no puede ser superior a 1,5º.

5. **Aceite de oliva o de oliva puro.** Este aceite **no** se obtiene mediante procedimientos mecánicos sino que procede de la refinación de aceites de oliva. Estos aceites originalmente presentaban algún defecto, por lo que se les ha añadido una pequeña cantidad de aceite de oliva virgen con la finalidad de mejorar su sabor y reducir su grado de acidez (no superior a 1º). Este es el aceite que más se ha consumido tradicionalmente.

6. **Aceite de oliva virgen lampante.** Este aceite con una acidez superior a los 3º no está autorizado para el consumo directo. Su nombre le viene de la utilidad que se le dio en tiempos pasados como combustible para las lámparas o candiles. Se utiliza para refinar y procede, al igual que el virgen y el extra, únicamente de aceitunas, pero de baja calidad (aceitunas picadas, recogidas del suelo o de las heladas, etc.).

7. **Aceite de orujo de oliva refinado.** Este tipo de aceite es el resultado del refinado por medios químicos de los orujos (los huesos y restos de la aceituna una vez extraído el aceite) procedentes de la molturación de la aceituna. La grasa vegetal obtenida se mezcla con una determinada proporción de aceite de oliva virgen distinto al lampante.

Características de los aceites de oliva extra virgen

Acidez: Las normas dictadas por el **Consejo Oleícola Internacional** establecen una acidez máxima de 0,8º % para el aceite de oliva Virgen-Extra o Extra-Virgen. Este límite se considera muy realista, dado que la mayor parte de los aceites extra virgen se comercializan con un grado de acidez entre 0,3º y 0,8º.

La acidez es uno de los parámetros químicos de los aceites de oliva e indica la cantidad de ácidos grasos libres que contiene el aceite (expresada en % de ácido oleico). Una acidez baja en los aceites garantiza que los **aceites vírgenes** han sido elaborados con aceitunas sanas y en las mejores condiciones durante todas las fases del proceso. Es por ello que para cada categoría de aceites de oliva virgen se exige que tenga un determinado grado de acidez.

Sin embargo, expertos catadores de oliva virgen celebran que finalmente haya sido obviada como obligatoria la mención (en la etiqueta) al grado de acidez, que ha creado confusiones en la mayor parte de los consumidores que comparaban **la acidez** del aceite de **oliva extra virgen** con la del **aceite de oliva** (mezcla de refinado y virgen). Esta confusión, que todavía persiste, se debe a que el **aceite de oliva** presenta un grado mayor o menor de acidez dependiendo de la proporción de las mezclas de aceite de oliva refinado con **aceite extra virgen,** realizadas según lo determinado por el productor.

Es necesario tener en cuenta que la calidad de un aceite de oliva nace en el campo por la combinación de factores ambientales (clima y suelo), genéticos (variedad de aceituna) y agronómicos (técnicas de cultivo), así como a los procesos que se llevan a cabo desde la recolección hasta el envasado. Esta característica da origen a lo que se conoce como:

Denominación de Origen Protegida, cuya sigla (D.O.P) clasifica a los aceites que se obtienen a través de aceitunas procedentes de una zona geográfica específica. Este aceite de oliva tiene que ser elaborado y embotellado en la zona designada, además de ser sometido a diferentes tipos de controles que garanticen su procedencia.

Cata de los aceites de oliva extra virgen: Se valoran como buenos o normales los aceites que presentan un aspecto limpio después del filtrado y la decantación. Se consideran defectuosos los que presentan un aspecto turbio, sucio u oscuro.

La gama de colores normales comprende las siguientes tonalidades: amarillo paja, amarillo dorado, amarillo verdoso, verdoso y verde intenso. Se consideran defectuosos los aceites que presentan colores atípicos y poco corrientes: rojizos, blanquecinos, pardos o negruzcos, turbios y oscuros.

En cuanto a los sabores, generalmente los tonos amarillo-dorado corresponden a aceites de oliva dulces, extraídos de aceitunas maduras de recolección tardía. Los tonos amarillo-verdoso son propios de los aceites de oliva afrutados (un punto amargo justo agradable), producto de los frutos que aún no han cumplido su proceso de maduración.

La valoración de las sensaciones aromáticas y gustativas puede ser "agradable y desagradable".

- Agradable: aromas y sabores de fruta madura, fruta verde, fruta de aceituna, manzana, hojas o hierba verde.
- Desagradable: aromas y sabores avinagrado, avinado, agrio, picante o amargo intenso, húmedo o enmohecido, recalentado, a aceitunas heladas, metálico, borras o podrido, atrojado o mal almacenado y rancio.

Producción moderna de los aceites de oliva

En las plantas más modernas de producción de aceites de oliva extra virgen, los frutos limpios se muelen cuidadosamente en frío en un molino de dos fases hasta obtener una pasta. Después, esta pasta se amasa en una batidora con alabes giratorios de acero inoxidable y control electrónico de temperatura, a no más de 73.4° F – 23° C (a menor temperatura, mejor calidad del producto).

La pasta homogeneizada a 73.4° F – 23° C pasa de la batidora a la centrífuga horizontal o a decantar. De ésta forma se separa el aceite del 99 % del resto de los componentes; en este caso, de la aceituna molida. El uno por ciento restante se separa en la centrífuga vertical terminando el proceso el mismo día de la recolección. El producto obtenido se realiza **sin prensar,** por **"extracción en frío",** produciéndose el aceite extra virgen de alta calidad.

Producción y consumo del aceite de Oliva en el mundo

La producción de aceite de oliva ha estado siempre asociada a los países mediterráneos: **España, Italia, Grecia, Portugal, Turquía, Túnez y Marruecos.** Estos siete países representan el 90% de la producción mundial.

Otros países como Australia y Estados Unidos están empezando a aumentar su producción de aceite de oliva. China también cuenta con una cantidad importante de olivos y está iniciando su producción de aceites de oliva extra virgen.

Los principales países consumidores son, igualmente, los principales países productores. Los países de la Unión Europea representan el 71% del consumo mundial. Los países de la cuenca mediterránea, el 77% del consumo mundial. El resto de países consumidores son Estados Unidos, Canadá, Australia y Japón.

El Aceite de Palta / Aguacate

El aguacate, conocido en el sur del continente americano como palta, es un cultivo precolombino ampliamente difundido desde México hasta el norte de Chile. Posteriormente, los europeos lo importaron e hicieron de esta fruta una de sus predilectas, atribuyéndole propiedades afrodisíacas e incorporándola a su dieta.

El aceite de palta/ aguacate extra virgen posee virtudes que lo convierten en un producto de alta calidad. Tiene una composición química muy similar a la del aceite de oliva; sin embargo, aunque contiene niveles más altos de vitamina E, beta-sitosterol *–reductor de los niveles sanguíneos de colesterol–* y clorofila, comparado con el aceite de oliva extra virgen muestra niveles más bajos de escualeno *–clave en la síntesis del colesterol–* y polifenoles, *micro nutrientes antioxidantes*. La clorofila es un pigmento que está presente en las plantas y algas verdes y es la responsable de la absorción de la energía lumínica en el proceso de fotosíntesis.

Si bien la clorofila puede afectar negativamente la estabilidad oxidativa del aceite produciendo la foto-oxidación, los consumidores consideran su color verde como un atributo deseado. Para aumentar la estabilidad oxidativa del aceite durante su vida útil se debe evitar la exposición del producto a la luz, utilizando para ello botellas de vidrio oscuras. Asimismo, se debe impedir el contacto del líquido con el oxígeno utilizando nitrógeno en los estanques de almacenamiento y durante el proceso del envasado.

Hace muy pocos años se ha incrementado la producción de aceite extra virgen de palta o aguacate para fines culinarios, y se ha integrado como parte de la dieta mediterránea.

Desde 1999, Nueva Zelanda es el mayor productor mundial de aceite de palta extra virgen. Sin embargo, en los últimos años Chile ha desarrollado este aceite gourmet para cocina y su venta al por mayor ha aumentado notablemente. Los expertos auguran al aceite de palta extra virgen un futuro tan promisorio como el del aceite de oliva.

La acción del calor en los aceites de oliva y palta / aguacate extra virgen.

En las condiciones adecuadas de temperatura, sin llegar al punto de humeo, el aceite de oliva y el aceite de palta o aguacate extra virgen no manifiestan cambio sustancial alguno en su estructura y conservan mejor sus propiedades originales que otros aceites saludables. Esto se debe a su escaso contenido de ácidos grasos poliinsaturados y una mayor proporción de ácidos grasos monoinsaturados (ácido oleico).

Esta característica los convierte en los aceites vegetales extraídos en frío con mayor estabilidad al calor, mientras que los aceites vírgenes obtenidos de las semillas que contienen ácidos grasos poliinsaturados son fácilmente alterados por el calor.

Las recetas de este libro que emplean técnicas para calentar el aceite, han sido elaboradas exclusivamente con aceite de oliva o palta (aguacate) extra virgen.

GRUPOS DE ALIMENTOS Y PORCIONES

La pirámide alimenticia que se muestra a continuación ha sido modificada cambiando la jerarquía de los alimentos que se deben consumir, confiriendo un mayor valor a la ingesta de verduras, frutas, aceites no saturados y carnes blancas.

Pirámide alimenticia de la dieta mediterránea modificada para adelgazar por el Doctor Durand

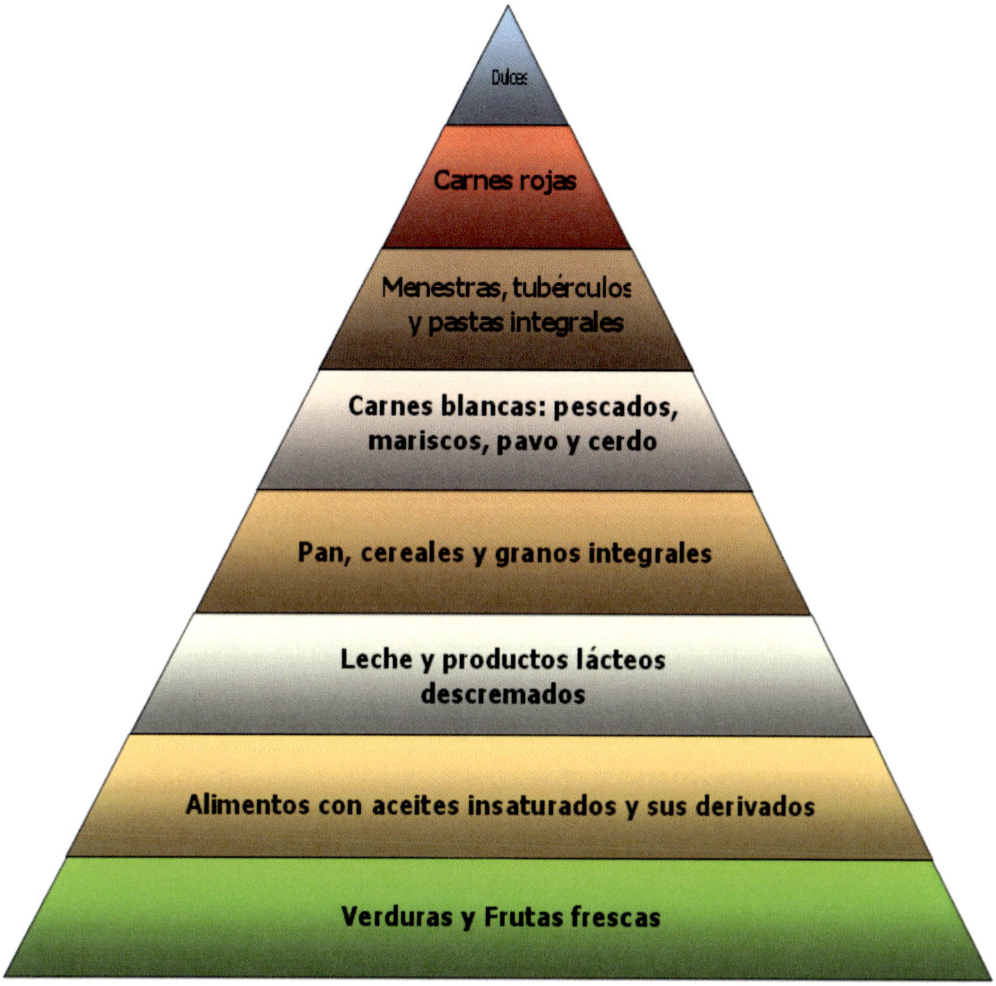

1. Verduras y Frutas frescas.
2. Alimentos que contienen aceites insaturados y sus derivados: aceites de oliva extra virgen, frutos secos, semillas, aceitunas, palta o aguacate (consumir con moderación debido a su alto contenido calórico).
3. Leche y productos lácteos descremados, huevos (de preferencia con alto contenido de omega 3).
4. Pan, cereales, granos integrales y frutas secas (consumir con moderación debido a su alto contenido calórico).
5. Carnes blancas: pescados, mariscos, pollo, pavo y cerdo.
6. Menestras, tubérculos y pastas integrales.
7. Carnes rojas.
8. Dulces.

Porciones

Las porciones de alimentos ingeridos en cantidades adecuadas deben ser racionadas para mejorar la nutrición y ampliar los grupos de alimentos que debemos consumir.

Es posible lograr un equilibrio entre la ingesta y el gasto de calorías si se mejoran los hábitos alimenticios y si se practica actividad física con regularidad.

Sin embargo, es fundamental saber que la eficiencia biológica del cuerpo es grande. Por esta razón, para bajar de peso es más importante reducir la ingesta de calorías que hacer ejercicio físico.

Los padres deberían convertirse en modelos para sus hijos, inculcando en ellos un estilo de vida saludable basado en un consumo equilibrado de calorías, en la elección de alimentos adecuados y en la moderación al comer.

Información detallada de los alimentos

1. Verduras y Frutas frescas

Verduras de cuatro colores:
Se recomienda consumir no menos de 2 a 4 porciones diarias de algunas de las siguientes opciones:
1 taza de vegetales variados cocidos
1 taza de jugo de vegetales variados cocidos
1 taza de vegetales variados crudos
1 taza de jugo de vegetales variados crudos
2 tazas de vegetales verdes crudos

Frutas de cuatro colores:
Se recomienda consumir de 2 a 4 porciones diarias de algunas de las siguientes opciones:

1 fruta mediana
1 taza de fruta picada
½ taza de jugo de frutas

¿Por qué elegir vegetales y frutas frescas?

- Porque los hidratos de carbono o glúcidos de los vegetales y las frutas son fáciles de digerir y proporcionan energía sin generar depósitos de grasa.
- Porque la fibra, que es componente significativo de los vegetales y frutas, regula la absorción de nutrientes al actuar como una malla liberando progresivamente las sustancias que el organismo necesita incorporar. Además, se encarga de retener las sustancias nocivas como el colesterol o el exceso de grasas.

La fibra aumenta el volumen del bolo alimenticio, lo que da una mayor sensación de saciedad, estimula el movimiento intestinal y facilita la eliminación de las heces.

En algunos casos, se recomienda sustituir el jugo de fruta –en la porción adecuada– por la fruta entera, de preferencia con cáscara. Es necesario mencionar que incorporar alimentos crudos a la dieta puede generar problemas de adaptación. La flora intestinal vive de lo que comemos: los cambios en la dieta pueden producir flatulencia y molestias digestivas durante varios días. Esto se debe a que algunas bacterias desaparecen y otras empiezan a repoblar la mucosa intestinal (flora intestinal).

Se recomienda, en la medida de lo posible, comprar y consumir alimentos frescos. Sin embargo, es preferible tener en casa algunos vegetales y frutas envasados o congelados antes que ingerir cualquier comida rápida.

Para elegir alimentos enlatados o congelados se deben tomar en cuenta las precauciones que se sugieren a continuación:

Vegetales: escoger los envasados en agua o con bajo contenido de sodio. Lavar los vegetales varias veces con agua fresca antes de consumirlos para eliminar el exceso de sal que se añade para su conservación. No elegir vegetales que contengan mantequilla, crema o queso.

Frutas: seleccionar productos bajo en calorías. Sin embargo, si usted decide comprar fruta enlatada, prefiera la que está envasada en el 100% de su jugo. Éstas contienen menos azúcar que las envasadas en almíbar. Para descartar el azúcar que ha sido añadida, conviene lavar las frutas varias veces con agua fresca antes de consumirlas.

Casi todas las frutas y verduras congeladas o en conserva han sido procesadas inmediatamente después de haber sido cosechadas, lo cual evita la pérdida de muchos de sus nutrientes.

2. Aceites insaturados y sus derivados

Alimentos que contienen aceites insaturados y sus derivados (vigilar su consumo por alto contenido calórico):

- aceites extra virgen
- frutos secos
- semillas
- aceitunas
- palta o aguacate

Se recomienda consumir de 2 a 4 porciones diarias de alguna de las siguientes opciones:

1 cucharada sopera de aceite crudo o extra virgen
3 a 5 aceitunas
¼ de palta o aguacate mediano
3 a 4 frutos secos
1 cucharada sopera de semillas

¿Por qué es importante consumir grasa?

Porque es una fuente de energía. Además, transporta las vitaminas liposolubles A, D, E y K, que necesitan de un sustrato graso (animal o vegetal) para ser absorbidas por el organismo.

Para digerir la grasa se requiere de bilis y enzimas pancreáticas. La lecitina (y las sales biliares) de la bilis actúan como un *detergente o limpiador,* permitiendo que la grasa (el aceite) y el agua se mezclen. Estos detergentes inhiben la formación de una interfase entre el agua y el aceite porque un extremo de la molécula de lecitina (o sales biliares) es soluble en agua, mientras que el otro es soluble en aceite.

¿Por qué preferir los aceites vegetales a los animales?

Porque los aceites de origen animal (grasas) son saturados y contienen colesterol. En cambio, los aceites vegetales no tienen colesterol. Algunos de los aceites de origen vegetal contienen grandes cantidades de aceites esenciales. Sin embargo, algunos también contienen ácidos grasos saturados.

Las grasas esenciales poliinsaturadas, conocidas también como omega 3 y omega 6, no son producidas por el organismo y sólo se obtienen de los alimentos. Algunas fuentes de estas grasas esenciales incluyen los aceites extra virgen obtenidos a partir de semillas, frutos, frutos secos, legumbres y cereales.

Nota médica: otra excelente fuente de ácidos grasos esenciales es el pescado, que ha sido incluido en la pirámide alimenticia modificada dentro el grupo de las carnes blancas.

Aceites extra virgen

Los aceites extra virgen son aceites vegetales de uso principalmente culinario, que se extraen de frutos o semillas.

Frutos secos

Estos alimentos se distinguen por su gran aporte energético y valor calórico. Deberían estar presentes en todas las dietas. Su contribución en la cocina es valiosa, añadiendo diversos sabores a las comidas más sencillas.

Los frutos secos se dividen en dos grandes grupos:

En el primer grupo están los que tienen la cáscara dura, como son las **almendras,** los **anacardos,** las **avellanas,** las **macadamias,** el **maní** o **cacahuate,** las **nueces,** las **nueces del Brasil,** las **pecanas,** los **piñones,** los **pistachos,** las **semillas de girasol y** las **semillas de sésamo,** entre los más comunes. Estos frutos secos son pobres en agua y ricos en grasa, por lo que su consumo debe ser moderado.

En el segundo grupo están las **frutas secas** o **desecadas**, que han sido incluidas dentro del grupo de alimentos ricos en carbohidratos en la pirámide alimenticia modificada de nuestro libro.

Almendras
Son una fuente importante de proteínas y minerales, tales como el calcio, magnesio, potasio, cobre, fósforo y zinc. Las almendras tienen grandes cantidades de ácidos grasos monoinsaturados, contienen vitamina E y, en menor cantidad, vitamina B6. Es, además, el fruto seco con mayor contenido de fibra en su composición.

Anacardos o cashews
Este fruto contiene una alta proporción de ácidos grasos monoinsaturados, ácido fólico, vitaminas B1, B2, magnesio, calcio y potasio, que benefician al sistema nervioso.

Avellanas
Representan uno de los cultivos alimenticios más antiguos. Tienen un alto contenido de grasas mono y poliinsaturadas. Las avellanas también proporcionan minerales tales como el cobre, manganeso, calcio, potasio y fósforo. Son una buena fuente natural de vitamina E y vitaminas del grupo B, como la B6 y el ácido fólico.

Macadamias
La nuez de macadamia o nuez australiana es la más joven entre los frutos secos. Contiene un alto porcentaje de grasas monoinsaturadas, es rica en fibra, calcio, fósforo, hierro y vitamina B1.

Maní o cacahuate
Las semillas de los cacahuates son altamente proteicas y ricas en antioxidantes. Consumir grandes cantidades de mantequilla de maní es una costumbre arraigada desde la infancia en muchos hogares de los Estados Unidos de Norteamérica. Sin embargo, al ser un alimento hipercalórico, es necesario vigilar su consumo para evitar problemas de sobrepeso u obesidad, tanto en niños como en adultos.

El maní contiene una alta proporción de grasa monoinsaturada. Sin embargo, durante el proceso en que se convierte en mantequilla de maní, puede ser modificado a aceite trans, que es una grasa sólida con tendencia a agregarse, pegarse y depositarse en las células, órganos y arterias, causando problemas para la salud. Es importante mencionar que la ingesta de maní y sus derivados puede causar reacciones alérgicas en algunas personas.

Nueces
El fruto del nogal contiene semillas con cantidades significativas de ácidos grasos poliinsaturados (omega 3 y omega 6). Además, este fruto seco proporciona las vitaminas E, B1 y B6, fibra y minerales como el cobre, zinc, potasio, magnesio, calcio y fósforo.

Nueces del Brasil
Es el fruto de un árbol silvestre que crece en la selva amazónica, también conocido como coquito del Brasil. Esta nuez se encuentra dentro de una gran cáscara y destaca por su gran concentración en minerales, tales como calcio, hierro y zinc. Gracias a los suelos de la Amazonía donde crece, es rica en selenio y tiene poderosos antioxidantes. Aporta grasas monoinsaturadas y poliinsaturadas en proporciones iguales, además de fibra, calcio y vitaminas, como el ácido fólico, etc.

Pecanas
Las pecanas son ricas en ácidos grasos monoinsaturados y aportan cantidades moderadas de proteínas, fibra y esteroles. Proporcionan ácido fólico y minerales como el magnesio, calcio, potasio y fósforo.

Piñones
Desde el punto de vista culinario, los piñones son frutos, pero en el sentido botánico, son semillas. Aportan vitaminas B1, son ricos en minerales tales como potasio, fósforo, magnesio, hierro, ácido fólico y calcio. Los piñones son ricos en grasas insaturadas, predominando las poliinsaturadas.

Pistachos
Este fruto contiene una semilla alargada y comestible. Después de la almendra, es el fruto seco con más proteínas. El pistacho es rico en grasas monoinsaturadas. También proporciona vitaminas como la E, y cantidades apreciables de cobre, magnesio, fósforo y calcio.

Semillas

Semillas de girasol
Las semillas de girasol son ricas en minerales tales como el fósforo, magnesio y potasio. También contienen ácidos grasos poliinsaturados y aportan cantidades significativas de calcio y vitamina E.

Semillas de sésamo o ajonjolí
El sésamo es una planta cultivada por sus semillas, ricas en proteínas y con altos niveles de grasas insaturadas. Son fuente de diferentes minerales, tales como calcio, hierro y zinc, y aportan vitaminas del grupo B y vitamina E. Las semillas de sésamo tienen cantidades significativas de fibra, por lo que su consumo resulta beneficioso para regular la función intestinal.

Nota culinaria: para conservar los frutos secos por más tiempo se recomienda guardarlos en un recipiente hermético, por un período máximo de 6 meses en el refrigerador y hasta por 1 año en el congelador.

Aceitunas u olivas:

Se recomienda comprar aceitunas verdes o negras envasadas en frascos de vidrio. Prefiera aquéllas que estén envasadas únicamente en salmuera (agua con sal), evitando cualquier tipo de aceitunas encurtidas en vinagre, hierbas aromáticas, especias, etc.

En su envase original, las aceitunas se conservan a temperatura ambiente por aproximadamente 1 año.

Una vez abierto el envase original, es aconsejable refrigerarlas en agua con sal dentro de un frasco de vidrio.

Palta o aguacate

Este fruto, también considerado un vegetal, contiene un elevado porcentaje de grasas monoinsaturadas y poliinsaturadas. Es la fruta con propiedades antioxidantes por excelencia. Esto se debe a su alto contenido de vitaminas, especialmente la E. También es rica en proteínas y minerales.

Se le denomina "mantequilla vegetal", debido a la contextura cremosa de la pulpa madura y a su alto valor calórico. Se recomienda consumir con moderación.

3. Productos lácteos descremados y huevos omega 3

Se recomienda consumir de 1 a 2 porciones diarias de alguna de las siguientes opciones:

½ taza de leche descremada
½ taza de yogurt o kéfir descremado
½ taza de queso cottage bajo en grasa
¼ taza de queso feta bajo en grasa
¼ de taza de queso ricotta bajo en grasa
¼ de taza de queso mozzarella bajo en grasa
1 a 2 huevos omega 3 (consumir como máximo una yema al día)

Leche

La leche es un alimento que contiene una gran variedad de nutrientes, tanto energéticos (grasas y carbohidratos) como estructurales (proteínas).

Intolerancia a la lactosa: es el malestar gastrointestinal causado por la disminución del nivel de lactasa intestinal. La lactasa es una enzima presente en la mucosa intestinal, necesaria para la adecuada degradación de la lactosa (azúcar de la leche) en glucosa y galactosa. En algunas personas, especialmente en los adultos mayores, los bajos niveles de esta enzima en el intestino impiden el metabolismo de la lactosa, que se queda en el intestino y produce un evento osmótico que provoca dolor abdominal, gases y diarrea. Los niveles de lactasa están determinados genéticamente en el individuo.

La **alergia a la leche** es una reacción inmunológica a sus proteínas, especialmente a la caseína y a sus péptidos.

Las proteínas de la leche se clasifican en dos grandes grupos: caseínas (80%) y proteínas séricas (20%). Existe una estrecha relación entre la cantidad de grasa y la cantidad de proteína en la leche: a mayor cantidad de grasa, mayor cantidad de proteína.

Otras consideraciones: la caseína inicia su digestión en el estómago por la acción de la renina y la pepsina, enzimas gástricas cuya secreción disminuyen con la edad, llegando a ser insuficiente en muchos casos. Por otra parte, la leche neutraliza la acidez gástrica, lo cual dificulta su digestión, especialmente para las personas mayores.

Leches modificadas: un aspecto muy importante de nuestros hábitos alimentarios es el uso cada vez mayor de productos bajos en calorías, entre ellos la leche y los lácteos descremados. La principal diferencia entre la leche entera (3.7% de grasa), la semi descremada (entre 1.5 y 2% de grasa) y la descremada (menos de 1% de grasa) es su contenido de grasa, colesterol y vitaminas liposolubles (A y D). La leche descremada es un alimento bajo en calorías que tiene una de la más altas concentraciones de nutrientes. Su consumo puede ser muy útil para las personas que sufren de niveles anormales de grasa en sangre, colesterol alto, sobrepeso u obesidad.

Yogur: es el más conocido entre los productos lácteos fermentados. Se obtiene mediante la adición de un cultivo de microorganismos de la leche que fomenta la coagulación por un descenso en el pH. Estos microorganismos: *Streptococcus termophilus, Lactobacillus bulgaricus, Streptococcus Lactis, Lactobacillus acidophylus, Lactobacillus casei shirota e inmunitans,* transforman parcialmente la lactosa en ácido láctico, que protege la mucosa intestinal. La proteína de esta leche fermentada es de muy buena calidad. Es digerida fácilmente porque se convierte por la acción de las bacterias (del yogur) en fragmentos de proteína (péptidos) y aminoácidos, facilitando así su digestión y absorción. El calcio está en forma de lactato de calcio, que se digiere y asimila mejor. El valor nutritivo del yogur es casi idéntico al de la leche de la que procede, manteniendo sus propiedades de regeneración y restablecimiento del equilibrio de la flora intestinal. Su tiempo de almacenamiento es mayor que el de la leche fresca.

Kéfir: procede de la región de las montañas del Caucazo, en donde fue cultivado durante siglos y luego se extendió a todo el mundo. Como alimento, el kéfir es una bebida probiótica que ha pasado por una triple fermentación: láctica, alcohólica y gaseosa. Los gránulos del kéfir están constituidos por 9 bacterias que, dependiendo de la temperatura de incubación del cultivo, transforman la lactosa en ácido láctico, producen luego CO2 (gas) y después etanol. El kéfir regenera la flora intestinal, tiene una función antiséptica y limpia el organismo de bacterias patógenas al ser reemplazadas por las beneficiosas.

Queso

Según la definición del diccionario de la Real Academia Española, el queso es el "producto obtenido por maduración de la cuajada, con características propias para cada uno de los tipos, según su origen o método de fabricación".

El queso se obtiene de la siguiente manera: se mezclan la leche y el vinagre de tal forma que la caseína de la leche flocule (procedimiento para precipitar o flocular sustancias disueltas) formándose coágulos o "cuajos" que se utilizan para la elaboración del queso, mientras que en la superficie sigue quedando un suero que contiene numerosos nutrientes.

Este proceso, especialmente en los quesos maduros, da como resultado un producto en el que desaparece la lactosa, en el que las proteínas y las grasas se hidrolizan, posibilitando así su consumo en la mayoría de personas que padecen de intolerancia a la lactosa y/o alergia a la caseína.

Clasificación según su procedimiento de elaboración:

Los **quesos frescos** son aquéllos en los que la elaboración consiste únicamente en la pasteurización, coagulación y drenaje del suero, sin pasar por un proceso de maduración.

Los **quesos maduros**, curados o azules son aquellos que adquieren diferentes aromas, sabores y texturas a través de técnicas de maduración.

Los **quesos fundidos** se elaboran a partir de varios quesos o de uno solo, mezclándolos bajo la acción del calor. Luego, se les añaden otros ingredientes como leche en polvo, suero, crema o mantequilla, agua y sal.

Nota médica: debido a su alto contenido calórico, los quesos maduros y fundidos deben consumirse con moderación.

¿Por qué se recomiendan los **quesos frescos?**

Porque durante su preparación, a los quesos "frescos" o jóvenes se les extrae mayor cantidad de grasa que a los quesos maduros, curados o azules. Los nutrientes del queso fresco se asimilan mejor que aquéllos producidos por fermentación usando bacterias de ácido láctico o cuajo. Cabe señalar que si bien es mejor asimilado, el queso fresco tiene menos calcio que los quesos maduros o concentrados. Esto se debe a que contiene menos grasa saturada, pero principalmente a su mayor riqueza en lactosa. Ésta, al favorecer la formación de ácido láctico, estimula la actividad digestiva y, por consiguiente, la absorción de otros nutrientes, especialmente el calcio. Los quesos frescos se caracterizan por su sabor suave y textura blanda.

A pesar de todos sus beneficios y su valor nutritivo, el queso fresco también aporta cierta cantidad de grasas saturadas y colesterol, por lo que conviene moderar su consumo y acompañarlo de productos vegetales ricos en fibra, para modular la absorción de las grasas saturadas.

Algunos de los quesos frescos más populares

Queso Fresco Cottage: es muy popular en los Estados Unidos de Norteamérica. Es un producto de textura blanda, húmeda, granulosa y cremosa. Se elabora con leche semi descremada o descremada.

Su contenido graso es de 3% y en sus versiones más ligeras es menor a 2%. Es un alimento rico en proteínas, calcio, vitamina B12, zinc y ácido fólico.

Queso Feta: es un producto tradicional de Grecia, Turquía y Bulgaria. Se elabora con leche de oveja, de cabra o de vaca. Es más salado que otros quesos frescos (**deben evitarlo los pacientes con hipertensión arterial**) y carece de corteza exterior. Es de color blanco natural y de consistencia suave y flexible.

Su contenido graso es de 43%. En la elaboración del queso feta tradicional no está permitido el uso de conservantes.

Queso Mozzarella fresco: es conocido mundialmente como base de la pizza. Se elabora con leche de vaca o de búfala. El queso mozzarella es de textura blanda, elástica –pasta filamentosa (pasta filatta)– de sabor y aroma suaves. En algunas zonas del sur de Italia, se consume a las pocas horas de su elaboración.

Queso Ricotta: es un queso elaborado originalmente en Italia, que tiene una textura húmeda, suave y granulosa. Se prepara con suero de leche o suero de queso con leche cuajada por la acción del calor, agregándole cultivos lácticos y ácidos orgánicos. Las características resultantes del queso ricotta dependen del tipo particular de coagulante utilizado.

Contiene más lactosa que otros quesos frescos, por lo que puede producir gases, calambres, diarrea y otros problemas digestivos en personas con intolerancia a la lactosa.

Huevos

La **clara** representa el 60% del peso del huevo. Es una sustancia viscosa, transparente, y se coagula a 150º F – 65º C, adquiriendo un color blanco. Contiene 90% de agua y 10% de proteínas de alto valor biológico.

La **Yema** o vitelo es aproximadamente el 30% del huevo completo. Contiene 30% de grasas, 15% de proteínas, 45% de agua, sales minerales (calcio, fósforo, hierro) y vitaminas liposolubles (A, D, E) e hidrosolubles (B1, B2). Las distintas proporciones de sus ácidos grasos dependen, en gran medida, de la alimentación del ave. Un huevo contiene aproximadamente 7,5 g de lípidos totales, de los cuales 2.0 g son ácidos grasos saturados, 1.1 g ácidos grasos poliinsaturados y 3.0 g ácidos grasos monoinsaturados. El color de la yema varía según la cantidad de pigmentos que se añadan a los alimentos de las aves, lo que no afecta su calidad nutricional. La yema tiene un alto contenido en colesterol.

Nota importante: los **huevos omega 3** provienen de aves que han sido alimentadas con semillas de linaza, ricas en omega 3, vitamina E (antioxidante), pasto natural y concentrados de maíz.

Cómo seleccionar y almacenar los huevos

Los huevos frescos se reconocen por su cáscara brillante de aspecto ceroso, que con el tiempo se vuelve opaca. Cuando están frescos, los huevos tienen olor y sabor agradables; refrigerados, se conservan frescos hasta por 28 días.

4. Pan, cereales y granos integrales, frutas secas

Se recomienda consumir de 1 a 2 porciones diarias de alguna de las siguientes opciones:

1 rebanada de pan integral
½ taza de cereal integral
½ taza de arroz integral
2 a 3 frutos secos grandes o medianos
3 a 5 frutas desecadas pequeñas

Pan

El pan es un producto alimentario elaborado con harina, agua y otros posibles ingredientes, que luego se llevan al horno. El más adecuado para el consumo es el pan integral, elaborado con granos que no han sido refinados.

Cereales y granos integrales

¿Por qué es importante consumirlos?

Los cereales y granos integrales son semillas ricas en **carbohidratos,** que conservan su cubierta exterior y el germen. Son **ricos en fibra**, vitaminas del complejo B, minerales y proteínas de origen vegetal. La fibra tiene la capacidad de aumentar el peristaltismo (motilidad intestinal) sin ser digerida por el organismo, retardando la digestión.

Cuanto más lenta la digestión y absorción de los hidratos de carbono, más lenta será la absorción del azúcar y la liberación de insulina. Esto evita los cambios bruscos de glucosa en la sangre y la acumulación de grasa en las células del tejido adiposo.

Índice glucémico (IG): es una medida del efecto causado en la glucosa en sangre por los carbohidratos ingeridos a través de los alimentos.

Los alimentos con bajo índice glucémico contienen azúcares complejos que son digeridos y absorbidos lentamente, produciendo un menor nivel de glucosa en la sangre.

Los **carbohidratos refinados** (azúcar blanca) tienen un índice glucémico elevado, lo cual refleja la rápida absorción de la glucosa en la sangre. La glucosa rápidamente libera insulina del páncreas, lo cual reduce los niveles de azúcar en la sangre. La glucosa se introduce en las células adiposas, que convierten la glucosa en grasa para su almacenamiento. Es importante añadir fibra a la dieta para reducir el efecto negativo de alimentos de alto índice glucémico.

Frutas secas

Se han incluido en este grupo de alimentos porque contienen grandes cantidades de hidratos de carbono simples y fibra. Debido a su alto contenido de azúcar, su consumo debe ser moderado o restringido (especialmente en pacientes diabéticos).

Los frutos desecados como **guindones**, **albaricoques**, **orejones**, **ciruelas**, **higos secos**, **uvas pasas**, etc. y **dátiles***, forman parte de la cocina tradicional de numerosos países y también son un complemento adecuado a nuestra dieta. Comparten el alto índice glicémico con los frutos secos de cáscara dura, pero su composición nutricional es diferente.

El proceso de secado o deshidratación permite reducir el contenido de agua en la fruta con el fin de inhibir la actividad de los gérmenes que necesitan humedad para vivir. Este proceso de conservación aumenta la concentración de nutrientes (hidratos de carbono simples y azúcares), aumentando la "densidad calórica" de la fruta.

Su contenido de fibra soluble le confiere propiedades laxantes. Son una buena fuente de potasio, calcio y hierro.

* Los dátiles son diferentes a otros frutos secos, ya que se dejan secar en el árbol y sólo se recogen una vez que están secos. En cambio, las otras frutas se cosechan primero y se secan después.

5. Carnes blancas: pescados, mariscos, pollo, pavo y cerdo

Se recomienda consumir de 1 a 2 porciones diarias, alternando las fuentes proteicas con las siguientes porciones:

¾ a 1 taza (125 grs. – 4.3 oz.) de carnes blancas desgrasadas, como pescado o mariscos (máximo 2 veces por semana), aves y cerdo.

En términos de nutrición, la diferencia fundamental entre las carnes rojas y blancas consiste en la cantidad y la calidad de la grasa que contienen. Las carnes blancas son las que tienen menos grasa y, por lo general, son de mejor calidad.

Los **Frutos del Mar** son animales de vida acuática, generalmente peces, pero también pueden ser moluscos, crustáceos o cefalópodos (mariscos) o incluso mamíferos marinos.

Derivados beneficiosos de los aceites omega 3

En general, existen dos ácidos grasos esenciales cuyos derivados de aceite tienen efectos biológicamente antagónicos en el hombre: el Omega 6 o ácido linoleico (aceite poliinsaturado pro-inflamatorio), y el omega 3 o ácido linolénico (aceite poliinsaturado pro-anti-inflamatorio).

Los aceites poliinsaturados Omega 3 son aquellos aceites de origen animal o vegetal derivados del aceite esencial, denominado ácido linolénico, el cual es esencial porque no puede ser producido por el cuerpo humano y debe ser obtenido a través de los alimentos. Los derivados de los aceites omega 3 EPA y DHA son los derivados realmente beneficiosos del ácido linolénico. El cuerpo humano puede producirlos en cantidades pequeñas. Sin embargo, son críticos para la integridad neurológica, así como para otras funciones biológicas esenciales.

En la naturaleza, EPA y DHA son producidos por microalgas de los mares polares, que luego son comidas por los peces. Ésta es la razón por la que sólo los aceites que proceden de animales marinos contienen los benéficos derivados del aceite omega 3 (DHA y EPA).

Por lo general, mantenemos un equilibrio saludable en el consumo de aceites omega 6 y omega 3. Sin embargo, se sugiere consumir un poco más de aceites omega 3 que de omega 6. Esto permitiría que el organismo produzca más derivados EPA y DHA de los aceites omega-3, que derivados de los aceites omega 6.

A fin de consumir alimentos o aceites comerciales que proporcionan importantes cantidades de EPA y DHA en forma directa, es necesario conocer el origen de estos aceites. Deben ser de una fuente animal (generalmente marina), ya que estos derivados del ácido linolénico son producidos por el fitoplancton de los mares polares y son retenidos por los animales que se alimentan de él.

En el reino animal, sólo en el pescado se encuentran cantidades significativas de los derivados EPA y DHA del ácido linolénico (omega 3). Los derivados de los aceites Omega 3 también se pueden encontrar en mamíferos especialmente nutridos o aves suplementadas con alimentos que contienen cantidades significativas de materia orgánica de origen marino o algas, que tienen una alta concentración de ácido linolénico (y sus benéficos derivados).

Así, algunos mamíferos o aves pueden producir carne o huevos con altos niveles de aceites omega 3, que también contienen niveles altos de EPA y DHA. Por ejemplo, en el mercado hay huevos y otros productos con mayores cantidades de aceites omega 3 (y sus derivados) que los habituales huevos de granja.

En el reino vegetal, los aceites Omega 3 (pero no sus derivados beneficiosos) están presentes en los aceites de canola, linaza, soya, germen de trigo, nueces y sacha inchi. Los aceites Omega 6 están presentes en los aceites de girasol, maíz, soja, algodón y sacha inchi. No se encuentra EPA o DHA en los aceites vegetales.

En la actualidad, *Monsanto Co., St. Louis, MO*, tiene una patente que utiliza un hongo transgénico para producir EPA y DHA a partir del ácido linolénico. Este producto podría ser la primera fuente biológica marina para producir los derivados beneficios del ácido linolénico y tendría la enorme ventaja de no contener mercurio, que hoy en día contamina los aceites de origen marino.

En conclusión, consumir el aceite vegetal que contiene aceites omega 3 no proporciona los mismos efectos beneficiosos que el consumo de aceites de origen marino, ya que no ofrece los derivados de la EPA y DHA que son realmente los aceites beneficiosos.

Nota médica: para obtener el beneficio farmacológico del EPA y DHA, derivados de los ácidos grasos omega-3, éstos también se pueden consumir directamente de las cápsulas de aceite de pescado (o tónicos líquido) que los contienen. Estos productos de alta calidad se venden comercialmente.

Pescados

Proteínas: como sucede con la carne de los rumiantes y las aves de corral, las proteínas que se encuentran en el pescado contienen todos los aminoácidos esenciales.

Grasa: el pescado es apreciado de acuerdo a su contenido de grasa y se clasifican en tres grupos:

Los **pescados magros** o blancos: viven en las profundidades marinas y no realizan grandes desplazamientos, por lo que no necesitan acumular grasas. La mayoría de los pescados magros tienen la carne blanca. Dependiendo de su especie, contienen entre 1% a 2% de grasas, que almacenan principalmente en el hígado. Son fáciles de digerir. En este grupo se encuentran: corvina, rape, bagre, lenguado, mero blanco, bacalao, merluza, entre otros.

En los Estados Unidos de Norte América, la tilapia de carne blanca criada en granja es el tercer producto acuático que más se consume después del camarón y el salmón.

Los **pescados semi grasos** viven en profundidades medias y su desplazamiento es habitualmente largo. Tienen un contenido graso intermedio entre los pescados magros y azules, que oscila entre 2% a 7%. Son menos digeribles y aportan más calorías que los magros. Entre los más conocidos están los siguientes: bacalao, congrio, esturión, trucha, mero negro, perca amarilla, lobina y besugo.

Los **pescados grasos o azules** hacen grandes viajes, por lo que necesitan acumular grasa en sus músculos. Los pescados grasos contienen entre 8 a 15% de grasa, la mayor parte distribuida en sus tejidos. La cantidad de grasa influye en su coloración, por lo que la mayoría de los pescados grasos son de coloración azul.

Los pescados de aguas frías tienen las estrías de grasa mucho más gruesas que el pescado obtenido por piscicultura. Es importante mencionar que en la comercialización de pescado graso, a diferencia de otras carnes blancas, ésta se cotiza por su contenido de grasa. La grasa se observa entre las fibras musculares, sobre todo en el atún y el salmón.

Entre los pescados grasos o azules se encuentran los siguientes: anchoa, arenque, salmón, atún, bonito, bonito del norte o atún blanco, besugo, boquerón, jurel o caballa, sardina y pez espada.

Nota importante: esta clasificación no está bien definida debido a que el contenido de grasa en algunos pescados varía durante el año y depende intrínsecamente de diversos factores.

Estos factores pueden ser:

- La edad y el tamaño del pescado: a más edad y peso, mayor proporción de grasa.
- La temporada de pesca: algunas especies acumulan más grasa en ciertas épocas del año; por ejemplo, la caballa contiene el doble de omega 3 durante el otoño que durante el invierno.
- El medio en el que viven: los pescados marinos contienen más omega 3 que los de agua dulce.
- La temperatura del agua: los peces de aguas frías, como el salmón y la caballa, son más ricos en este nutriente.
- La alimentación de los pescados: los que se alimentan de plancton, rico en omega 3, como las anchoas, el bonito, el salmón o el atún, tienen mayor cantidad de este ácido graso.
- La distancia recorrida antes del desove: los pescados acumulan grasa como reserva de energía antes de su reproducción; el Salmón rey, a diferencia del Salmón rosa, tiene grandes depósitos de grasa porque recorre largas distancias antes del desove.

Nota médica: el metil mercurio es un metal que puede encontrarse en algunos pescados, principalmente en los más grandes.

La **grasa** del pescado, especialmente la de los pescados grasos, es rica en ácidos grasos poliinsaturados omega 3 (ácido linolénico), así como en sus derivados beneficiosos (DHA y EPA), Estos derivados tienen agentes antitrombóticos, antiinflamatorios, antiarrítmicos y antiaterogénicos, que previenen la arteriosclerosis, el infarto y el cáncer.

Nota importante: compre el pescado o los mariscos al finalizar las compras de los alimentos. El pescado macerado o marinado debe mantenerse en el refrigerador, nunca a temperatura ambiente.

El pescado debe tener los ojos brillantes y el color de la piel debe estar bien definido y uniforme. Las agallas deben ser de color rojo intenso, las aletas rígidas y las escamas brillantes. La carne debe ser firme al tacto; si cede a la presión de los dedos, esto indica que el producto no está fresco. Debe oler a mar, nunca a amoniaco.

Intoxicación alimentaria por comer pescado:

Intoxicación ciguatera: esto puede suceder al comer un pescado de arrecife (cualquier pez que viva en aguas tropicales cálidas) que ha comido algo venenoso. Esta toxina no desaparece cuando el pescado se cocina o se congela.

Intoxicación escombroide: esto ocurre cuando se come pescado que no está fresco o ha sido mal manipulado, ya que se acumulan grandes cantidades de histamina e histidina. Cuando el pescado se malogra, daña o se descompone la histidina (un aminoácido) se degrada a histamina, una sustancia responsable de los síntomas en las reacciones alérgicas. El pescado puede ser congelado hasta por 6 meses.

Nota médica: los pacientes con enfermedades crónicas hepáticas, con el sistema inmunitario debilitado (cáncer, diabetes, SIDA, etc.) y las mujeres cuyos ovarios han sido extirpados quirúrgicamente, no deben comer pescados y mariscos **crudos** (especialmente las **ostras**) por el riesgo de que estén contaminados por la bacteria *Vibrio vulnificus*. En general, se recomienda a estos pacientes cocinar bien los frutos del mar.

Mariscos

Los mariscos que se consumen con mayor frecuencia, se dividen en dos clases: los moluscos y los crustáceos.

Los **moluscos**: ostras, calamar, pulpo, machas, choros, conchas, almejas, mejillones, ostiones, caracol de mar, etc., tienen un bajo contenido de calorías y grasas saturadas. Son una excelente fuente de hierro, además de ser ricos en proteínas. Contienen yodo, sodio, potasio, fósforo, cobre, cobalto, magnesio y fluor, en menor cantidad. Aportan también vitaminas del grupo B (B 1, B 2, B 6 y B 12), vitamina A, y cantidades significativas de calcio, oligoelementos y ácidos grasos, como el omega 3.

Los **crustáceos**: langostas, camarones, cangrejos, langostinos y percebes, comparten con los moluscos sus cualidades nutricionales. Los crustáceos tienen menos grasa que los mariscos, pero aportan niveles considerables de colesterol.

Características y conservación de los mariscos frescos:

- Es importante que los ojos y las antenas de los crustáceos vivos (langostas, camarones, cangrejos) estén brillantes y erguidos, y que también puedan mover sus patas.
- Los moluscos que se venden vivos, deben mantener sus dos conchas cerradas. Los moluscos frescos no deben mostrar rajaduras en sus conchas ni despedir olor a amoniaco.

Llévelos a su casa en recipientes con hielo y refrigérelos de inmediato para evitar el riesgo de intoxicación.

Si no se van a consumir en 24 horas, lo mejor es congelarlos. Se mantienen frescos hasta por 6 meses. Evite comerlos crudos. Deseche cualquier marisco que mantenga sus conchas cerradas después de su cocción.

Nota médica: los pacientes con insuficiencia hepática no deben consumir mariscos (por ejemplo, las ostras).

Pescados y mariscos congelados: En la actualidad, la industria alimentaria ofrece una variedad de productos congelados o enlatados de de la más alta calidad.

Los potenciales riesgos del consumo de pescado, moluscos y crustáceos se evitan comprándolos en centros de distribución reconocidos, debidamente etiquetados, sometidos a un manejo, preparación y conservación adecuados.

Se recomienda elegir alimentos enlatados en agua. Para descartar la sal que contienen, es conveniente lavar el producto varias veces con agua fresca antes de consumirlo.

Pollo

La **carne de pollo, en especial la pechuga,** es rica en proteínas y es una de las que tiene menos grasa. Destaca por su alto contenido de vitamina B3 y ácido fólico; también contiene hierro, zinc, fósforo y potasio.

Pavo

La **carne de pavo,** especialmente la carne de **la pechuga,** es fácil de digerir. Tiene bajo contenido graso y poco colesterol, siendo el muslo la carne menos magra. Tiene el mismo valor proteico que las otras carnes, es rica en potasio, magnesio y vitamina B3 o niacina.

Al igual que en el pollo, la mayor parte de su contenido graso se encuentra debajo de la piel, por lo que es fácil retirarla. La pechuga de pavo contiene poca grasa.

Una de las mayores ventajas de la carne de pollo o de pavo es que su consumo puede incluirse en dietas hipoalergénicas y son ideales para los regímenes bajos en grasas saturadas y colesterol.

Cerdo

La **carne de cerdo (lomo o chuleta desgrasada)** es una saludable opción para una dieta balanceada, ya que contiene proteínas de alta calidad. También contiene minerales, especialmente moléculas de hierro orgánico, que estimulan la absorción del hierro mineral que es esencial para prevenir la anemia por deficiencia de hierro.

Contiene, además, zinc, fósforo, sodio y potasio, así como vitamina C. Salvo por su bajo contenido de ácido fólico, tiene de 8 a 10 veces más tiamina o vitamina B1 que las demás carnes y es una buena fuente de vitamina B12.

Características de la carne blanca fresca:

Por lo general, la carne está fresca si su consistencia es firme, mantiene el brillo cuando se corta y presenta color y olor agradables.

Mientras está a la venta, la carne fresca debe mantenerse siempre en contenedores refrigerados, protegidas del contacto público. Las piezas, cortes y categorías de animales deben estar diferenciadas.

Conservación de la carne blanca fresca:

La carne se conserva en el refrigerador hasta por 3 a 4 días; sin embargo, una vez que ha sido picada o molida, no dura más de 2 días. Envuelva siempre la carne con film plástico (plastic wrap), papel aluminio o guárdela en un recipiente hermético. Conviene limpiar la carne con un paño húmedo en lugar de agua para conservar el sabor, los minerales y las vitaminas.

Se recomienda eliminar la grasa visible y los tendones antes de su conservación o congelación. No es aconsejable conservar las vísceras, ya que se deterioran con mucha facilidad. Por lo general, las piezas enteras se conservan mejor que las trozadas.

Para obtener mejores resultados (salvo en cortes específicos como lomos, asados, piernas o brazuelos) conviene cortar o trozar la carne en piezas individuales y luego envolverlas por separado con film plástico (plastic wrap) o con papel aluminio. Posteriormente, se etiquetan por tipo de carne y fecha de congelación.

Asegúrese de congelar la carne lo más rápido posible a fin de evitar la formación de cristales exteriores de hielo, que pueden dañar la integridad del producto. La carne se puede mantener congelada hasta por 1 año sin que pierda sus nutrientes, textura o sabor.

Cómo descongelar las carnes

Cuanto más lentamente se lleve a cabo la descongelación, mejores resultados se van a obtener. Aunque pueda parecer una pérdida de tiempo, conviene hacerlo primero en el refrigerador para evitar, en lo posible, la formación de exudados (o pérdida de suero) que arrastraría parte del sabor y los nutrientes característicos de la carne. También es recomendable no congelar y descongelar la carne varias veces porque se rompen los tejidos, se pierden nutrientes y se favorece el crecimiento microbiano. La carne congelada también puede exponerse a una corriente de aire para que se descongele, eliminando posteriormente la exudación con un paño seco.

Luego de manipular cualquier tipo de carne

Lávese las manos cuidadosamente con jabón y agua tibia antes y después de manipular aves, pescados o cualquier otra carne cruda o congelada.

Limpie bien las tablas de cortar, los platos, los utensilios –especialmente los cuchillos y las superficies de trabajo– con jabón y agua caliente después de que hayan estado en contacto con cualquier tipo de carne cruda. Coloque los alimentos cocidos en un plato limpio. Si coloca alimentos cocidos en un plato sin lavar donde antes había carne cruda, las bacterias de los alimentos sin cocer pueden contaminar los alimentos cocidos.

6. Menestras, tubérculos y pastas integrales

Se recomienda consumir 1 a 2 porciones diarias de alguna de las siguientes opciones:

½ taza de menestras o leguminosas cocidas
½ papa o
½ camote
½ taza de pasta cocida

Leguminosas (Menestras)

Son plantas cuyo fruto es una vaina. A medida que la planta madura, las vainas se secan y nacen las semilla. Al madurar, las vainas almacenan el alimento para que germine otra semilla, por lo que cuando están maduras contienen más nutrientes que cuando aún no están maduras.

Si bien la principal fuente de proteínas es la carne, las leguminosas también son ricas en proteínas, aunque con algunas diferencias:

El valor biológico de las proteínas de la carne es más del doble que el valor proteico de las proteínas de los vegetales. El valor biológico de una proteína consiste, como lo hemos mencionado anteriormente, en la capacidad relativa que tiene un alimento rico en una proteína específica, para aumentar el peso de animales en crecimiento. Mientras que el valor proteico de la carne es de 100%, el de los vegetales es menor al 45%.

Otra diferencia es que la proteína de la carne es completa. Para obtener un complemento equivalente de aminoácidos esenciales utilizando vegetales como fuente de proteínas, se debe recurrir al consumo de una variedad de productos de origen vegetal, especialmente los derivados de cereales y granos, preferentemente de granos enteros, como pan o arroz.

Las leguminosas o menestras más conocidas y nutritivas son:

alverjas partidas
garbanzos
pallares
diferentes tipos de frijoles
lentejas

Son ricas en fibra, por lo que ayudan a regular los movimientos intestinales. Sus hidratos de carbono de absorción lenta proporcionan energía al organismo de una manera gradual.

También son ricas en vitaminas del complejo B, como la tiamina y riboflavina; además, contienen minerales como hierro y calcio.

Tubérculos

La **papa** es un nutriente energético debido a su alto contenido en almidón. También tiene un alto contenido de vitaminas hidrosolubles, minerales, fibra y proteína.

El **camote** o boniato es un tubérculo, cuyas raíces tienen un alto contenido de carbohidratos, calcio, fósforo, al igual que caroteno y vitamina A. El camote es efectivo en la lucha contra la desnutrición debido a sus características nutritivas, facilidad de cultivo y productividad.

Pastas integrales

La pasta es un alimento preparado con una masa cuyo ingrediente básico es la harina de trigo mezclada con agua. Se le puede añadir sal, huevo u otros ingredientes para obtener un producto que normalmente se cocina en agua hirviendo.

Nota: Las pastas y los tubérculos son una alternativa saludable en la dieta, siempre y cuando no se consuman acompañados de otros alimentos altamente calóricos.

7. Carnes rojas

Consumir ocasionalmente, 1 o 2 veces al mes.

El término "carne roja" suele referirse a la carne de vacuno, sobre todo a la de mayor tamaño como la vaca, el buey y el toro. También se refiere a la carne de caza, como la liebre, la perdiz, el pichón, el faisán y la codorniz; también a las vísceras, como los riñones, el hígado y el corazón.

Los animales adultos como el cordero o el ovino viejo tienen también carnes rojas, mientras que la de los lechales que todavía están amamantando, son considerados carnes blancas.

El nombre carne roja se debe a su color, que depende de la forma química en que la proteína Mioglobina esté presente en las fibras musculares. La mioglobina es una proteína de enlace del oxígeno, que hace que la carne se ponga roja debido a su constitución hemo-hierro-oxígeno. Esta asociación del hierro con el heme hace que los átomos de hierro se absorban fácilmente. La carne roja contiene más purinas (especialmente la carne de caza y las vísceras) que la carne blanca. Las purinas se transforman en ácido úrico y, si se consumen en exceso, pueden provocar ataques de gota.

Por ser este el tipo de carne que más grasa saturada contiene, es necesario controlar su ingesta. La grasa que traen ciertos cortes de carnes rojas puede ser difícil de separar de la carne magra, por lo que la ingesta de grasa es habitualmente mayor que cuando se consumen otras carnes. El consumo de carnes rojas y de grasas saturadas, está claramente asociado al aumento de los niveles de colesterol en sangre.

Nota médica:
Como ya se mencionó, la ingesta excesiva de proteínas no representa beneficio alguno para el ser humano. Por el contrario, puede producir acidosis y perdida de masa ósea, así como acelerar el proceso de pérdida de función renal relacionado con la edad.

8. Dulces y Golosinas

Se recomienda limitar su consumo.

Los dulces o golosinas son generalmente manjares azucarados, destinados a satisfacer un deseo inmediato. Su consumo en exceso se ha extendido principalmente en los niños y puede causar problemas de salud como la obesidad, diabetes, caries e incluso anemia. Las golosinas rara vez aportan hierro y causan pérdida de apetito cuando se consumen en lugar de alimentos nutritivos. Los únicos valores nutricionales que contienen los dulces son los azúcares refinados (o carbohidratos), grasas de dudosa calidad, y muy poco o nada de proteínas, vitaminas o minerales.

MENÚ SEMANAL Y COMPRAS

Información detallada para elaborar el menú

Desde el desayuno hasta la cena, el menú para 30 días le mostrará cómo disponer de una combinación balanceada y variada de alimentos. Se incluyen además los ingredientes necesarios para la preparación de cada receta.

- Si necesita **perder peso**, su opción sería una dieta con un contenido calórico menor al que su organismo necesita consumir.
- Si lo que desea es **mantener el peso**, su elección sería una dieta específicamente adecuada a la cantidad de calorías que su organismo necesita.

Diseñando el menú semanal

Es importante ampliar el grupo de alimentos que consumimos, alternando diversas frutas y verduras. Debemos incluir en nuestra lista semanal los vegetales y frutas frescas de color verde, rojo, naranja y amarillo. Estos 4 colores representan diversas sustancias beneficiosas para nuestro organismo, como vitaminas, minerales y antioxidantes.

Tomando en cuenta estas consideraciones se podrá elaborar el menú apropiado para cada día de la semana entrante. Es conveniente, además, hacer una lista para comprar los ingredientes de las recetas seleccionadas.

Comprando inteligentemente

Reglas de oro:

- Evite adquirir lo que no debe comer, así tendrá menos tentaciones en casa.
- Satisfaga su apetito antes de entrar al supermercado: el estómago vacío es mal consejero durante las compras.
- Inicie su recorrido seleccionando los vegetales y las frutas de su lista semanal. Llenar el carrito con verduras disminuirá la tentación de agregar otros alimentos de poco valor nutritivo.

Una vez en casa se recomienda leer las instrucciones de las recetas ya que algunas se pueden preparar con anticipación. Por ejemplo, blanquear las verduras, cocinar las menestras, cocer las pechugas de pollo, preparar los caldos y las sopas. Una vez cocidos, algunos ingredientes de las recetas se pueden almacenar refrigerados o congelados. De esta manera, puede ahorrar un tiempo valioso el día que los necesite.

Clasificación de las hortalizas

Las hortalizas se pueden clasificar en función a la sección de la planta a la que pertenecen. Por ejemplo:

Frutos: berenjena, pimiento, tomate y ocra.
Bulbos: ajo, cebolla, cebolla china, poro o puerro.

Coles: col o repollo, brócoli, coliflor y col de Bruselas.
Hojas: lechuga y espinaca.
Pepónides: zuccini, calabaza y pepino.
Raíces: rábano, beterraga o remolacha y zanahoria.
Tallos jóvenes: apio, espárrago blanco o verde, ciboulettes o chives etc.
Vaina inmadura: vainitas o judías verdes
Interior o cogollo del estípite o tronco de la palmera: palmito

Nota: **los hongos o setas** comestibles generalmente se expenden en la sección de hortalizas pero constituyen un reino aparte llamado Fungi. Esto es debido a ciertas características como la ausencia de clorofila y la presencia de quitina, una proteína que sólo está presente en el reino animal.

Nota culinaria: muchos de los vegetales utilizados en las recetas, una vez blanqueados y empacados en casa, pueden congelarse hasta por un año. Sin embargo, nuestra recomendación es hacerlo por menos tiempo para evitar que pierdan su textura y sabor originales. Los períodos de congelación que se detallan en este libro obedecen al criterio culinario de los autores.

Selección, almacenamiento y conservación de verduras y frutas frescas utilizadas en las recetas del libro

Frutos

Berenjena: elegir las que estén firmes y pesadas para su tamaño. Las más sabrosas son las más pequeñas, que tienen la cáscara lisa y brillante. El color, según la variedad, debe ser siempre uniforme, sin manchas, arrugas ni zonas blandas. Las más grandes y maduras suelen resultar fibrosas y amargas.

Para saber si una berenjena está madura haga una ligera presión con los dedos sobre el borde del área cercana al tallo; si los dedos dejan huella, la berenjena está madura; si tras la presión no quedan marcas, aún no ha alcanzado la madurez óptima.

Es importante manipular la berenjena con cuidado y conservarla refrigerada hasta por 7 días. Nunca se debe envolver en plástico porque impide su respiración. Conviene mantenerla aislada del resto de verduras y frutas, ya que puede deteriorarse con el gas etileno producido por la respiración de los demás vegetales.

Pimiento: encontramos en el mercado pimientos de diversos colores: verde, rojo, amarillo, naranja, violeta, blanco, e incluso negro. Se calcula que existen unas 2000 especies en todo el mundo; algunas de ellas cambian de color del verde al anaranjado y al rojo (sabor más dulce) a medida que van madurando.

Se recomienda seleccionar aquellos carnosos, duros y pesados en proporción a su tamaño. Deben ser firmes, de color brillante, piel lisa, lustrosa y carente de golpes o magulladuras. El tallo debe ser verde, firme y crujiente.

Si los pimientos presentan arrugas o manchas significa que han estado almacenados durante demasiado tiempo, lo cual provoca una pérdida de nutrientes y de sabor.

Refrigere los pimientos frescos, sin lavar, dentro de una bolsa plástica perforada, hasta por 15 días. Los pimientos soasados y pelados se pueden congelar dentro de un recipiente hermético hasta por 3 meses.

ver técnica para soasar pimientos

Tomate: elija tomates de consistencia firme que tengan un color intenso y definido. La piel debe ser lisa, sin arrugas, rajaduras ni magulladuras. Los tomates maduros despiden un aroma dulce y son suaves al tacto. Conviene comprarlos semi maduros porque siguen respirando (madurando) durante el almacenamiento.

Si los va a utilizar crudos es conveniente lavarlos con abundante agua. No necesitan condiciones especiales de conservación pero se pueden refrigerar en el verdulero por una semana. Su piel y acidez permiten que no haya pérdidas significativas de vitaminas. El zumo natural o triturado se conserva refrigerado hasta por 2 días. El fruto crudo no es apto para la congelación ya que se ablanda; sin embargo, se pueden congelar las salsas y los guisos preparados con tomate hasta por 6 meses.

Ocra: se recomienda elegir ocras tiernas o pequeñas, sin madurar y de color intenso. Es una verdura delicada, se conserva mejor en una bolsa de papel hasta por 7 días.

Previamente blanqueada, admite la congelación hasta por 6 meses.
ver técnica para blanquear vegetales

Bulbos

Ajo: los de mejor calidad son los que tienen las cabezas pequeñas, firmes, pesadas, sin brotes y con una envoltura seca.

Conviene almacenar los ajos en un lugar seco, fresco y bien ventilado, evitando que se nmohezcan y comiencen a germinar. Si opta por separar los dientes de ajo, se pueden conservar sin pelar en un frasco de vidrio agujereado. No admiten la congelación.

Cebolla: elija aquéllas que están duras, firmes y tienen cuello corto. Descarte las cebollas húmedas o con manchas.

Es necesario almacenarlas en un lugar seco y fresco para que se conserven en buenas condiciones por varios días o semanas. Una vez cortadas, se pueden refrigerar envueltas en plástico por algunos días más. No admiten la congelación.

Cebolla china o cebolleta: es importante señalar que no consiste en verdaderos bulbos sino en un engrosamiento del conjunto de hojas en su base.

Prefiera los tallos de color verde intenso y aroma delicado. Su forma característica es alargada y de poco grosor. Es recomendable aprovechar sólo su parte blanca y tres o cuatro centímetros del tallo verde; el resto debe ser desechado. Se conserva fresca en la refrigeradora por 3 o 4 días.

Ciboulette, cebollino o chives: forma parte del conjunto de las "finas hierbas" típicas de la cocina francesa. Los tallos (hojas) deben ser firmes, rectos, lisos, de color verde oscuro y brillante. Poseen un aroma suave y un sabor particularmente exquisito. Se pueden refrigerar en un recipiente hermético hasta por 4 días.

Poro: elija los tallos blancos, rectos y consistentes, sin marcas ni zonas gruesas. Las hojas deben mostrar un color verde oscuro y una forma plana. Rechace aquéllos que presenten hojas amarillentas, blandas, descoloridas, secas o con el tallo hinchado. Estas características indican que la parte comestible no tendrá la consistencia deseada cuando se cocine.

Para almacenarlos, corte el tallo en sentido longitudinal y lave las hojas con agua. Se deben separar una por una para poder eliminar la tierra que queda entre ellas. Los poros se mantienen en buen estado en el verdulero del refrigerador hasta por 2 semanas. Una vez cocidos deben consumirse dentro de los 2 días siguientes, ya que pueden resultar indigestos. Es preferible no congelarlos debido a que la textura se puede ablandar y cambiar de sabor.

Coles

Col o repollo: elija aquéllas más duras, crujientes, compactas y pesadas en relación a su tamaño. Rechace aquéllas cuyo centro esté seco, partido, pegajoso o fibroso y con hojas marchitas. No escoja las coles cuyas hojas internas sean iguales a las externas: esto puede indicar que las hojas externas han sido arrancadas para ocultar una posible falta de frescura.

Las coles se conservan frescas por 2 o 3 semanas, refrigeradas en una bolsa plástica perforada. Es conveniente colocarlas en una sección aislada del resto de alimentos para evitar que impregnen su intenso olor.
Se pueden congelar hasta por 3 meses después de haberlas cortado y blanqueado. Sin embargo, una vez descongeladas resultan menos crujientes que las frescas.

ver técnica para blanquear vegetales

Brócoli: escoja el brócoli que tenga una cabeza con racimos pequeños y compactos, de color uniforme, verde oscuro o un verde purpúreo o rojizo. El tallo debe ser firme, bien cortado y de tamaño proporcionado. Rechace aquéllos que tengan las flores abiertas, estén blandos o de color amarillento.

El brócoli se puede refrigerar sin lavar hasta por 5 días en bolsas plásticas perforadas, para evitar que se enmohezca. Si no se refrigera, se pone fibroso y leñoso, desarrollando sabores desagradables en poco tiempo. Se puede congelar blanqueado en un recipiente hermético hasta por 3 meses.

ver técnica para blanquear vegetales

Coliflor: elija las que presenten una masa compacta, limpia, firme y, con hojas verdes y tiernas. Los brotes deben ser de color blanco cremoso. No escoja las coliflores manchadas o pálidas.

Para almacenarla, se recomienda no lavarla hasta el momento en que vaya a ser utilizada. Se puede refrigerar por 1 semana envuelta en una bolsa plástica perforada.

La coliflor también se puede conservar congelada, seleccionando aquellos brotes que estén más firmes y blancos. Blanquear previamente y almacenar en un recipiente hermético hasta por 3 meses.

ver técnica para blanquear vegetales

Col de Bruselas: las coles de temporada son aquéllas que se venden en los mercados durante los meses de otoño e invierno.

Seleccione las de cabezas lisas, firmes, compactas y pesadas para su tamaño. El tallo debe estar limpio y de color blanco (por lo general se comercializan sin tallo). Las de mejor sabor son las pequeñas, verdes y duras, rechace las de color amarillento o marrón.

No elija las coles que presenten manchas o puntos marchitos ya que esto indica que han sido almacenas demasiado tiempo, reduciendo así su valor nutritivo, además de desarrollar un ligero sabor a moho.

Se conservan frescas durante 1 semana guardándolas sin lavar dentro de una bolsa plástica perforada, en el verdulero de la refrigeradora.

Se pueden congelar blanqueadas y almacenadas en bolsas o recipientes herméticos hasta por 1 año.

ver técnica para blanquear vegetales

Hojas

Lechuga: en todas sus variedades, las más frescas se distinguen por el color intenso de sus hojas. Al llegar a casa, descarte cualquier envoltorio y las hojas que estén deterioradas para evitar que el resto se dañe.

Antes de utilizarla, conviene lavar bien la lechuga para eliminar los restos de pesticidas que pudiera contener. Para conservar mejor las hojas se recomienda sacarlas, lavarlas y guardarlas envueltas en un papel toalla húmedo en el refrigerador, hasta por 8 días.

Espinaca: es recomendable seleccionar aquellas hojas de aspecto tierno, fresco y que presenten un color verde brillante y uniforme. Se aconseja rechazar las hojas que tengan manchas rojizas o amarillentas porque es probable que hayan aparecido como consecuencia de una contaminación por hongos. Deseche la espinaca con hojas ásperas, que tengan el tallo fibroso o cuyo color haya perdido intensidad.

Refrigere las espinacas sin lavar, dentro de un plástico perforado o envueltas en papel toalla húmedo, hasta por 2 semanas.

Se pueden congelar previamente blanqueadas y almacenadas en recipientes herméticos hasta por 1 año.

ver técnica para blanquear vegetales

Pepónides

Zapallito italiano o zucchini: seleccione los zapallitos firmes al tacto, compactos, pequeños o medianos, de cáscara lisa, sin manchas en la piel y pesados en relación a su tamaño. Rechace los zapallitos grandes porque pueden tener demasiadas pepitas y una carne menos tierna. La intensidad del color verde que presenta en la piel no influye en la calidad de esta verdura, ya que esta característica depende de la variedad a la que pertenece.

Se conservan frescos guardándolos sin lavar en el verdulero del refrigerador hasta por 2 semanas. Son sensibles al contacto con las frutas, por lo que se recomienda almacenarlos aislados.

Se pueden congelar hasta por 3 meses después de haberlos cortado y blanqueado. Sin embargo, una vez descongelados resultan menos crujientes que los frescos.

ver técnica para blanquear vegetales

Calabaza: para seleccionar una calabaza hay que tener en cuenta si se trata de una variedad de invierno o de verano.

Si se quiere comprar una calabaza de verano, las más tiernas son aquéllas que tienen la piel brillante y muy suave. Si se va a adquirir una calabaza de invierno, se recomiendan las que tengan más peso, estén más maduros y tengan la corteza gruesa.

Por lo general, se aconseja adquirir las que son firmes y con la piel intacta. Además, es preferible que conserven su rabo o pedúnculo para evitar que la pulpa pierda humedad.

Las variedades de verano son más perecederas ya que contienen más agua y su piel fina no sirve como protección. Éstas se pueden refrigerar por 1 semana dentro de una bolsa plástica perforada. Admiten la congelación hasta por 3 meses después de haberlas cortado y blanqueado. Sin embargo, una vez descongeladas resultan menos crujientes que las frescas.

Las variedades de invierno son más resistentes que las de verano gracias a su menor proporción de agua. Además, su piel gruesa les sirve de protección. Este tipo de calabaza se puede conservar sin mayores cuidados hasta por 6 meses.

ver técnica para blanquear vegetales

Pepino: seleccione los pepinos que presenten la piel de color verde oscuro, sin manchas amarillentas ni defectos, firmes, no muy gruesos y bien desarrollados.

Evite comprar los pepinos muy grandes porque tienen un sabor más amargo, una textura más blanda y muchas semillas duras. Si al presionar el extremo del tallo lo encuentra blando, es señal de que fue recolectado hace tiempo. El pepino es una hortaliza que se debe consumir sin madurar porque al hacerlo pierde su tersura, adquiere un color amarillento y altera su sabor.

Los pepinos se pueden conservar frescos por 3 o 4 días en el refrigerador. Si necesita refrigerarlos después que han sido cortados, deberá envolverlos en plástico ya que absorben los olores con facilidad. No toleran bien las temperaturas extremas, por lo que no se recomienda congelarlos.

Raíces

Rábano o rabanito: elija los de tamaño mediano porque su consistencia es menos fibrosa. Seleccione los que estén firmes, de color rojo vivo, de piel suave, entera y sin fisuras. Si los rabanitos conservan las hojas, éstas deben ser de un color intenso que garantice su frescura. Rechace las raíces muy grandes o blandas, o las que presentan el cuello amarillento.

Para que conserven sus cualidades durante el mayor tiempo posible, es aconsejable eliminar las partes verdes debido a que éstas aceleran su deshidratación. Los rabanitos se deben almacenar dentro de bolsas plásticas perforadas en el refrigerador. De esta manera se conservan frescos hasta por 7 días. Se aconseja no lavarlos hasta el momento de consumirlos. No se recomienda congelarlos.

Beterraga o remolacha: por tratarse de un vegetal que se comercializa en manojos, es preferible elegir aquéllas que tengan las raíces del mismo tamaño. Así, todas se cocinarán de un modo uniforme.

Se recomienda escoger las de piel lisa, que sean firmes, redondas, carnosas y de color intenso, sin manchas ni magulladuras. Conviene que el manojo seleccionado tenga hojas verdes, ya que esto indica que la raíz es joven. Sin embargo, aunque las hojas estén mustias o blandas, la beterraga se encuentra en buenas condiciones si la raíz es firme al tacto.

Se debe refrigerar sin hojas y sin lavar, dentro de una bolsa plástica perforada, durante 2 o 3 semanas. No es recomendable congelar la beterraga cruda porque se ablanda. Se sugiere cortarla en trozos, blanquearla y congelarla en envases herméticos hasta por 6 meses.

ver técnica para blanquear vegetales

Zanahoria: se puede encontrar en el mercado durante todo el año. Las zanahorias tiernas y de buen color tienen un sabor delicado y son ideales para comerlas enteras y crudas. Las más grandes se empacan por separado y se usan mayormente para rallar o cocinar.

La piel debe ser suave, de color anaranjado vivo y textura firme. Evite comprar las zanahorias flácidas con arrugas, manchas, o brotes.

Las zanahorias frescas no necesitan refrigeración siempre que se conserven en un lugar fresco y aireado. Sin embargo, de no contar con un espacio apropiado, se pueden refrigerar de 2 a 3 semanas.

Previamente blanqueadas y almacenadas en bolsas o recipientes herméticos, admiten la congelación hasta por 8 meses.

ver técnica para blanquear vegetales

Tallos jóvenes

Apio: elija un apio de apariencia lustrosa, con tallos gruesos, compactos, firmes, crujientes y de color verde claro, con las hojas verdes, frescas o levemente marchitas. Descarte los apios blandos, con manchas y puntos secos, con los tallos o ramos superiores de color blanco.

Se conservan en buenas condiciones hasta por 5 ó 6 días envueltos en papel húmedo y debidamente refrigerados. No se recomienda congelar.

Espárrago: se pueden adquirir en el mercado espárragos de óptima calidad: verdes o blancos, frescos o en conserva. Los verdes deben ser de color intenso y brilloso, y los blancos de color blanco-crema definido. Seleccione los espárragos con puntas cerradas y compactas, de tallo recto y firme, sin cambios de coloración. Descarte los espárragos que presenten golpes o magulladuras.

Los espárragos frescos se pueden refrigerar envueltos en papel toalla húmedo hasta por 3 semanas. Hay que tener en cuenta que con el tiempo se vuelven duros, por lo que lo más adecuado es consumirlos lo antes posible.

Si desea congelar los espárragos, se deben blanquear previamente. Se sugiere almacenarlos en bolsas plásticas o en recipientes herméticos, procurando que no queden espacios vacíos entre ellos. De este modo se mantienen en buenas condiciones hasta por 1 año.

ver técnica para blanquear vegetales

Vaina inmadura

Alverjita: es un guisante con semillas incluidas, y una de las hortalizas con mayor valor calórico debido a su alto contenido de carbohidratos y proteínas. Seleccione las que tengan vainas grandes, de color verde intenso.

Se conservan frescas en el cajón verdulero del refrigerador. Toleran la congelación hasta por 6 meses sin necesidad de ser blanqueadas.

Vainita o judía verde: seleccione aquéllas que presenten un color vivo y brillante, sin decoloraciones, de forma regular y no muy duras al tacto. Una manera de saber si están frescas es acercando los extremos de la vaina; si ésta se dobla sin romperse, es señal de que no está fresca. Conviene descartar aquéllas que estén demasiado duras y fibrosas, que han pasado su punto de maduración. Las mejores vainitas son aquéllas en las que las semillas están poco marcadas.

Se conservan en buenas condiciones guardándolas sin lavar en una bolsa plástica perforada y refrigerándolas hasta por 10 días.

Si desea congelarlas debe blanquearlas previamente; sin embargo, antes de hacerlo tenga en cuenta lo siguiente: si el corte es transversal, el blanqueado se realiza después de cortarlas. Si el corte es longitudinal, el blanqueado se efectúa antes de cortarlas para evitar la pérdida de las semillas. Se pueden congelar hasta por 3 meses.

ver técnica para blanquear vegetales

Brotes o germinados

Frejolito chino: son los brotes o germinados de fréjol o poroto mung, unos pequeños tallos de raíces tiernas.

Aunque se pueden conservar refrigerados por unos días, es preferible consumirlos muy frescos para evitar su oxidación. No se recomienda congelarlos.

Interior o cogollo

Palmito: (cogollo o corazón de la palmera), generalmente se comercializan en conserva, pre-cocidos, enlatados o en envases de vidrio. En su mayoría, provienen de Brasil.

Una vez abierto el envase, el palmito es un alimento muy perecedero. Se recomienda retirar la hortaliza del contenedor, escurrirla bien y envolverla en plástico. De este modo se puede conservar refrigerada durante 2 semanas, aproximadamente.

El palmito tiende a decolorarse con facilidad en contacto con el aire, razón por la que no se suele comercializar fresco. No admite la congelación.

Hongos

Hongos o setas comestibles: seleccione los que estén frescos, enteros, pequeños o medianos y de buen color, según su especie. No elija setas marchitas, enmohecidas o dañadas por el frío.

En general, se recomienda no sumergirlos ni lavarlos con agua sino limpiarlos con un paño húmedo o con un pincel y secarlos con cuidado para evitar que pierdan su aroma.

Se conservan frescos hasta por 5 días en el verdulero del refrigerador, limpios y envueltos en un paño húmedo. El tiempo de conservación dependerá de su estado inicial y consistencia. Algunas especies deben consumirse recién recolectadas.

Existen otras formas de conservación que permiten disfrutarlos por más tiempo. Sin embargo, con cualquiera de ellas (maceradas en vinagre, aceite y o desecadas) pierden sabor y textura. Para evitar que los hongos o setas se oxiden, cortarlos poco tiempo antes de utilizarlos. No admiten la congelación.

Frutas

Cómo seleccionar y almacenar las frutas frescas:

Este grupo de frutos comestibles se obtiene de plantas cultivadas o silvestres. A diferencia de los vegetales, presentan sabores y aromas más intensos, además de propiedades nutritivas diferentes. Conviene comerlas cuando están maduras.

Una fruta madura o en su punto:

El olfato es siempre el mejor aliado para reconocer si las frutas están maduras o no, además de estar al tanto de sus características particulares.

Albaricoque o damasco: es una fruta tan delicada que un pequeño golpe con la uña o una presión fuerte con los dedos lo daña, lo mancha y da lugar a su rápida podredumbre. Se reconoce que la fruta está en óptimas condiciones cuando se aprecia una consistencia blanda al presionarla suavemente entre dos dedos.

De preferencia, consumir los albaricoques en su punto. Se pueden mantener refrigerados por 3 o 4 días dentro de una bolsa plástica perforada. Pasado ese tiempo, la piel se arruga y la pulpa se seca.

Cereza: se recomienda elegir aquéllas de color rojo oscuro, que resulten pesadas para su tamaño, de piel brillante, consistencia firme, con el tallo verde y fresco.

Lo ideal es consumirlas inmediatamente pero se pueden refrigerar sin lavar hasta por 7 días.

Ciruela:

Las amarillas son frutas de sabor ácido y abundante jugo.

Las rojas son jugosas y más dulces que las amarillas.

Las negras tienen la piel azulada o negruzca y son las más adecuadas para cocer o preparar compotas.

Al seleccionar ciruelas hay que asegurarse de que estén firmes, sin magulladas y cubiertas de un ligero polvo opaco.

Si se compran verdes, conviene dejarlas a temperatura ambiente hasta que maduren. Refrigeradas, sólo se conservan frescas por 3 o 4 días, ya que pierden humedad y la piel se arruga con el tiempo.

Frutos del bosque: Compre los frutos maduros, ya que no maduran en casa. Escójalos de color intenso y brillante, que no sean excesivamente blandos, sin magulladuras o golpes.

En gastronomía se les considera frutos del bosque a las siguientes bayas:

Arándano = blueberry
Arándano rojo = cramberry
Frambuesa = raspberry
Fresas = strawberry
Mora = blackberry
Saúco = elderberry
Zarzamora = dewberry

Para mantener los frutos del bosque a temperatura ambiente, colóquelos en un recipiente hermético sin lavarlos y en una sola capa. Las frambuesas, las zarzamoras y las moras se deterioran en 2 o 3 días. El saúco se mantiene fresco por 4 o 5 días, mientras que los arándanos se conservan hasta por 1 semana.
Si prefiere refrigerarlos, coloque una sola capa de los frutos sin lavar en un recipiente sin tapa, cubierto con un paño húmedo.

Fresa = strawberry: se menciona por separado porque es uno de los frutos del bosque más populares. Se deben seleccionar las de apariencia fresca, firme, gruesas, sin golpes, brillantes y bien rojas. Son alimentos delicados y perecederos; se deben comprar con los tallos intactos y no retirarlos hasta el momento de lavarlos para que se conserven mejor.

Se recomienda lavar colocando las fresas en un colador, bajo un chorro de agua suave. Para secarlas, acomodarlas sobre papel toalla y eliminar el tallo con una pinza.

Las fresas se conservan mejor si se guardan en el refrigerador o en un lugar fresco, oscuro y ventilado, lo más esparcidas posible, en una fuente o plato llano. Si no están muy maduras se pueden mantener en buenas condiciones hasta por 4 o 5 días.

Higo: a diferencia de otras frutas, las arrugas y aberturas que presenta la piel de los higos muestran el momento ideal para consumirlos porque es una evidencia de que el fruto ha llegado a su punto de maduración.

Deben tener un color agradable, buena consistencia y textura relativamente suave. Cuando están maduros, ceden a una leve presión con los dedos. Conviene descartar los frutos duros, marchitos, con olor amargo o los lados achatados.

Los higos son muy delicados, lo que dificulta su comercialización. Incluso su almacenamiento en el refrigerador requiere un cuidado especial; se conservan sólo por 3 días.

Limón: entre los más comunes, se encuentran los siguientes:

La **lima ácida** o **lima gallega** (*Citrus aurantifolia*), conocida también como limón mexicano, **limón peruano**, limón criollo o limón de pica. El fruto es redondo u ovalado, pequeño, de piel verde amarillenta, con semillas y, algunas veces, con un pequeño pezón.

El **limón eureka** (*Citrus limón*), tiene forma oblonga o esférica y posee una protuberancia en forma de ápice en ambos extremos. La corteza del limón es de color amarillo y contiene unas glándulas portadoras de aceite esencial que le da su olor característico.

El **limón dulce** (*Citrus limetta*), también llamado limón de Roma, lima dulce, lima chichona o lima bergamota. Se distingue, sobre todo, por su bajísima astringencia y por sus característicos pezones situados en ambos extremos.

El **limón Persa o Tahití** (*Citrus latifolia*), limón pérsico, limón criollo, limón mesina o limón sin semilla, es menos ácido que los anteriores, más grande y sin semillas.

En general, se debe elegir los que sean más pesados para su tamaño, de cáscara lisa, firmes, brillantes y de color intenso. Descartar los limones blandos o secos.
Se conservan durante varias semanas a temperatura ambiente. También se pueden mantener en óptimas condiciones en el refrigerador, hasta por 1 mes. (Tener cuidado con la temperatura muy fría, ya que se pueden resecar).

Mandarina: como todos los cítricos, si son jugosos deben ser pesadas, por lo que conviene seleccionar las que tengan mayor peso respecto a su tamaño. Las mejores son las que tienen la piel blanda pero no arrugada y bien adherida a los gajos. El pedúnculo debe estar cortado al ras. El mejor indicativo de su calidad es su olor, que es más dulce e intenso cuanto más madura está la fruta.

Las mandarinas se conservan en buen estado por varias semanas en la parte menos fría del refrigerador.

Mango: la fruta en óptimo estado debe ser flexible al tacto pero sin hundirse bajo la presión del dedo. Se deben adquirir mangos que desprendan buen aroma. Si se compran excesivamente verdes, la fruta no madurará correctamente; si presentan zonas negras, pueden estar pasados. En ocasiones, el mango presenta un aspecto externo con manchas y arrugas pero la pulpa se encuentra en perfectas condiciones; ocurre lo contrario en mangos cuyo aspecto externo es óptimo pero tienen la pulpa defectuosa.

De preferencia, consumir la fruta en su punto. El mango maduro se puede refrigerar hasta por 5 días.

Manzana: existen diversas variedades. La pulpa siempre debe ser firme y aromática. Descarte aquellas manzanas con golpes, pudrición, arrugas, puntos blandos, o manchas desiguales. Ciertas variedades perfectamente sanas presentan algunas manchas oscuras o lucen moteadas. Estas imperfecciones pueden extenderse por toda la piel y son una de las características de excelentes ejemplares para uso en la cocina.

Las manzanas se conservan frescas a temperatura ambiente durante 1 o 2 semanas. Existen variedades que se mantienen frescas por 6 meses o más. Toleran refrigeración por varias semanas sin perder la humedad interior.

Melón o Cantalupe: escoger los melones que estén duros y sin marcas. Los que tienen la piel muy verde han sido recogidos antes de tiempo. Cuando están maduros tienen un olor dulce y delicado muy característico; si no tienen fragancia, déjelos madurar en casa a temperatura ambiente durante unos cuantos días.

Para saber si un melón está maduro, tómelo entre las manos con firmeza. Si al presionar suavemente los extremos cede un poco, es señal de que está bien maduro. Los melones pasados pueden estar pegajosos al tocarlos. De ser posible, antes de comprarlo sacuda ligeramente el melón: si escucha el chasquido de las semillas, es señal de que está demasiado maduro y ha empezado a deteriorarse.

El fruto maduro se debe consumir de inmediato. El melón refrigerado unas horas antes de servirlo es muy refrescante.

Melocotón: seleccione los frutos enteros, sin magulladuras, de color amarillo uniforme. Su olor debe ser suave y aromático. Si los escoge verdes conviene dejarlos madurar por unos días a temperatura ambiente.

Si se refrigeran maduros es recomendable conservarlos separados de otras frutas.

Naranja: seleccione las más pesadas respecto a su tamaño para garantizar que estén jugosas y en su punto óptimo de maduración. Se deben descartar los frutos que presenten golpes, magulladuras o tengan olor a rancio. El color de la piel no indica la calidad, ya que hay naranjas maduras con la cáscara verde.
Las naranjas que se comercializan en redes suelen ser de clase I y II, mientras que las de clase extra se almacenan en cajas de madera y algunas de ellas incluso se presentan envueltas en papel de seda.

Si las naranjas se van a utilizar en poco tiempo, pueden permanecer en un frutero a temperatura ambiente. Sin embargo, para conservarlas frescas conviene refrigerarlas hasta por 1 o 2 semanas.

Palta o aguacate: compruebe que la piel no presente manchas, puntos negros o signos de excesiva maduración. El aguacate está maduro si al sacudirlo se nota que el hueso se mueve o la pulpa cede a una leve presión con el dedo.

Si no está maduro, se debe dejar a temperatura ambiente durante el tiempo necesario. Su proceso de maduración puede acelerarse si se envuelve en papel periódico. Si el fruto se adquiere maduro puede detenerse el proceso refrigerándolo hasta por 3 días.

Nota: este fruto, a diferencia de otros que se sirven como postres, se utiliza mayormente en las ensaladas, salsas y en otras recetas más elaboradas.

Pera: elija los frutos de color uniforme, cáscara lisa y firme. Si están a punto o maduras, ceden a una leve presión con el dedo.

La pera es una fruta delicada, conviene retirarle cualquier envoltorio y conservarla en lugares frescos, secos y protegidos de la luz. Se puede refrigerar hasta por 3 días.

Piña: el aroma debe ser dulce y la cáscara uniforme y limpia. La cáscara no debe hundirse bajo la presión del dedo, lo que indicaría que está demasiado madura. No seleccione el fruto si el extremo del tallo está mohoso o manchado.

La piña es una fruta muy frágil y sensible a los cambios de temperatura. Se puede conservar durante algunos días en un lugar fresco y seco. La piña pelada y cortada se debe conservar protegida con un plástico en la refrigeradora y consumir lo antes posible.

Plátano o banano: seleccione el fruto intacto, sin golpes ni magulladuras. El color amarillo de la piel es indicativo de la madurez del fruto. Descarte los que están excesivamente blandos.

Los plátanos no requieren condiciones especiales de conservación; conviene mantenerlos en un lugar fresco, seco y protegido de la luz directa del sol. La mejor manera de mantenerlos frescos es colgados en racimo.

Si se refrigera, la cáscara se oscurece sin que ello afecte su calidad. Se puede congelar sin cáscara en recipientes herméticos hasta por 2 meses.

Sandía o melón de agua: Cuando la sandía está madura emite un sonido hueco al golpearla con los dedos o las palmas de las manos. Si se adquiere una sandía en trozos, conviene asegurarse de que la carne esté firme y jugosa.

Se puede almacenar fresca a temperatura ambiente durante 5 días; sin embargo, consumirla refrigerada es muy refrescante.

Toronja o pomelo: prefiera los frutos más pesados para su tamaño. Deseche las que presenten partes endurecidas o excesivamente blandas en la cáscara. La toronja en buen estado debe resistir con firmeza a la presión de los dedos.

Las toronjas o pomelos se conservan en buenas condiciones a temperatura ambiente o en el refrigerador, hasta por 1 o 2 semanas.

Uvas: Los racimos deben ser macizos y los frutos firmes, con piel lisa, de color y tamaño uniformes.

Conviene lavarlas antes de refrigerarlas; se conservan en buenas condiciones hasta por 10 días. Para que mantengan su sabor y aroma, es preferible sacarlas de la refrigeradora 1 hora antes de utilizarlas.

Alimentos orgánicos certificados

Las verduras y frutas orgánicas son aquéllas en las que no se han empleado fertilizantes ni pesticidas durante su producción. Carecen de preservantes químicos y, en consecuencia, su tiempo de almacenamiento es menor. Se comercializan en lugares especializados y a un precio más elevado.

MENÚ PARA 30 DÍAS

OPCIONES PARA EL DESAYUNO	
1.	1/2 taza de jugo de fruta o 1/2 taza de fruta picada *
2.	1/2 taza de cereal integral o 1/4 de taza de leche descremada o yogurt descremado *
3.	2 tostadas de pan integral con 1/2 cucharada de mermelada de dieta o 2 tostadas de pan integral con huevo duro o pasado por agua *

* 1 taza de café, té o infusión con 2 cucharaditas de azúcar rubia o splenda

DIA 1	
Almuerzo	**Omelet de verduras** * o **sándwich de jamón o pavo** (incluir lechuga y tomate) *
Cena	**Pollo saltado con verduras** con **Arroz integral** o **Pollo saltado con verduras** con **Puré rústico de papa**
	* ♀ pueden doblar la porción con 1 sola yema
	* ♀ hasta 2 unidades

DIA 2	
Almuerzo	**Crepe de brócoli** * o **Sándwich de atún**
Cena	**Crema de verduras**
	Pollo al horno con romero con **Ensalada de espinacas bebe** o
	Pollo al horno con romero con **Ensalada de espinaca y setas en salsa de soya**
	* ♀ pueden doblar la porción con 1 sola yema
	* ♀ hasta 2 unidades

DIA 3	
Almuerzo	**Ensalada de tomates cherry con nueces** * o **Sándwich caprese** *
Cena	**Caldo de pollo**
	Hamburguesas de pollo* (1 o 2 unidades) con **Legumbres calientes** o **Hamburguesas de pollo** con **Ensalada de espárragos y brócoli**
	* ♀ pueden doblar la porción
	* ♀ hasta 2 unidades
	* ♀ 2 o 3 unidades

DIA 4	
Almuerzo	Soufflé de espinaca con champiñones * o Sándwich de tomate y palta o aguacate
Cena	Pescado en papillote al horno con Arroz integral o Pescado en papillote con Papitas al horno y aceite de oliva o Papas con perejil
	* ♀ pueden doblar la porción con 1 sola yema

DIA 5	
Almuerzo	Atún al natural con 4 galletas integrales o de agua * o Sándwich de atún *
Cena	Crema de champiñones
	Tallarines con verduras y aceitunas
	* ♀ pueden doblar la porción
	* ♀ hasta 2 unidades

DIA 6	
Almuerzo	Ensalada de pollo, espárragos y manzana * o Sándwich de pollo *
Cena	Berenjena a la Boloñesa con Arroz integral
	* ♀ pueden doblar la porción
	* ♀ hasta 2 unidades

DIA 7	
Almuerzo	Soufflé de espinaca con champiñones * o Sándwich de jamón *
Cena	Pollo al curry con menta con Ensalada de palta, lechuga y tomate
	* ♀ pueden doblar la porción con 1 sola yema
	* ♀ hasta 2 unidades

DIA 8	
Almuerzo	Ensalada de garbanzos y sprouts o Sándwich de pavo *
Cena	Caldo de pechuga de pollo
	Milanesa de pollo (1 o 2 unidades) * con Legumbres calientes
	* ♀ hasta 2 unidades
	* ♀ 2 o 3 unidades

DIA 9	
Almuerzo	Ensalada de berenjenas con pimientos y romero * o Sándwich de jamón *
Cena	Salmón a la mediterránea con Arroz integral y Puré de espinaca

	* ♀ pueden doblar la porción
	* ♀ hasta 2 unidades

DIA 10	
Almuerzo	**Omelet de verduras** * o **Sándwich de pavo** *
Cena	**Lomo de cerdo con salvia** con **Zanahorias glaseadas** o **Lomo de cerdo con salvia** con **Ensalada china de col**
	* ♀ pueden doblar la porción con 1 sola yema
	* ♀ hasta 2 unidades

DIA 11	
Almuerzo	**Ensalada de palta, lechuga y tomate** * o **Sándwich caprese** *
Cena	**Hamburguesa de pavo** (1 o 2 unidades) * con **Soufflé de espinacas y champiñones**
	* ♀ pueden doblar la porción
	* ♀ hasta 2 unidades
	* ♀ hasta 2 o 3 unidades

DIA 12	
Almuerzo	**Crepe de coliflor** * o **Sándwich de atún** *
Cena	**Milanesa de pollo*** (1 o 2 unidades) con **Champiñones a la napolitana**
	* ♀ pueden doblar la porción con 1 sola yema
	* ♀ hasta 2 unidades
	* ♀ hasta 2 o 3 unidades

DIA 13	
Almuerzo	**Omelet de queso** * o **Sándwich de tomate, palta o aguacate** *
Cena	**Crema de verduras** **Pollo napolitano al horno** con **Arroz integral**
	* ♀ pueden doblar la porción con 1 sola yema
	* ♀ hasta 2 unidades

DIA 14	
Almuerzo	**Ensalada de aceitunas, pimientos y cottage** * o **Sándwich de aceitunas y huevo duro** *
Cena	**Caldo de pollo** **Lentejas con verduras** con 1/2 **Pechuga de pollo al curry con menta**
	* ♀ pueden doblar la porción
	* ♀ hasta 2 unidades con un solo huevo

DIA 15	
Almuerzo	**Crepe de pimientos** * o **Sándwich de huevo y chives** *
Cena	**Crema de verduras**
	Pescado en papillote con **Soufflé de espinacas y champiñones** y **Arroz integral**
	* ♀ pueden doblar la porción con una sola yema
	* ♀ hasta 2 unidades con un solo huevo

DIA 16	
Almuerzo	**Omelet de verduras** * o **Sándwich de pollo** *
Cena	**Crema de champiñones**
	Macarrones con tofu y setas
	* ♀ pueden doblar la porción con una sola yema
	* ♀ hasta 2 unidades

DIA 17	
Almuerzo	**Ensalada de palmitos y tomates secos** * o **Sándwich de tomate y palta** y 1 huevo duro *
Cena	**Pescado a la plancha** con **Ensalada de espinacas y champiñones** y **Arroz integral**
	* ♀ pueden doblar la porción
	* ♀ hasta 2 unidades con un solo huevo

DIA 18	
Almuerzo	**Ensalada de garbanzos y sprouts** o **Sándwich de pavo** *
Cena	**Caldo de pechuga de pollo**
	Pollo al horno con romero con **Zucchini con champiñones** y **Puré de espinaca**
	* ♀ hasta 2 unidades

DIA 19	
Almuerzo	**Crepe de vainitas** * o **Sándwich de atún** *
Cena	**Crema de tomate**
	Pescado en papillote con **Arroz integral** o con **Papas con perejil**
	* ♀ pueden doblar la porción con una sola yema
	* ♀ hasta 2 unidades

DIA 20	
Almuerzo	**Omelet de jamón** * o **Sándwich caprese** *
Cena	**Crema de verduras**
	Tallarines con verduras
	* ♀ pueden doblar la porción con una sola yema
	* ♀ hasta 2 unidades

DIA 21	
Almuerzo	**Atún al natural con ensalada de palta, lechuga y tomate** * o **Sándwich de pollo** *
Cena	**Crema de tomate**
	Salmón a la mediterránea con **Arroz integral**
	* ♀ pueden doblar la porción con una sola yema
	* ♀ hasta 2 unidades

DIA 22	
Almuerzo	**Crepe de queso** * o **Sándwich de salmón** *
Cena	**Pescado en papillote** con **Soufflé de espinacas y champiñones**, y **papas con perejil**
	* ♀ pueden doblar la porción con una sola yema
	* ♀ hasta 2 unidades

DIA 23	
Almuerzo	**Omelet de queso** * o **Sándwich de jamón** *
Cena	**Lentejas** con **Ensalada de palta, lechuga y tomate**
	* ♀ pueden doblar la porción con una sola yema
	* ♀ hasta 2 unidades

DIA 24	
Almuerzo	**Ensalada de garbanzos y sprouts** * o **Sándwich de atún** *
Cena	**Crema de champiñones**
	Pollo salteado con verduras y **Puré rústico de papa**
	* ♀ pueden doblar la porción
	* ♀ hasta 2 unidades

DIA 25	
Almuerzo	Ensalada de tomates cherry con nueces * o Sándwich triple *
Cena	Salmón a la mediterránea con Arroz integral
	* ♀ pueden doblar la porción
	* ♀ hasta 2 unidades con un solo huevo

DIA 26	
Almuerzo	Omelet de jamón * o Sándwich caprese *
Cena	Macarrones con tofu y setas
	* ♀ pueden doblar la porción con una sola yema
	* ♀ hasta 2 unidades

DIA 27	
Almuerzo	Omelet de verduras * o Sándwich de aceitunas y huevo duro *
Cena	Pollo napolitano al horno con Arroz integral o Pollo napolitano al horno con Papas con perejil
	* ♀ pueden doblar la porción con una sola yema
	* ♀ hasta 2 unidades con un solo huevo

DIA 28	
Almuerzo	Crêpe de vainitas * o Sándwich triple *
Cena	Pescado en papillote con Arroz integral
	* ♀ pueden doblar la porción con una sola yema
	* ♀ hasta 2 unidades con un solo huevo

DIA 29	
Almuerzo	Crêpe de pimientos* o Sándwich caprese
Cena	Pollo al horno con Champiñones a la napolitana y Papa al horno
	* ♀ pueden doblar la porción con una sola yema
	* ♀ hasta 2 unidades

DIA 30	
Almuerzo	Atún al natural con galletas * o Sándwich de salmón *
Cena	Milanesa de pavo con Puré de espinaca o con Arroz integral
	* ♀ pueden doblar la porción
	* ♀ hasta 2 unidades

RECETAS

Si bien las recetas de este libro son sencillas y fáciles de hacer, creemos que la curiosidad y la creatividad personal también juegan un papel importante en su preparación y degustación.

La presentación de los platos mostrada en las fotografías ha sido elaborada artísticamente para que la experiencia de adoptar nuevos hábitos de alimentación les resulte más placentera.

La razón fundamental de nuestro libro es usar todos los elementos posibles para ayudar a las personas que necesiten y deseen cambiar su estilo de vida.

Grados de dificultad en las recetas:
1 equivale a receta muy fácil de preparar
2 equivale a receta fácil de preparar
3 equivale a receta más elaborada

En algunas de las recetas se utiliza el edulcorante splenda (0 calorías) como reemplazo del azúcar rubia. Sin embargo, se puede sustituir por otro producto de su preferencia, siempre y cuando se mantenga el contenido calórico (0 calorías) y se utilicen las proporciones recomendadas por el fabricante evitando alterar el buen sabor de las recetas.

ENTRADAS Y PIQUEOS

ACOMPAÑAMIENTOS

1. ARROZ INTEGRAL CON VERDURAS
2. LEGUMBRES CALIENTES
3. PAPA AL HORNO O A LA PARRILLA
4. PAPAS CON PEREJIL
5. PAPITAS AL HORNO CON ACEITE DE OLIVA
6. PURÉ DE ESPINACA
7. PURÉ RÚSTICO DE PAPA
8. ZANAHORIAS GLASEADAS

ENSALADAS

1. ENSALADA CHINA DE COL, ZANAHORIA Y PASAS
2. ENSALADA DE ACEITUNAS, PIMIENTOS Y COTTAGE
3. ENSALADA DE BERENJENAS CON PIMIENTOS Y ROMERO
4. ENSALADA DE ESPÁRRAGOS Y BRÓCOLI
5. ENSALADA DE ESPINACA BEBÉ
6. ENSALADA DE ESPINACA Y SETAS EN SALSA DE SOYA
7. ENSALADA DE GARBANZOS Y SPROUTS
8. ENSALADA DE PALMITOS Y TOMATES SECOS O CONFITADOS
9. ENSALADA DE PALTA O AGUACATE, LECHUGA Y TOMATE
10. ENSALADA DE POLLO, ESPÁRRAGOS Y MANZANA
11. ENSALADA DE TOMATES CHERRY CON NUECES
12. MIX DE VERDES CON FETA Y PECANAS

SOPAS Y CREMAS

1. CALDO DE PECHUGA DE POLLO
2. CREMA DE CHAMPIÑONES
3. CREMA DE VERDURA MIXTA
4. SOPA DE TOMATE AL TOMILLO

SÁNDWICHES

1. SÁNDWICH CAPRESE
2. SÁNDWICH DE ACEITUNAS Y HUEVO DURO
3. SÁNDWICH DE ATÚN
4. SÁNDWICH DE HUEVO Y CHIVES O CIBOULETTES
5. SÁNDWICH DE PAVO O JAMÓN
6. SÁNDWICH DE POLLO
7. SÁNDWICH DE SALMÓN
8. SÁNDWICH DE TOMATE Y PALTA O AGUACATE
9. SÁNDWICH MIXTO CALIENTE O FRÍO

PLATOS DE FONDO

1. BERENJENAS A LA BOLOÑESA
2. HAMBURGUESAS DE POLLO O PAVO
3. MILANESA DE POLLO O PAVO
4. POLLO AL CURRY CON MENTA
5. POLLO AL HORNO CON ROMERO
6. POLLO NAPOLITANO AL HORNO
7. POLLO SALTEADO CON VERDURAS
8. PESCADO EN PAPILLOTE A LA PARRILLA O AL HORNO
9. PESCADO A LA PLANCHA
10. SALMÓN A LA MEDITERRÁNEA
11. BERENJENAS CON ACEITUNAS AL GRATÉN
12. LOMO DE CERDO CON SALVIA
13. LENTEJAS CON VERDURAS
14. MACARRONES CON TOFU Y SETAS
17. TALLARINES CON VERDURAS Y ACEITUNAS
18. ZUCCHINI CON CHAMPIÑONES AL GRATÉN

ALIÑOS Y SALSAS

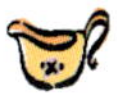

1. ACEITE DE PIMIENTOS
2. ALIÑO DE LIMÓN
3. MAYONESA DE LA CASA
4. MAYONESA DE LA CASA CON CURRY
5. SALSA DE TOMATE BÁSICA
6. VINAGRETA AGRIDULCE
7. VINAGRETA A LA MOSTAZA

POSTRES Y BEBIDAS

1. CAMOTE A LA NARANJA
2. FRUTAS SURTIDAS CON YOGURT, MIEL Y AJONJOLÍ
3. GELATINA DE NARANJA, CANELA Y CLAVO
4. JUGO DE FRESAS FRAPPÉ
5. LIMONADA FROZEN
6. TÉ VERDE CON LIMÓN
7. TÉ VERDE CON MENTA Y JENGIBRE

ENTRADAS Y PIQUEOS

1. ATÚN AL NATURAL

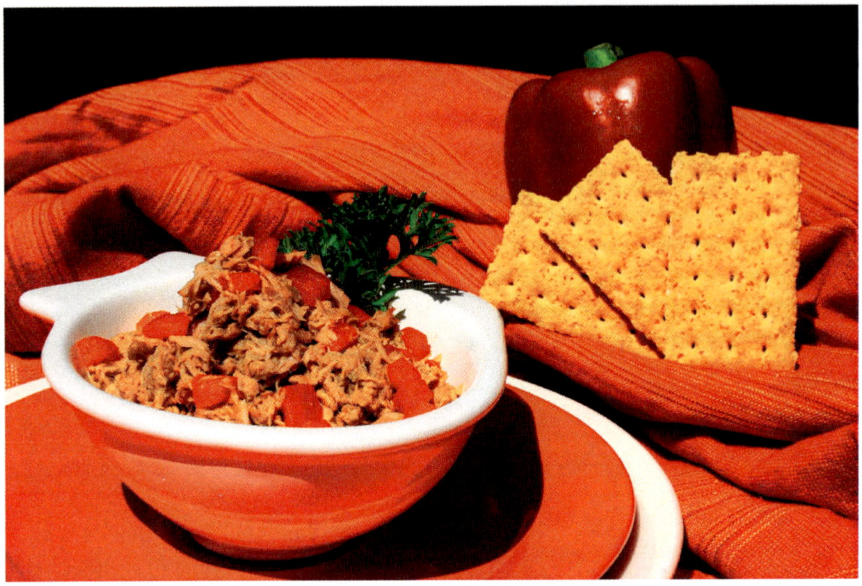

Individual
Tiempo de preparación: 10 minutos
Grado de dificultad: 1

1	ATÚN AL NATURAL			
	Ingredientes para 1 porción	Equivalencias		Calorías
▪	1 lata de atún envasado en agua	130 g	4.5 oz	144.00
▪	¼ taza pimiento crudo sin piel, cortado en cubitos			20.80
▪	½ cucharada sopera mostaza Dijon			0.00
▪	1 cucharada sopera de vinagre balsámico			12.00
▪	1 cucharada sopera de aceite de oliva extra virgen*			134.00
▪	pizca de sal y pimienta			0.40
	* o cualquier otro aceite gourmet de su preferencia	Total Calorías		**311.20**

→ Abrir la lata de atún y retirar el líquido. → Vaciar el contenido en un recipiente hondo. → Mezclar bien con la mostaza, el vinagre y el aceite. → Formar una masa uniforme. → Añadir los pimientos en cubitos y mezclar. → Servir frío, acompañado con una ensalada o papitas con perejil. → Se puede utilizar como piqueo acompañado de galletas o tostadas integrales. → Mantener refrigerado.

2. CHAMPIÑONES A LA NAPOLITANA

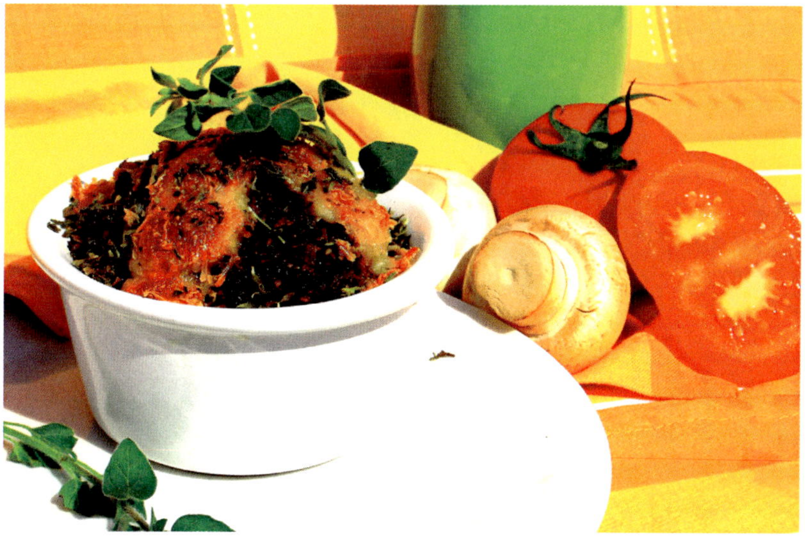

2 personas
Tiempo de preparación: 15 minutos
Grado de dificultad: 2

2	CHAMPIÑONES A LA NAPOLITANA			
	Ingredientes para 2 porciones	**Equivalencias**		**Calorías**
▪	2 tazas de champiñones frescos, cortados en cuadritos			33.28
▪	1 cebolla blanca mediana, picada en cuadritos	½	taza	8.15
▪	4 tomates sin piel ni semillas, picados en cuadritos			18.12
▪	½ taza de queso mozzarella fresco rallado, bajo en grasa			90.00
▪	1 cucharadita de ajos molidos			5.70
▪	1 cucharada sopera de orégano entero seco			0.00
▪	1 cucharada sopera de aceite de oliva o palta (aguacate) extra virgen			134.00
▪	pizca de sal y pimienta			0.40
		Total Calorías		**289.65**

Precalentar el horno a 390º F – 200º C

→ Calentar el aceite en una sartén de teflón. → Agregar la cebolla y freír por un minuto. → Incorporar el ajo y dorar ligeramente. → Añadir los champiñones y revolver por unos minutos para luego agregar el tomate picado. → Salpimentar.

→ Retirar del fuego y colocar la preparación en un recipiente para horno. → Añadir el queso mozzarella rallado. → Esparcir el orégano y hornear durante 5 minutos o hasta que el queso se gratine. → Adornar con una ramita de orégano fresco. → Servir caliente.

ver técnica para freír
ver técnica para dorar
ver técnica para gratinar

3. CRÊPE DE BRÓCOLI

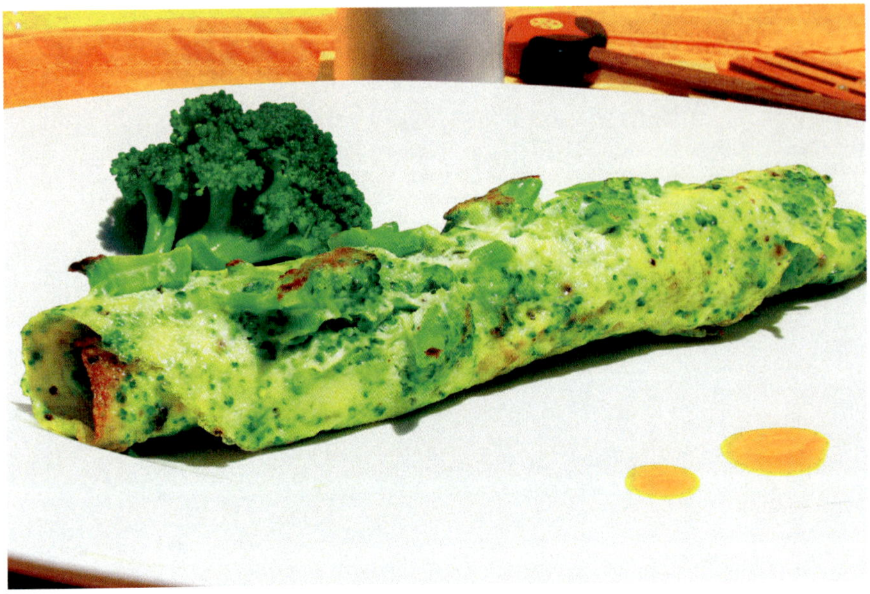

2 personas
Tiempo de preparación: 8 minutos
Grado de dificultad: 2

3	CRÊPE DE BRÓCOLI			
	Ingredientes para 2 porciones	**Equivalencias**		**Calorías**
▪	1 taza de floretes de brócoli, cortados en trozos pequeños			17.97
▪	2 huevos, de preferencia *Omega-3*			180.00
▪	½ cucharada sopera de aceite de oliva o palta (aguacate) extra virgen			67.00
▪	pizca de sal y pimienta			0.40
		Total Calorías		**265.37**

→ Blanquear el brócoli. → Retirar el exceso de agua. → Reservar. → Batir ligeramente los huevos en un tazón, utilizando un tenedor. → Agregar el brócoli. → Salpimentar y mezclar bien. → Reservar. → Calentar el aceite en una sartén de teflón. → Añadir la preparación y freír. → Formar una crêpe y dorar ligeramente por ambos lados. → Enrollarla y servir caliente.

ver técnica para blanquear vegetales
ver técnica para freír
ver técnica para dorar

Variaciones del Crêpe de Brócoli:

- Crêpe de Coliflor

2 personas
Tiempo de preparación: 8 minutos
Grado de dificultad: 2

-	Crêpe de Coliflor			
	Ingredientes para 2 porciones	Equivalencias		Calorías
▪	½ taza de floretes de coliflor, cortados en trozos pequeños			11.10
▪	2 huevos, de preferencia *Omega-3*			180.00
▪	½ cucharada sopera de aceite de oliva o palta (aguacate) extra virgen			67.00
▪	pizca de sal y pimienta			0.40
		Total Calorías		**258.50**

→ Blanquear la coliflor. → Retirar el exceso de agua. → Reservar. → Batir ligeramente los huevos en un tazón, utilizando un tenedor. → Agregar la coliflor. → Salpimentar y mezclar bien. → Reservar. → Calentar el aceite en una sartén de teflón. → Añadir la preparación y freír. → Formar una crêpe y dorar ligeramente por ambos lados. → Enrollarla y servir caliente.

ver técnica para blanquear vegetales
ver técnica para freír
ver técnica para dorar

- Crêpe de Pimientos

2 personas
Tiempo de preparación: 8 minutos
Grado de dificultad: 2

-	Crêpe de Pimientos			
	Ingredientes para 2 porciones	Equivalencias		Calorías
▪	½ taza de pimientos rojos pelados, cortados en trozos pequeños			10.40
▪	2 huevos, de preferencia *Omega-3*			180.00
▪	½ cucharada sopera de aceite de oliva o palta (aguacate) extra virgen			67.00
▪	pizca de sal y pimienta			0.40
		Total Calorías		**257.80**

→ Blanquear los pimientos. → Retirar el exceso de agua. → Reservar. → Batir ligeramente los huevos en un tazón, utilizando un tenedor. → Agregar los pimientos. → Salpimentar y mezclar bien. → Reservar. → Calentar el aceite en una sartén de teflón. → Añadir la preparación y freír. → Formar una crêpe y dorar ligeramente por ambos lados. → Enrollarla y servir caliente.

ver técnica para blanquear vegetales

ver técnica para freír

ver técnica para dorar

- *Crêpe de Vainitas*

2 personas
Tiempo de preparación: 8 minutos
Grado de dificultad: 2

-	**Crêpe de Vainitas**			
	Ingredientes para 2 porciones	**Equivalencias**		**Calorías**
▪	½ taza de vainitas, cortadas en diagonal			14.30
▪	2 huevos, de preferencia *Omega-3*			180.00
▪	½ cucharada sopera de aceite de oliva o palta (aguacate) extra virgen			67.00
▪	pizca de sal y pimienta			0.40
		Total Calorías		**261.70**

→ Blanquear las vainitas. → Retirar el exceso de agua. → Reservar. → Batir ligeramente los huevos en un tazón, utilizando un tenedor. → Agregar las vainitas. → Salpimentar y mezclar bien. → Reservar. → Calentar el aceite en una sartén de teflón. → Añadir la preparación y freír. → Formar una crêpe y dorar ligeramente por ambos lados. → Enrollarla y servir caliente.

ver técnica para blanquear vegetales

ver técnica para freír

ver técnica para dorar

4. OMELET DE VERDURAS

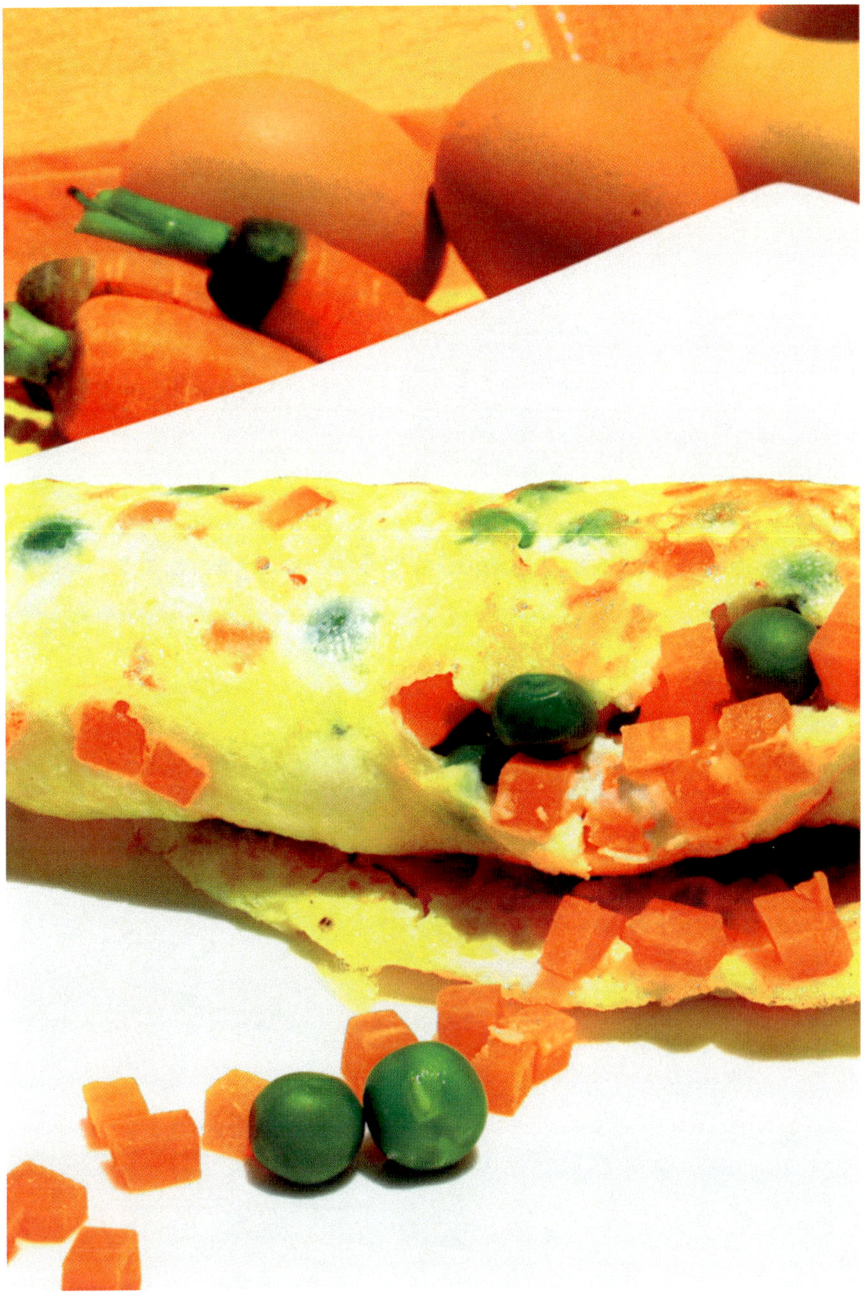

2 personas
Tiempo de preparación: 10 minutos
Grado de dificultad: 2

4	OMELET DE VERDURAS			
	Ingredientes para 2 porciones	**Equivalencias**		**Calorías**
■	¼ taza de alverjitas blanqueadas			18.50
■	¼ taza de zanahorias, bien picadas y blanqueadas			19.00
■	2 huevos, de preferencia *Omega-3*			180.00
■	1 cucharada sopera de queso feta bajo en grasa			30.00
■	1 cucharada sopera de aceite de oliva o palta (aguacate) extra virgen			134.00
■	pizca de sal y pimienta			0.40
		Total Calorías		**381.90**

→ Batir los huevos en un tazón. → Agregar el queso y las verduras blanqueadas y escurridas. → Salpimentar. → Calentar el aceite en una sartén de teflón y freír la preparación elaborando una tortilla delgada. → Enrollar la tortilla formando el omelet. → De preferencia, servir caliente.

ver técnica para blanquear vegetales

ver técnica para freír

Variaciones del omelet de verduras:

- Omelet de Champiñones

2 personas
Tiempo de preparación: 10 minutos
Grado de dificultad: 2

-	**Omelet de Champiñones**			
	Ingredientes para 2 porciones	**Equivalencias**		**Calorías**
▪	1 taza de champiñones crudos, en láminas			16.64
▪	2 huevos, de preferencia *Omega-3*			180.00
▪	1 cucharada sopera de aceite de oliva o palta (aguacate) extra virgen			134.00
▪	pizca de sal y pimienta			0.40
		Total Calorías		**331.04**

→ Batir los huevos en un tazón. → Agregar los champiñones. → Salpimentar. → Calentar el aceite en una sartén de teflón y freír la preparación elaborando una tortilla delgada. → Enrollar la tortilla formando el omelet. → De preferencia, servir caliente.

ver técnica para freír

- Omelet de Jamón de Pavo

2 personas
Tiempo de preparación: 10 minutos
Grado de dificultad: 2

-	**Omelet de Jamón de Pavo**			
	Ingredientes para 2 porciones	**Equivalencias**		**Calorías**
▪	2 lonjas de jamón de pavo desgrasado, picado (¼ taza)	40 g	1.4 oz	38.40
▪	2 huevos, de preferencia *Omega-3*			180.00
▪	1 cucharada sopera de aceite de oliva o palta (aguacate) extra virgen			134.00
▪	pizca de sal y pimienta			0.40
		Total Calorías		**352.80**

→ Batir los huevos en un tazón. → Agregar el jamón de pavo. → Salpimentar. → Calentar el aceite en una sartén de teflón y freír la preparación elaborando una tortilla delgada. → Enrollar la tortilla formando el omelet. → De preferencia, servir caliente.

ver técnica para freír

- Omelet de Queso

2 personas
Tiempo de preparación: 10 minutos
Grado de dificultad: 2

-	Omelet de Queso			
	Ingredientes para 2 porciones	**Equivalencias**		**Calorías**
▪	2 huevos, de preferencia *Omega-3*			180.00
▪	1 cucharada sopera de queso ricotta bajo en grasa, desmenuzado			12.50
▪	1 cucharada sopera de aceite de oliva o palta (aguacate) extra virgen			134.00
▪	pizca de sal y pimienta			0.40
		Total Calorías		**326.90**

→ Batir los huevos en un tazón. → Agregar el queso ricotta. → Salpimentar. → Calentar el aceite en una sartén de teflón y freír la preparación elaborando una tortilla delgada. → Enrollar la tortilla formando el omelet. → De preferencia, servir caliente.

ver técnica para freír

5. PIQUEO DE VERDURAS EN SALSA FRÍA DE ORÉGANO

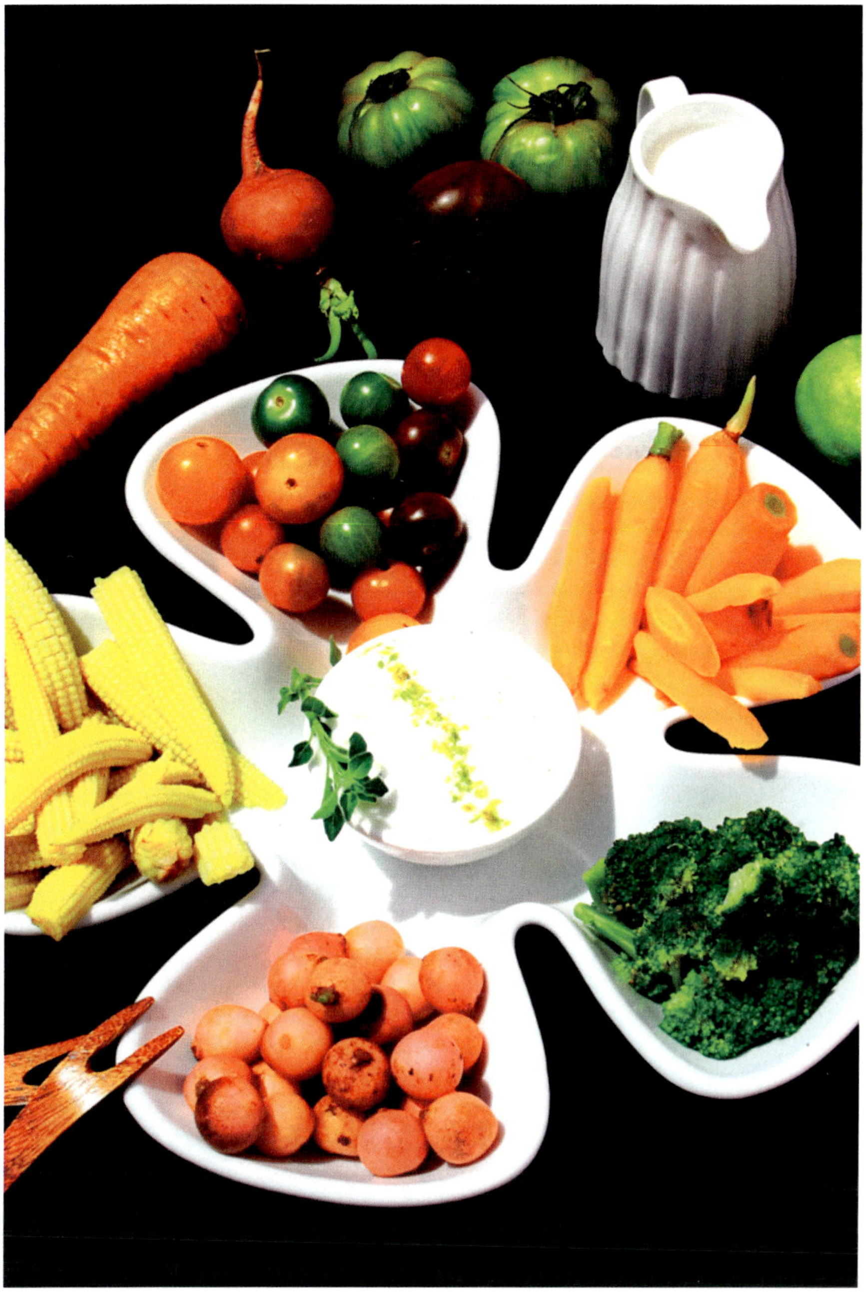

2 a 4 personas
Tiempo de preparación: 30 minutos
Grado de dificultad: 2

De preferencia, preparar la salsa con 1 día de anticipación
Tiempo de refrigeración de la salsa antes de servir: 2 horas

5	PIQUEO DE VERDURAS EN SALSA FRÍA DE ORÉGANO			
	Ingredientes para 2 a 4 porciones	**Equivalencias**		**Calorías**
▪	1 taza de zanahorias bebé crudas y peladas			30.00
▪	1 taza de tomates cherry sin piel ni semillas			36.24
▪	1 taza de rabanitos bebé lavados			15.93
▪	1 taza de maíz bebé blanqueados			38.00
▪	1 taza de floretes de brócoli blanqueados			27.90
		Total Calorías		**148.07**

	SALSA (1 ½ taza)			
		Equivalencias		**Calorías**
▪	1½ taza de yogurt bajo en grasa			200.00
▪	1 cucharadita de orégano fresco, bien picado			0.00
▪	½ cucharadita de ralladura de limón, sin la piel blanca o bagazo			0.00
▪	pizca de sal y pimienta			0.40
▪	1 pizca de splenda (opcional), o			0.00
	¼ cucharadita de azúcar rubia (opcional)			5.00
		Total Calorías		**205.40**

→ Cubrir un colador grande con papel toalla resistente o con gasa. → Colocar el colador sobre un recipiente hondo y verter el yogurt. → Refrigerar por lo menos 2 horas, de preferencia durante toda la noche, para que el líquido filtre y el yogurt se espese. → Eliminar el líquido filtrado y verter el yogurt en un recipiente mediano. → Agregar el orégano, la ralladura de limón y el azúcar. → Salpimentar y mezclar bien. → Cubrir y refrigerar por 2 horas más, como mínimo. → Al momento de servir, vaciar la preparación a una salsera pequeña. → Acomodar las verduras en una fuente, agrupándolas por colores o de la forma que desee. → Acompañar con la salsa de yogurt bien helada. → Servir como piqueo o plato de entrada.

ver técnica para blanquear vegetales

6. POKER DE VEGETALES A LA CREMA

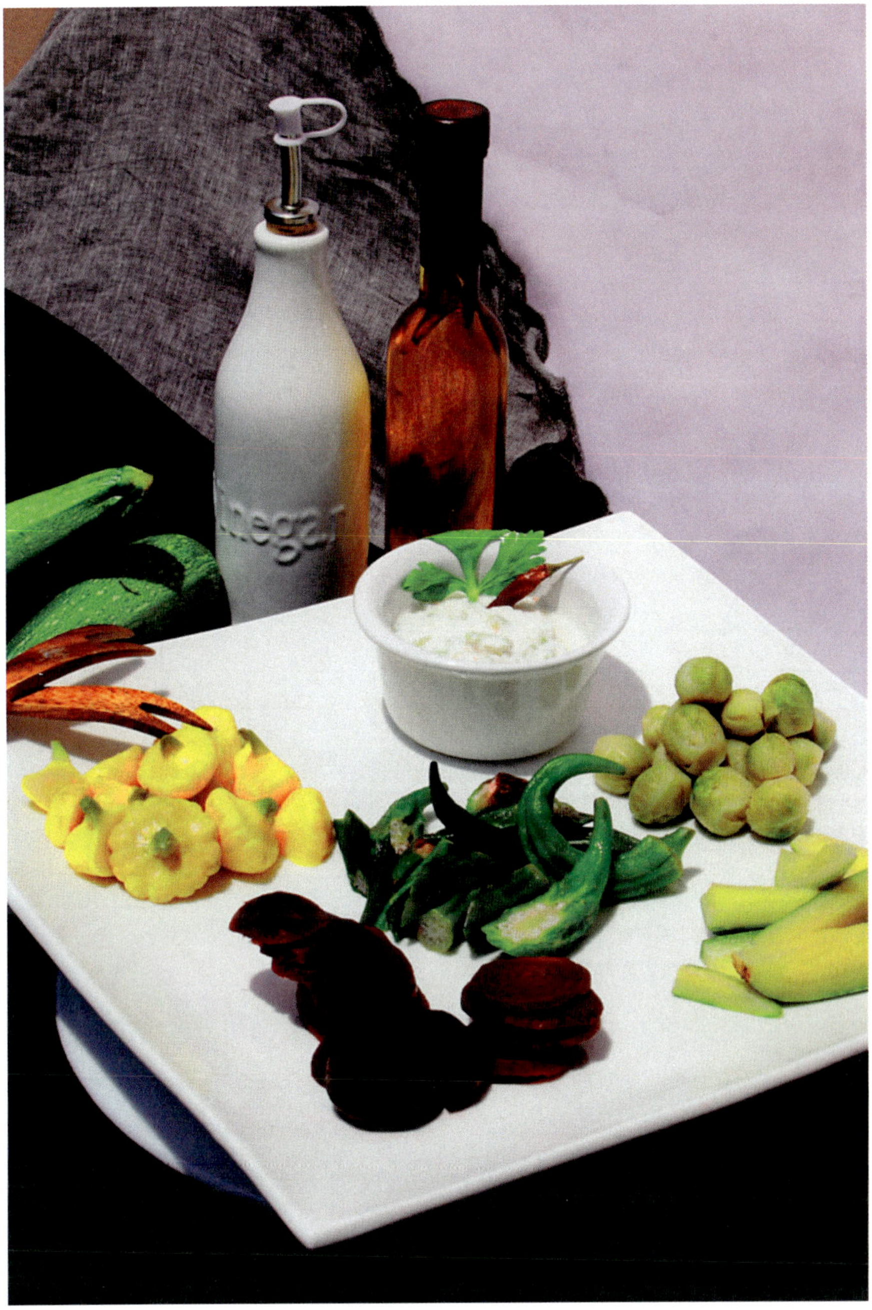

2 a 4 personas
Tiempo de preparación: 30 minutos
Tiempo de refrigeración de la salsa antes de servir: 1 hora

6	POKER DE VEGETALES A LA CREMA			
	Ingredientes para 2 a 4 porciones	**Equivalencias**		**Calorías**
▪	15 coles de Bruselas	1	taza	35.70
▪	15 calabazas pequeñas	1	taza	27.30
▪	3 zucchini pequeños	1	taza	60.00
▪	1 taza de beterraga o remolacha roja	1	taza	30.10
▪	8 ocras o gambas pequeñas	1	taza	50.00
		Total Calorías		**203.10**

	CREMA (1/2 taza)			
		Equivalencias		**Calorías**
▪	4 cucharadas soperas de queso cottage bajo en grasa	½	taza	80.00
▪	2 cucharadas soperas de vinagre de manzana			1.15
▪	¼ taza de apio crudo, picado			6.94
▪	¼ cucharadita de orégano seco molido			0.00
▪	pizca de sal y pimienta			0.40
▪	pizca de ají o pimienta Cayena (peperoncino) en polvo (opcional)			0.00
		Total Calorías		**88.49**

→ Blanquear las verduras. → Cortar la beterraga en rodajas medianas y el zucchini en tiras gruesas. → Reservar. → Mezclar el queso, el apio picado crudo, el vinagre y el orégano en polvo hasta obtener una consistencia cremosa. → Salpimentar y añadir la pimienta Cayena con cautela. → Mezclar bien y refrigerar por 1 hora. → Acomodar las verduras en una fuente grande. → Retirar la crema del refrigerador y mover bien. → Vaciar a una salsera pequeña y servir bien frío con las verduras.

ver técnica para blanquear vegetales

7. SOUFFLÉ DE ESPINACA CON CHAMPIÑONES

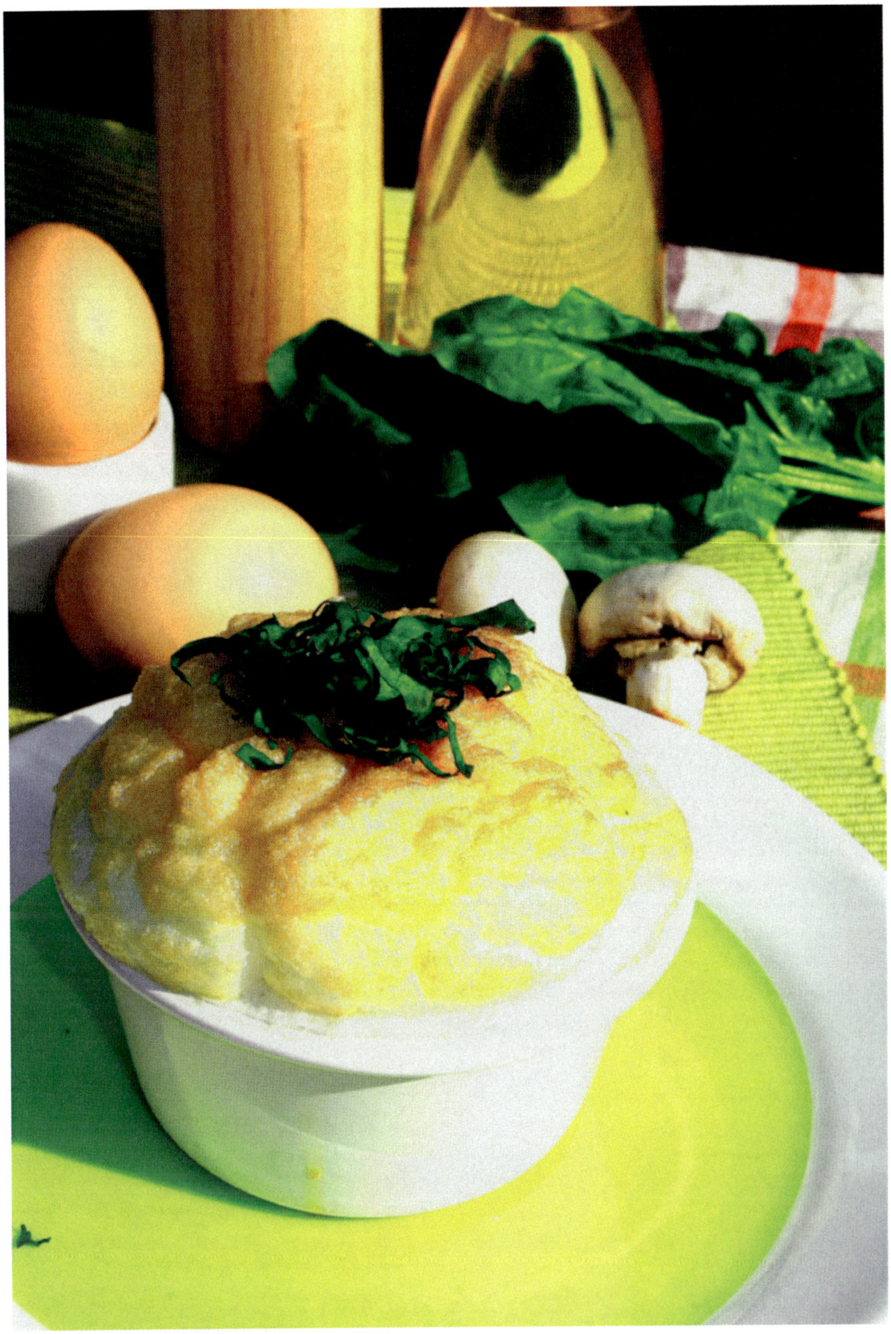

2 personas
Tiempo de preparación: 30 minutos
Grado de dificultad: 4

7	SOUFFLÉ DE ESPINACA CON CHAMPIÑONES			
	Ingredientes para 2 porciones	**Equivalencias**		**Calorías**
■	1 taza de espinaca fresca o descongelada, picada			4.40
■	2 huevos, de preferencia *Omega-3*			180.00
■	½ taza de leche descremada			50.00
■	½ taza de champiñones, cortados en láminas			4.16
■	½ taza de queso ricotta bajo en grasa, trozado			100.00
■	¼ taza de perejil fresco, picado			0.00
■	1 cucharada sopera de aceite de oliva o palta (aguacate) extra virgen			134.00
■	½ cucharadita de mantequilla **con sal** para engrasar el molde			18.50
■	pizca de sal y pimienta			0.40
		Total Calorías		**491.46**

Precalentar el horno a 390º F – 200º C

→ Blanquear la espinaca y escurrirla. → Mezclar en un tazón la espinaca con la leche descremada y las yemas ligeramente batidas. → Reservar. → Calentar el aceite en una sartén de teflón. → Agregar los champiñones cortados en láminas y el perejil picado y saltear por 1 minuto. → Retirar del fuego y dejar enfriar. → Reservar. → Batir las claras a punto de nieve en un tazón. → Agregar las espinacas y los champiñones reservados anteriormente. → Mezclar todo con movimientos suaves y envolventes, utilizando una espátula. → Salpimentar. → Untar con la mantequilla un recipiente hondo para horno y vaciar la preparación. → Cubrir con el queso ricotta. → Hornear aproximadamente por 12 minutos o hasta que esté cocido y ligeramente dorado*. → Retirar el soufflé del horno y servir de inmediato.

* Para saber si el soufflé está listo, introducir a la preparación un mondadientes; si éste sale limpio y seco, el soufflé está a punto. Con la práctica podrá saber el tiempo exacto de la cocción sin necesidad de usar el mondadientes. De esta forma, conservará su buen aspecto y el volumen que lo caracteriza.

ver técnica para blanquear vegetales
ver técnica para saltear

ACOMPAÑAMIENTOS

1. ARROZ INTEGRAL CON VERDURAS

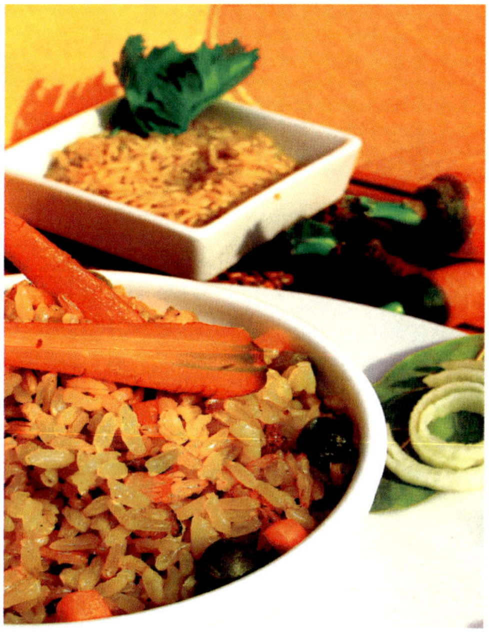

4 personas
Tiempo de preparación: 30 minutos
Grado de dificultad: 3

1	ARROZ INTEGRAL CON VERDURAS			
	Ingredientes para 4 porciones	Equivalencias		Calorías
▪	1 taza de arroz integral			327.00
▪	1 cucharada sopera de aceite de oliva o palta (aguacate) extra virgen			134.00
▪	¼ taza de alverjitas			18.50
▪	¼ taza de zanahoria, picada en cubitos			7.50
▪	½ hoja de laurel			0.00
▪	1 rama pequeña de apio			3.47
▪	3 rodajas de poro			9.90
▪	2½ tazas de caldo de pollo o agua			0.00
▪	pizca de sal			0.40
		Total Calorías		**500.77**

→ Calentar el aceite en una olla mediana. → Sellar el arroz. → Añadir poco a poco el caldo o el agua **bien caliente** y las verduras crudas. → Agregar la sal. → Remover suavemente con un tenedor al romper el hervor. → Tapar y dejar cocer a fuego máximo durante 5 minutos. → Disminuir la temperatura al mínimo y cocinar durante otros 20 minutos o hasta que el arroz esté cocido. → Retirar la olla del fuego, mover el arroz con un tenedor y dejarlo reposar tapado por unos minutos. → De preferencia, servir tibio. → Se recomienda ½ taza de arroz cocido por persona.

ver técnica para sellar el arroz

2. LEGUMBRES CALIENTES

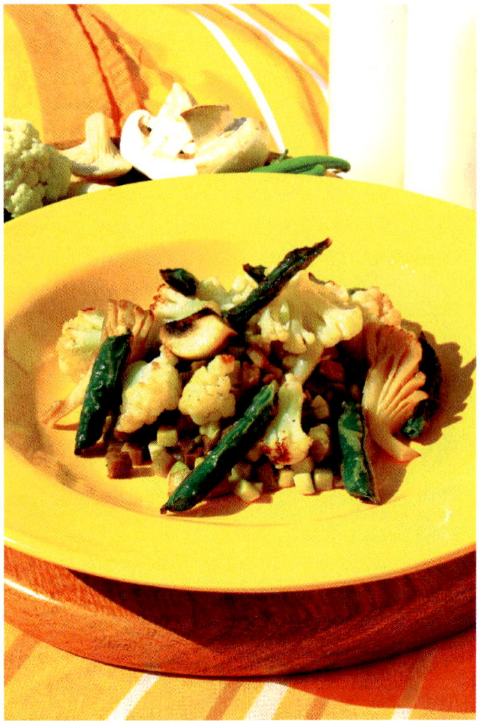

2 personas
Tiempo de preparación: 20 minutos
Grado de dificultad: 2

2	LEGUMBRES CALIENTES			
	Ingredientes para 2 porciones	Equivalencias		Calorías
▪	1 taza de vainitas, cortadas en diagonal			28.60
▪	½ taza de champiñones o setas, cortados en trozos			8.98
▪	½ taza de berenjena lavada, cortada en trozos			8.28
▪	½ taza de zucchini con cáscara, sin semillas, cortado en trozos			14.08
▪	½ taza de floretes de coliflor			11.10
▪	1 cucharada sopera de aceite de oliva o palta (aguacate) extra virgen			134.00
▪	1 cucharada sopera de mantequilla (opcional)			111.10
▪	pizca de sal y pimienta			0.40
		Total Calorías		**316.54**

→ Blanquear el zapallito italiano, la coliflor y las vainitas. → Reservar. → Calentar el aceite en una sartén de teflón. → Incorporar las verduras blanqueadas, la berenjena y los champiñones o setas. → Saltear moviendo con cuidado por ½ minuto. → Salpimentar. → Retirar del fuego y añadir la mantequilla derretida. → Servir bien caliente.

ver técnica para lavar berenjenas

ver técnica para blanquear vegetales

ver técnica para saltear

3. PAPA AL HORNO O A LA PARRILLA

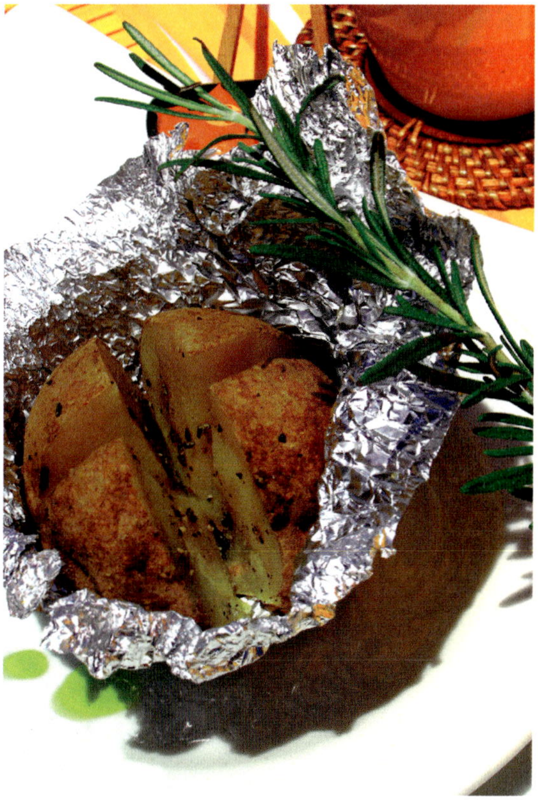

2 personas
Tiempo de preparación: 50 minutos
Grado de dificultad: 1

3	PAPA AL HORNO O A LA PARRILLA			
Ingredientes para 2 porciones		Equivalencias		Calorías
■	1 papa mediana con cáscara			72.27
■	pizca de romero seco en polvo			0.00
■	pizca de sal y pimienta			0.40
■	papel aluminio para envolver			–
		Total Calorías		**72.67**

Precalentar el horno a 390º F – 200º C

→ Lavar la papa sin pelar y secarla bien. → Hacerle un corte en forma de cruz y echarle sal, pimienta y romero en polvo. → Envolver la papa con papel aluminio. → Cocinarla en el horno (o en la parrilla) por aproximadamente 45 minutos o hasta que esté bien cocida. → Sacar del horno o parrilla. → Retirar el aluminio. → Servir media papa por persona.

4. PAPAS CON PEREJIL

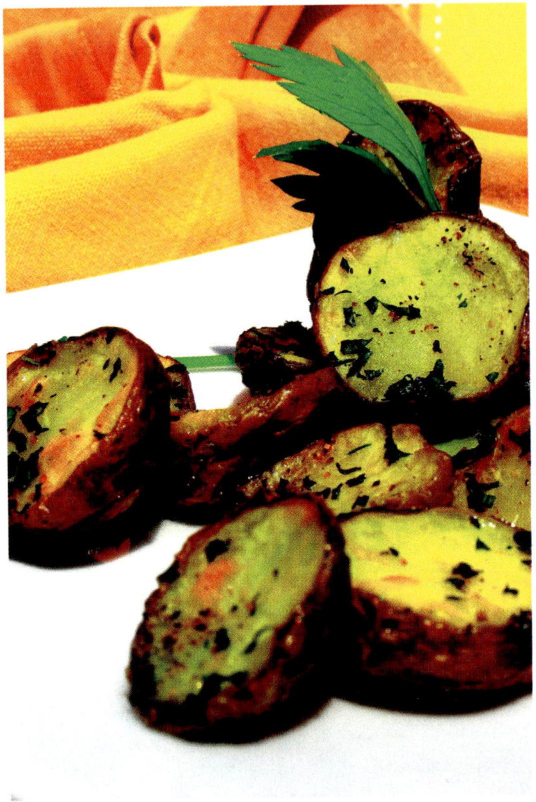

2 personas
Tiempo de preparación: 12 minutos
Grado de dificultad: 2

4	PAPAS CON PEREJIL			
	Ingredientes para 2 porciones	Equivalencias		Calorías
▪	10 papas bebé con cáscara			72.27
▪	1 cucharadita de perejil fresco, picado			0.00
▪	1 diente de ajo			5.70
▪	1 cucharada sopera de aceite de oliva o palta (aguacate) extra virgen			134.00
▪	½ cucharada sopera de mantequilla sin sal			55.55
▪	pizca de sal y pimienta			0.40
		Total Calorías		**267.92**

→ Lavar bien las papas, sin pelarlas. → Colocarlas en una olla con agua hirviendo. → Cocinar por aproximadamente 10 minutos o hasta que estén casi cocidas. → Retirarlas del fuego y escurrirlas. → Cortar unas papas en mitades y otras en cuartos. → Reservar. → Calentar el aceite en una sartén de teflón. → Agregar un diente de ajo. → Freír y dorar de color parejo. → Retirar el ajo. → Agregarle las papas y el perejil picado. → Salpimentar. → Saltear las papitas por unos minutos hasta que estén crocantes y doradas. → Servir caliente.

ver técnica para freír
ver técnica para saltear

5. PAPITAS AL HORNO CON ACEITE DE OLIVA

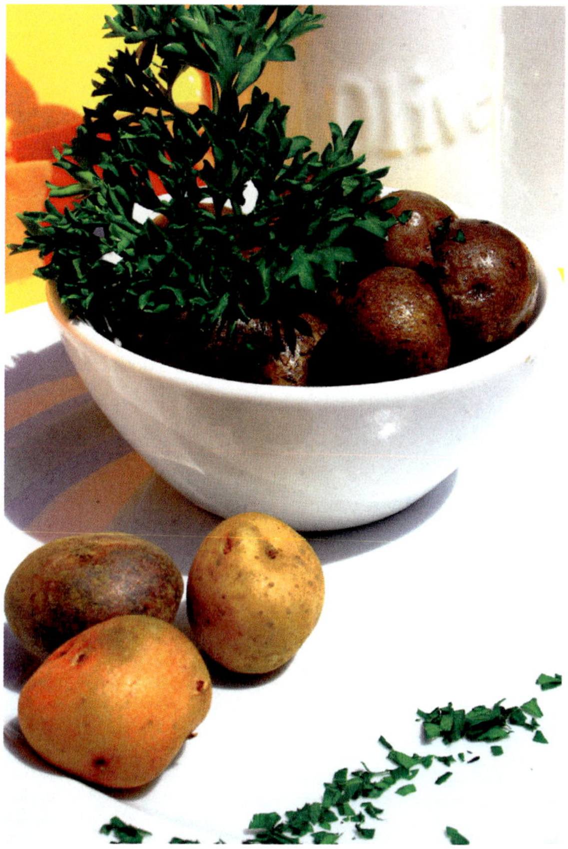

2 personas
Tiempo de preparación: 20 minutos
Grado de dificultad: 2

5	PAPITAS AL HORNO CON ACEITE DE OLIVA			
	Ingredientes para 2 porciones	**Equivalencias**		**Calorías**
▪	10 papas bebé con cáscara			72.27
▪	1 cucharada sopera de aceite de oliva o palta (aguacate) extra virgen			134.00
▪	1 cucharadita de culantro fresco, cortado en trozos grandes			0.00
▪	1 cucharadita de tomillo fresco			0.00
▪	pizca de sal y pimienta			0.40
		Total Calorías		**206.67**

Precalentar el horno a 390º F – 200º C

→ Lavar bien las papas sin pelarlas. → Colocarlas en una olla con agua hirviendo. → Cocinar por aproximadamente 8 minutos. → Retirar las papas cuando estén casi cocidas y escurrirlas en un colador. → Acomodarlas en un recipiente para horno y rociar el aceite sobre las papas. → Mezclarlas con el culantro y el tomillo. → Salpimentar. → Hornear por 15 minutos o hasta que las papitas estén cocidas y crujientes. → Servir al momento.

6. PURÉ DE ESPINACA

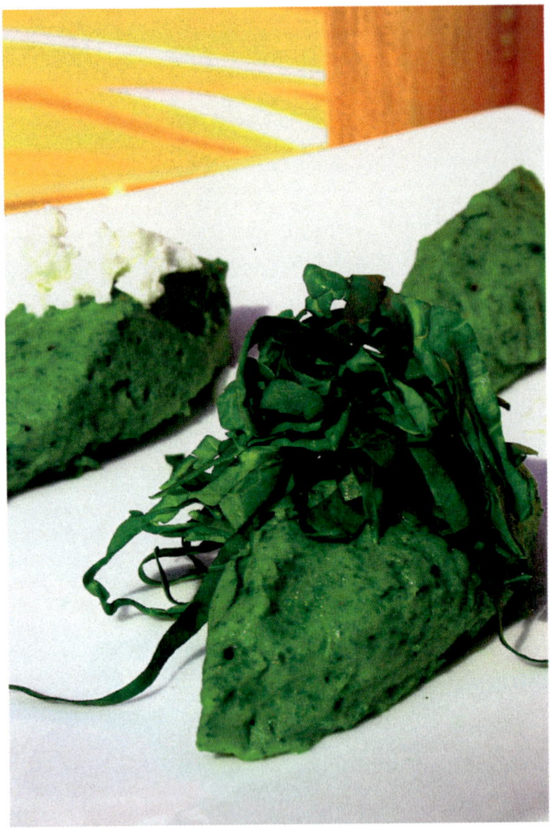

2 personas
Tiempo de preparación: 20 minutos
Grado de dificultad: 2

6	PURÉ DE ESPINACA			
	Ingredientes para 2 porciones	Equivalencias		Calorías
▪	2 tazas de hojas de espinaca fresca o descongelada			8.80
▪	1 papa mediana, amarilla o blanca			72.27
▪	¼ taza de queso feta bajo en grasa			40.00
▪	1 cucharada sopera de leche descremada			10.00
▪	¼ cucharadita de nuez moscada en polvo			0.00
▪	pizca de sal y pimienta			0.40
		Total Calorías		**131.47**

→ Cocinar la papa en una olla con agua. → Retirar del fuego y escurrirla. → Cuando aún esté tibia, pelarla con cuidado y prensarla con un tenedor hasta hacerla puré. → Reservar. → Blanquear las hojas de espinaca. → Secarlas bien y licuarlas con el queso y la leche. → Vaciar la preparación en una olla mediana. → Calentar a fuego mínimo por 3 minutos, moviendo constantemente. → Agregar la papa y la nuez moscada. → Salpimentar y mezclar bien. → Retirar la olla del fuego. → Si prefiere el puré más cremoso y sin grumos, pasarlo por un colador. → De preferencia, servir caliente.

ver técnica para blanquear vegetales

7. PURÉ RÚSTICO DE PAPA

Receta del chef Marcelo Portuondo

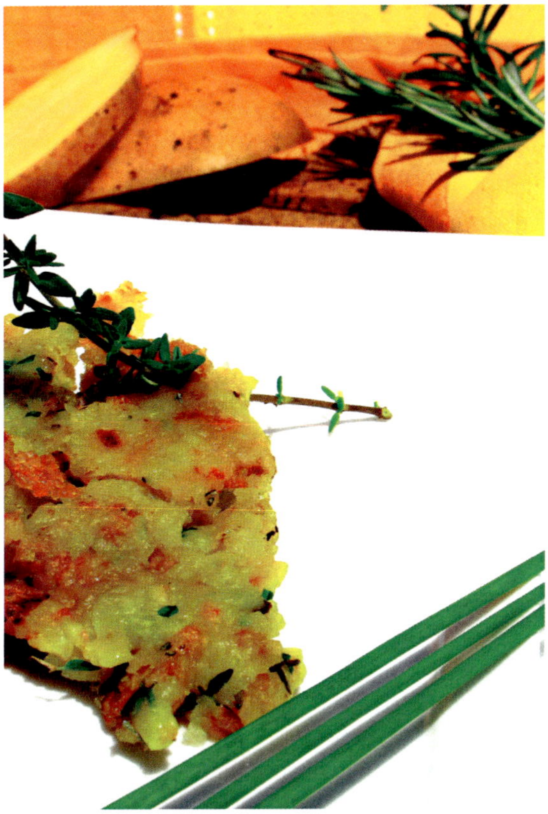

2 personas
Tiempo de preparación: 30 minutos
Grado de dificultad: 2

7	PURÉ RÚSTICO DE PAPA			
	Ingredientes para 2 porciones	**Equivalencias**		**Calorías**
▪	2 papas medianas			144.54
▪	¼ cucharadita de romero en polvo			0.00
▪	¼ cucharadita de tomillo en polvo			0.00
▪	¼ cucharadita de chives o ciboulettes, bien picados			0.00
▪	1 cucharada sopera de aceite de ajo			139.70
▪	pizca de sal y pimienta			0.40
		Total Calorías		**284.64**

Precalentar el horno a 390º F – 200º C

→ Cocinar las papas en una olla con agua. → Retirar del fuego y escurrir. → Cuando las papas aún estén tibias, pelarlas con cuidado y prensarlas con un tenedor hasta hacerlas puré. → Salpimentar. → Añadir aceite de ajo tibio, romero, tomillo y chives. → Mezclar bien. → Acomodar el puré en un recipiente para horno. → Hornear por 20 minutos o hasta que dore y se forme una costra delgada en la superficie. → Servir caliente.

ver técnica para preparar el aceite de ajo

8. ZANAHORIAS GLASEADAS

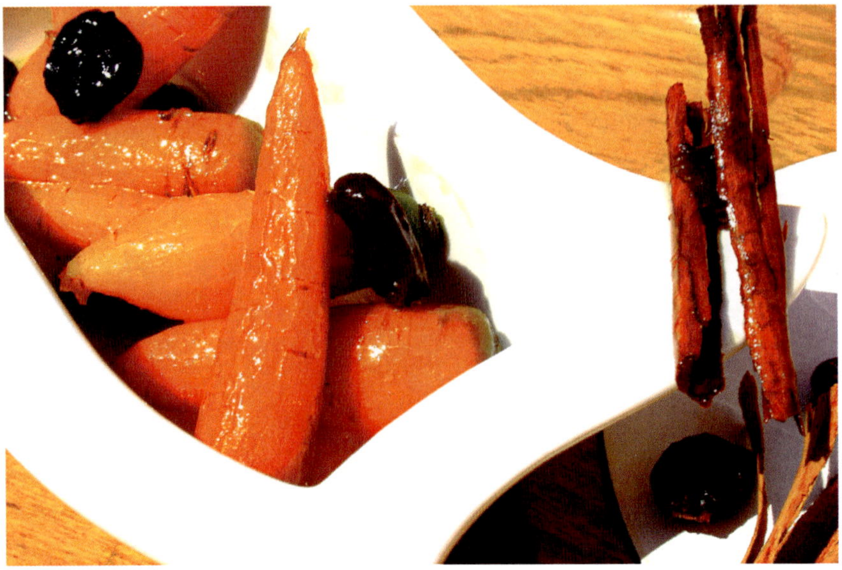

2 personas
Tiempo de preparación: 20 minutos
Grado de dificultad: 2

8	ZANAHORIAS GLASEADAS			
	Ingredientes para 2 porciones	**Equivalencias**		**Calorías**
▪	2 tazas de zanahorias bebé			60.00
▪	½ taza de splenda o			0.00
	3 cucharadas soperas de azúcar rubia			60.00
▪	½ taza de agua			0.00
▪	2 astillas de canela			0.00
▪	10 pasas morenas			26.00
▪	½ cucharada sopera de mantequilla			55.55
		Total Calorías		**201.55**

→ Acomodar las zanahorias lavadas en una olla pequeña y cubrirlas con agua. → Agregar el azúcar y la canela. → Mover con una cuchara de palo. → Tapar y dejar cocinar a fuego mínimo por 10 minutos. → Agregar las pasas y cocinar por 10 minutos más o hasta que las zanahorias estén tiernas, evitando que el líquido se consuma. → Retirar del fuego, desechar la canela y agregar la mantequilla derretida. → Mezclar y servir caliente.

ENSALADAS

1. ENSALADA CHINA DE COL, ZANAHORIA Y PASAS

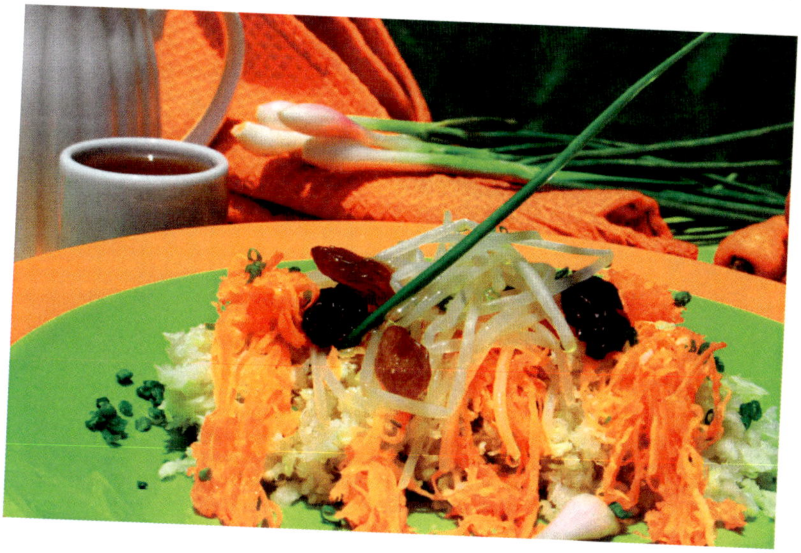

2 personas
Tiempo de preparación: 10 minutos
Grado de dificultad: 2

1	ENSALADA CHINA DE COL, ZANAHORIA Y PASAS			
	Ingredientes para 2 porciones	**Equivalencias**		**Calorías**
▪	1 taza de frijolito chino			14.40
▪	1 taza de col blanca finamente rallada			24.50
▪	½ taza de zanahoria finamente rallada *			15.00
▪	¼ taza de cebolla china bien picada			5.00
▪	10 pasas rubias o negras			26.00
▪	¼ cucharadita de splenda (opcional), o			0.00
	¼ cucharadita de azúcar rubia (opcional)			5.00
▪	4 cucharadas soperas de *vinagreta agridulce*			52.30
▪	pizca de sal y pimienta			0.40
	* escurrir el exceso de agua con un papel toalla	**Total Calorías**		**142.60**

→ Blanquear el frijolito chino. → Envolverlo en papel toalla y secarlo bien. → Colocarlo en una ensaladera y mezclarlo con la col rallada. → Agregar la zanahoria rallada, la cebolla china picada y las pasas. → Unir todo y añadir la *vinagreta agridulce*. → Servir al momento.

ver vinagreta agriculce
ver técnica para blanquear vegetales

2. ENSALADA DE ACEITUNAS, PIMIENTOS Y COTTAGE

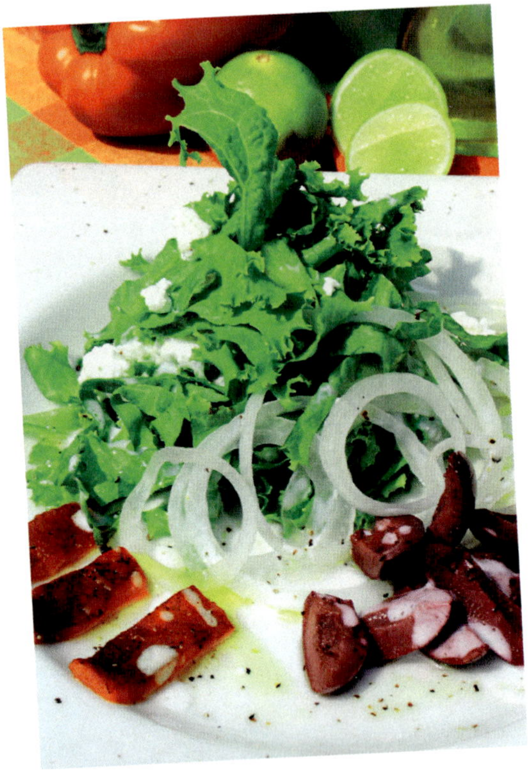

2 personas
Tiempo de preparación: 10 minutos
Grado de dificultad: 2

2	ENSALADA DE ACEITUNAS, PIMIENTOS Y COTTAGE	Equivalencias		Calorías
	Ingredientes para 2 porciones			
■	6 hojas de lechuga crespa, cortadas en tiras delgadas	¾	taza	8.32
■	½ taza de pimiento rojo soasado, picado en trozos medianos			10.40
■	1 cebolla blanca mediana, cortada en aros delgados	½	taza	8.15
■	½ taza de queso cottage bajo en grasa			80.00
■	½ taza de yogurt bajo en grasa			80.00
■	10 aceitunas negras sin pepas	¼	taza	216.80
■	1 cucharada sopera de aceite de oliva o palta (aguacate) extra virgen*			134.00
■	½ cucharada sopera de jugo de limón (o al gusto)			0.80
■	pizca de sal y pimienta			0.40
		Total Calorías		**538.87**

* o cualquier otro aceite gourmet de su preferencia

→ Lavar y picar las hojas de lechuga. → Secar bien y reservar. → Cortar la cebolla en rodajas. → Lavarla en un recipiente con agua y una pizca de sal. → Escurrirla bien en un colador y reservar. → Cortar las aceitunas en mitades. → Reservar. → Colocar en una fuente las tiras de lechuga, las cebollas, el pimiento y las aceitunas. → Mezclar con el queso. → Antes de servir, aliñar con el aceite y el jugo de limón. → Salpimentar. → Cubrir con el yogurt batido bien frío. → Servir de inmediato.

ver técnica para soasar pimientos

3. ENSALADA DE BERENJENAS CON PIMIENTOS Y ROMERO

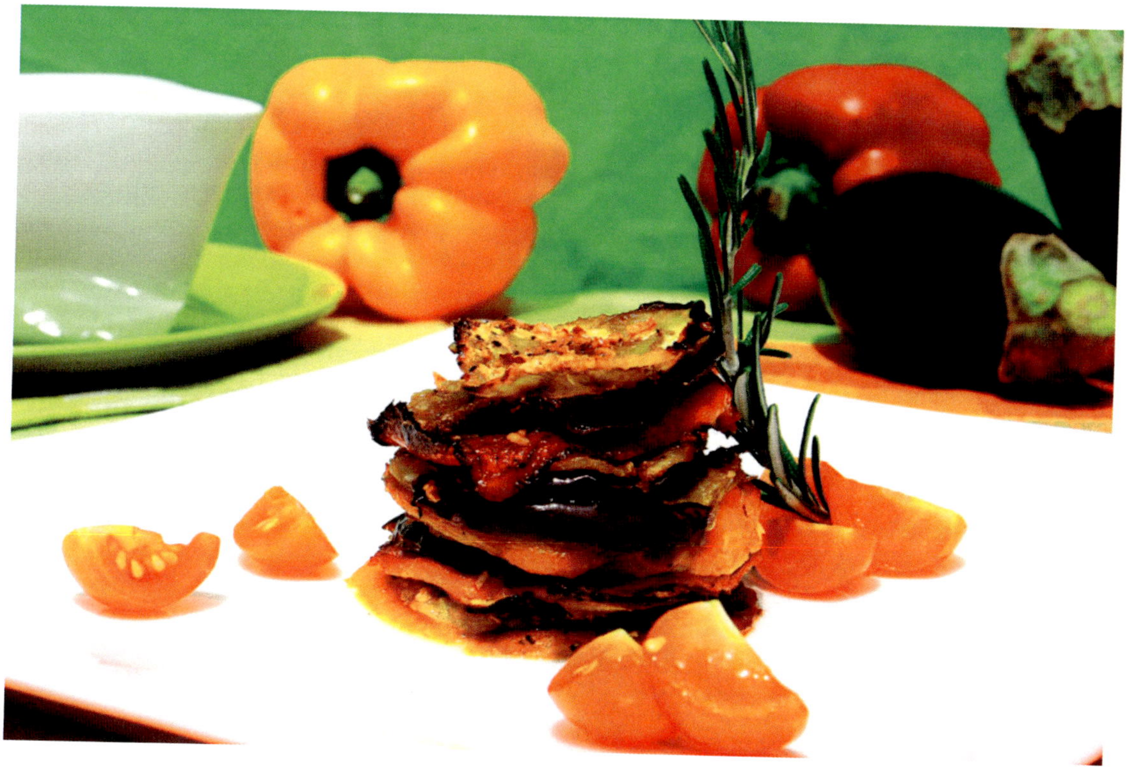

2 personas
Tiempo de preparación: 20 a 30 minutos
Grado de dificultad: 3

3	ENSALADA DE BERENJENAS CON PIMIENTOS Y ROMERO			
	Ingredientes para 2 porciones	**Equivalencias**		**Calorías**
▪	1 pimiento rojo soasado, cortado en rectángulos	1	taza	20.80
▪	1 pimiento amarillo soasado, cortado en rectángulos	1	taza	20.80
▪	2 berenjenas medianas	2	tazas	33.12
▪	1 taza de tomates cherry sin piel ni semillas, cortados en cuatro			27.40
▪	1 diente de ajo, cortado en láminas	¼	C.sopa	4.60
▪	2 ramitas de romero fresco			0.00
▪	1 cucharada sopera de aceite de oliva extra virgen para hornear			134.00
▪	1 cucharada sopera de aceite de oliva extra virgen para aliñar			134.00
▪	¼ cucharada sopera de vinagre balsámico para aliñar			6.00
▪	pizca de sal y pimienta			0.40
		Total Calorías		**381.12**

Precalentar el horno a 320º F – 160º C

→ Cortar las berenjenas en rodajas medianas. → Lavarlas y escurrirlas. → Colocar las berenjenas y los pimientos extendidos en un recipiente para horno. → Acomodar encima las ramitas de romero y el ajo en láminas. → Rociar todo con aceite de oliva extra virgen y salpimentar. → Hornear por aproximadamente 30 minutos o hasta que adquieran un color dorado. → Retirar del horno y dejar enfriar. → Acomodar en una fuente plana las berenjenas y los pimientos dorados, intercalándolos. → Adornar con los tomates cortados en cuatro. → Aliñar con aceite de oliva extra virgen, vinagre balsámico, sal y pimienta. → Servir de inmediato.

Nota: Para que las berenjenas y los pimientos queden crocantes debe precalentar el horno a 390º F – 200º C y hornear sólo por aproximadamente 15 minutos. **Se recomienda vigilar el proceso para evitar que se quemen.**

ver técnica para soasar pimientos

ver técnica para lavar berenjenas

ver técnica para pelar tomates

4. ENSALADA DE ESPÁRRAGOS Y BRÓCOLI

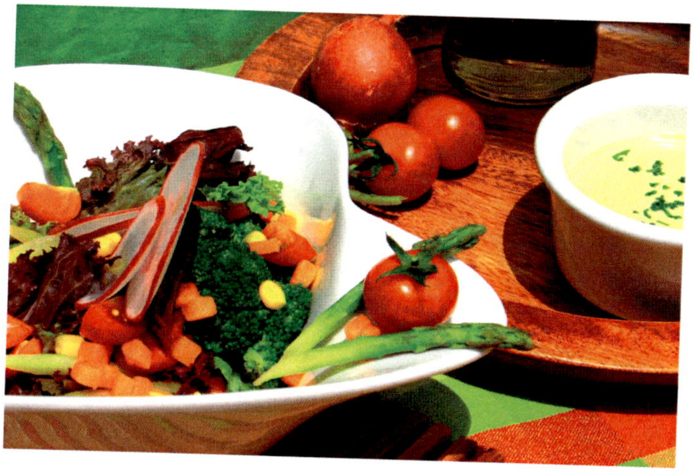

2 personas
Tiempo de preparación: 15 a 20 minutos
Grado de dificultad: 2

4	ENSALADA DE ESPÁRRAGOS Y BRÓCOLI			
	Ingredientes para 2 porciones	**Equivalencias**		**Calorías**
▪	1 taza de espárragos frescos, cortados en tres*			17.97
▪	1 taza de floretes de brócoli			27.90
▪	½ taza de rabanitos lavados, cortados en láminas finas			8.00
▪	½ taza de tomates cherry sin piel ni semillas			18.12
▪	8 hojas de lechuga verde y roja lavada			10.00
▪	¼ taza de choclo cocido desgranado o maíz enlatado			285.00
▪	½ taza de zanahorias, cortadas en dados pequeños			19.00
▪	2 cucharadas soperas de *mayonesa de la casa*			254.70
▪	¼ cucharadita de perejil fresco, picado			0.60
▪	pizca de sal y pimienta			0.40
	* desechar la parte fibrosa	**Total Calorías**		**641.69**

→ Cortar y blanquear los espárragos, el brócoli y las zanahorias tal como se indica en la lista de ingredientes. → Dejar enfriar y reservar. → Acomodar las hojas de lechuga en una ensaladera honda. → Añadir sobre ellas las verduras blanqueadas frías, los tomates y el choclo o maíz escurrido. → Agregar los rabanitos en láminas. → Mezclar el perejil picado con la *mayonesa de la casa*. → Rociar sobre la ensalada al momento de servir.

ver técnica para sancochar y desgranar el choclo
ver mayonesa de la casa
ver técnica para blanquear vegetales
ver técnica para pelar tomates

5. ENSALADA DE ESPINACA BEBÉ

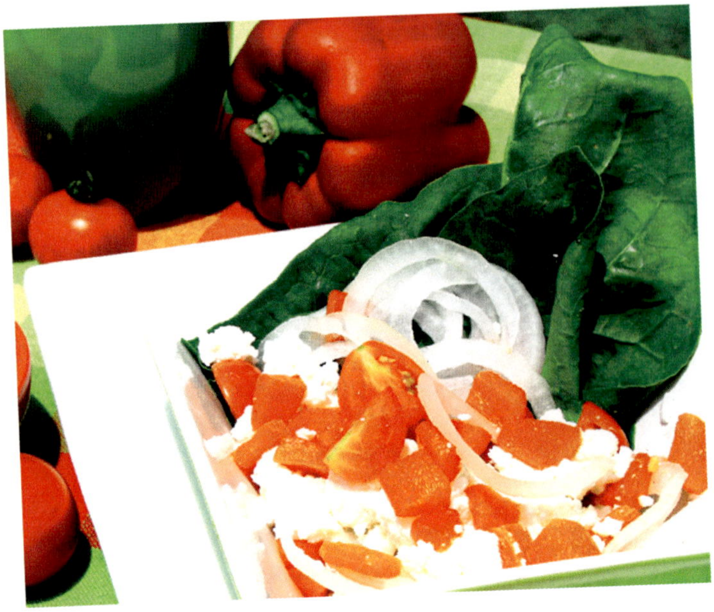

2 personas
Tiempo de preparación: 20 minutos
Grado de dificultad: 2

5	ENSALADA DE ESPINACA BEBÉ			
	Ingredientes para 2 porciones	**Equivalencias**		**Calorías**
▪	2 tazas de espinaca bebé, bien lavadas			8.80
▪	1 taza de cebolla blanca, cortada en aros delgados			16.30
▪	½ pimiento rojo soasado, cortado en cuadrados pequeños	½	taza	10.40
▪	¼ taza de queso feta bajo en grasa, desmenuzado			40.00
▪	¼ taza de queso cottage bajo en grasa			50.00
▪	1 tomate cherry para adornar			4.00
▪	2 cucharadas soperas de *vinagreta a la mostaza*			96.81
		Total Calorías		**226.31**

→ Lavar los aros de cebolla en un tazón con agua y una pizca de sal. → Escurrir bien en un colador. → Reservar. → Colocar las hojas de espinaca escurridas en una ensaladera honda y mezclarlas con los aros de cebolla y los pimientos soasados. → Añadir los dos quesos previamente combinados. → Mezclar bien. → Adornar con un tomate cherry. → Rociar con la *vinagreta a la mostaza* al momento de servir.

ver técnica para soasar pimientos
ver vinagreta a la mostaza

6. ENSALADA DE ESPINACA Y SETAS EN SALSA DE SOYA

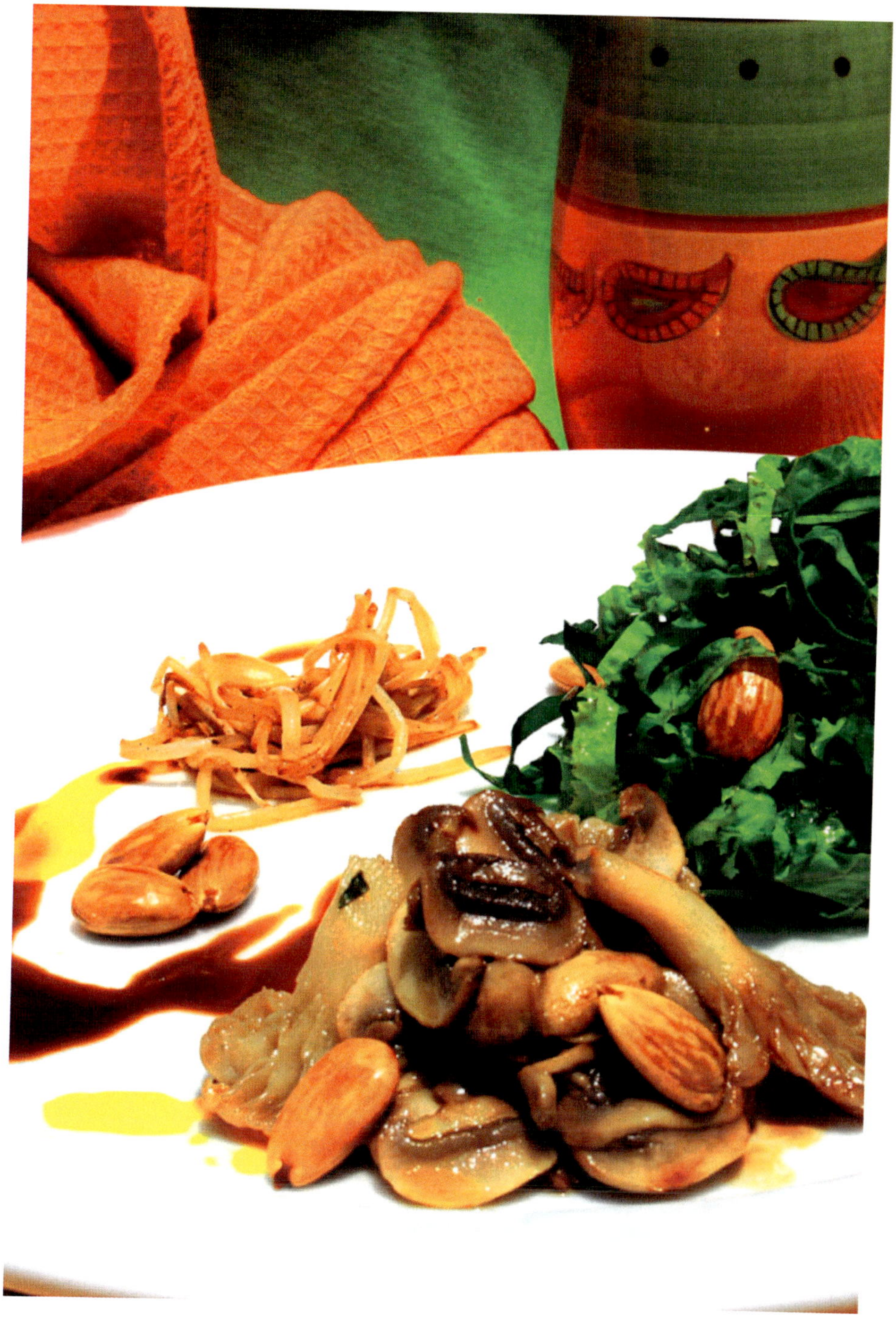

2 personas
Tiempo de preparación: 15 minutos
Grado de dificultad: 3

6	ENSALADA DE ESPINACA Y SETAS EN SALSA DE SOYA			
	Ingredientes para 2 porciones	**Equivalencias**		**Calorías**
▪	2 tazas de espinaca fresca			8.80
▪	1 ½ tazas de lechuga, de su preferencia			16.64
▪	1 taza de setas o champiñones crudos, enteros o en láminas			17.96
▪	½ taza de frejolito chino blanqueado			7.20
▪	10 almendras tostadas			62.14
▪	½ cucharada sopera de vinagre balsámico			6.00
▪	1 cucharada sopera de salsa de soya baja en sodio			10.00
▪	1 cucharada sopera de aceite de oliva o palta (aguacate) extra virgen*			134.00
▪	pizca de sal y pimienta			0.40
	* o cualquier otro aceite gourmet de su preferencia	**Total Calorías**		**263.14**

→ Dividir el aceite en tres partes iguales. → Lavar la lechuga, trozarla con las manos y secarla bien. → Acomodarla en una fuente honda. → Lavar las setas o los champiñones. → Reservar. → Lavar la espinaca y cortarla en tiras delgadas. → Secar en papel toalla y reservar. → Calentar la tercera parte del aceite en una sartén de teflón honda o wok. → Añadir la espinaca y saltearla hasta que el líquido se evapore. → Reservar. → Acomodar las hojas de lechuga en una fuente honda. → Colocar la espinaca salteada sobre la lechuga. → Agregar la otra parte del aceite a la sartén y saltear las setas o champiñones por 2 minutos. → Retirarlos del fuego y esparcirlos sobre la espinaca. → Volver a colocar la sartén al fuego con el resto del aceite, la salsa de soya y el vinagre. → Agregar y saltear los frejolitos blanqueados. → Salpimentar. → En cuanto empiece a hervir, retirar del fuego y añadir caliente sobre la ensalada. → Adornar con las almendras tostadas. → Servir tibio y consumir de inmediato para evitar que las verduras se marchiten.

ver técnica para blanquear vegetales

ver técnica para tostar almendras

ver técnica para saltear

7. ENSALADA DE GARBANZOS Y SPROUTS

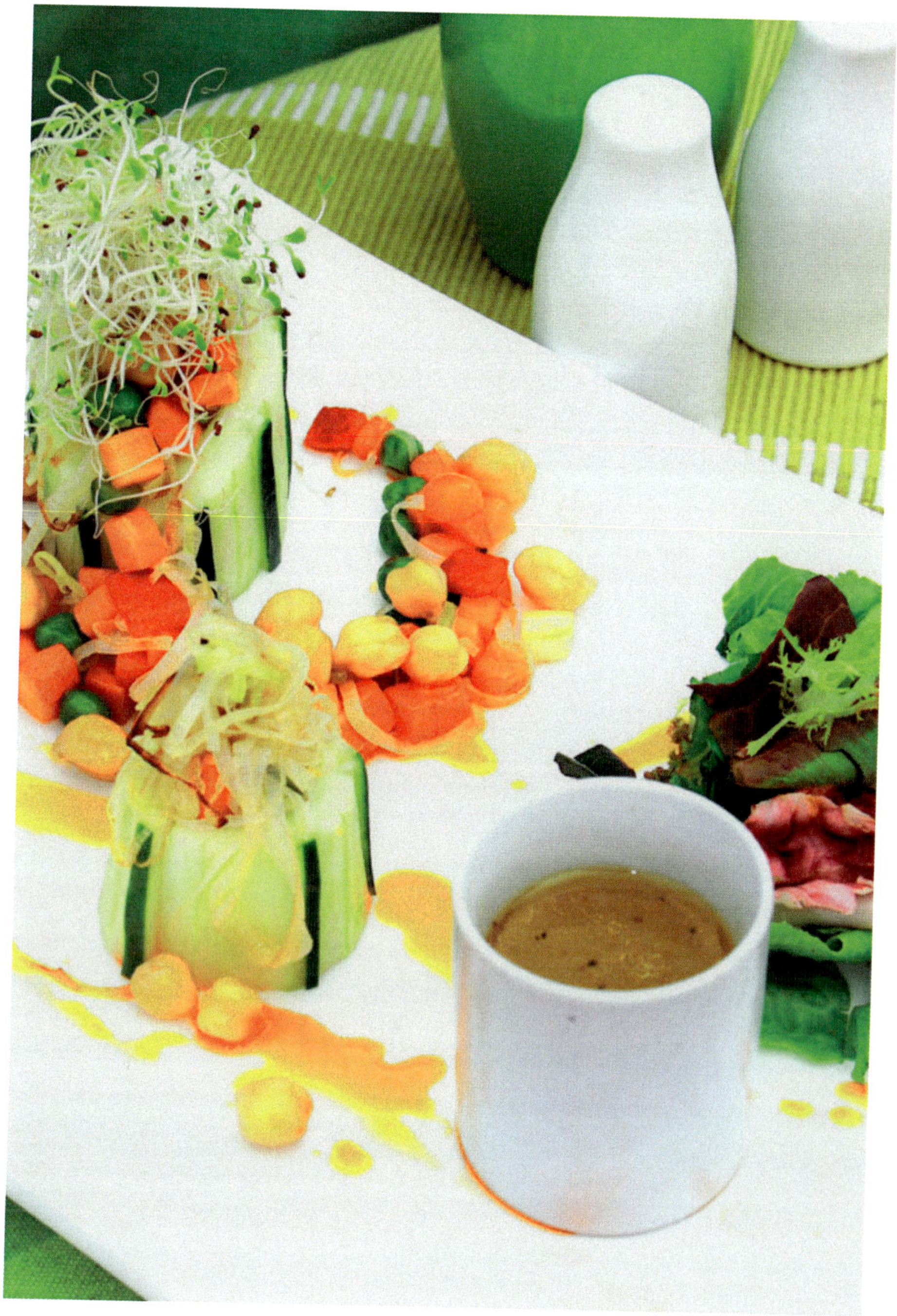

2 personas
Tiempo de preparación: 30 minutos
Grado de dificultad: 3

7 ENSALADA DE GARBANZOS Y SPROUTS

	Ingredientes para 2 porciones	Equivalencias		Calorías
▪	½ taza de garbanzos enteros			340.80
▪	6 hojas de lechuga, partida en trozos	2	tazas	10.00
▪	¼ taza de poro, cortado en aros delgados			7.15
▪	¼ taza de alverjitas			30.00
▪	¼ taza de zanahoria, cortada en cubitos			9.50
▪	¼ taza de pepinos sin piel, cortados en cubitos			5.00
▪	1 puñado de alfalfa germinada (sprouts)	1	taza	6.00
▪	1 hoja seca de laurel			0.00
▪	1 cucharada sopera de aceite de oliva o palta (aguacate) extra virgen*			134.00
▪	4 cucharadas soperas de *aliño de limón* (o al gusto)			90.80
	* o cualquier otro aceite gourmet de su preferencia	**Total Calorías**		**633.25**

→ Cocinar los garbanzos con anticipación. → Dejar enfriar. → Reservar. → Blanquear las alverjitas, los pimientos y las zanahorias. → Reservar. → Calentar el aceite en una sartén de teflón honda, y saltear el poro, los pimientos, las alverjitas y la zanahoria. → Dejar enfriar y añadir el pepino. → Acomodar la lechuga en trozos en una fuente para ensalada. → Añadir las verduras frías sobre la lechuga. → Agregar los garbanzos fríos y cubrir con alfalfa o sprouts. → Aliñar al momento de servir.

Nota: Para la presentación artística de la receta se usaron pepinos crudos cortados como troncos. Se retiró con cuidado la pulpa de los tronquitos utilizando un cuchillo curvo de fruta. Se peló de arriba a abajo parte de la cáscara formando rayas delgadas con un pelador de vegetales. Se rellenó el interior de los tronquitos con las verduras.

ver aliño de limón

ver técnica para lavar y cocinar legumbres al dente

ver técnica para blanquear vegetales

ver técnica para saltear

8. ENSALADA DE PALMITOS Y TOMATES SECOS O CONFITADOS

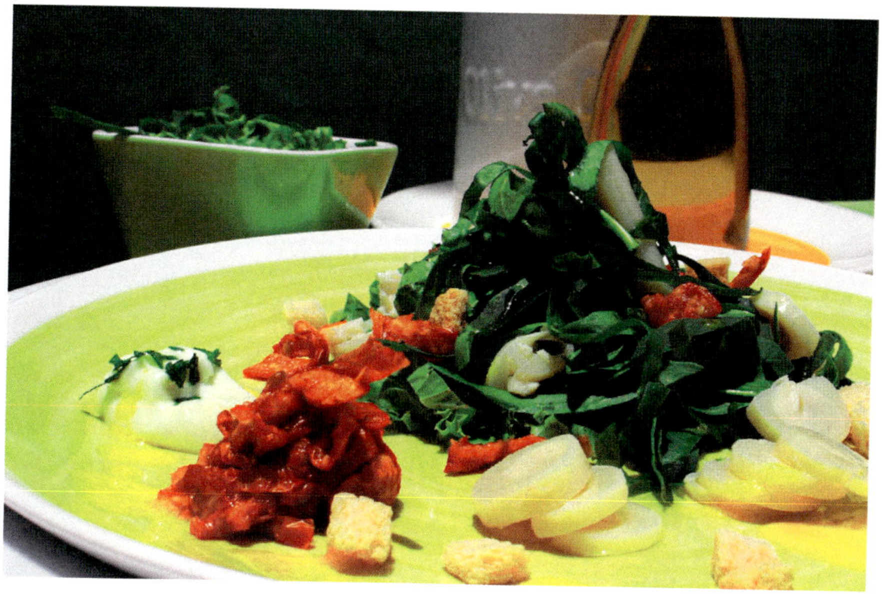

2 personas
Tiempo de preparación: 10 minutos
Grado de dificultad: 2

8	ENSALADA DE PALMITOS Y TOMATES SECOS O CONFITADOS			
	Ingredientes para 2 porciones	**Equivalencias**		**Calorías**
▪	4 hojas de lechuga, lavada y cortada en tiras	½	taza	5.00
▪	8 hojas de espinaca fresca, lavada y cortada en tiras	1	taza	5.70
▪	6 lonjas de tomates secos			1.09
▪	4 troncos de palmitos envasados en agua	1	taza	39.00
▪	2 cucharadas soperas de *mayonesa de la casa*			254.70
▪	¼ taza de croutons de pan integral (opcional)			36.50
		Total Calorías		**341.99**

→ Hidratar los tomates en agua tibia. → Retirarles el exceso de agua. → Cortarlos en tiras delgadas. → Reservar. → Mezclar en una ensaladera la lechuga y la espinaca en tiras. → Añadir las tiras de tomate y revolver con la lechuga y la espinaca. → Cortar los palmitos en rodajas momentos antes de servir y colocarlos sobre la ensalada. → Aliñar con la *mayonesa de la casa* y servir. → Si lo desea, puede agregar ¼ de taza de croutons de pan integral.

ver mayonesa de la casa
ver técnica para hidratar tomates

9. ENSALADA DE PALTA O AGUACATE, LECHUGA Y TOMATE

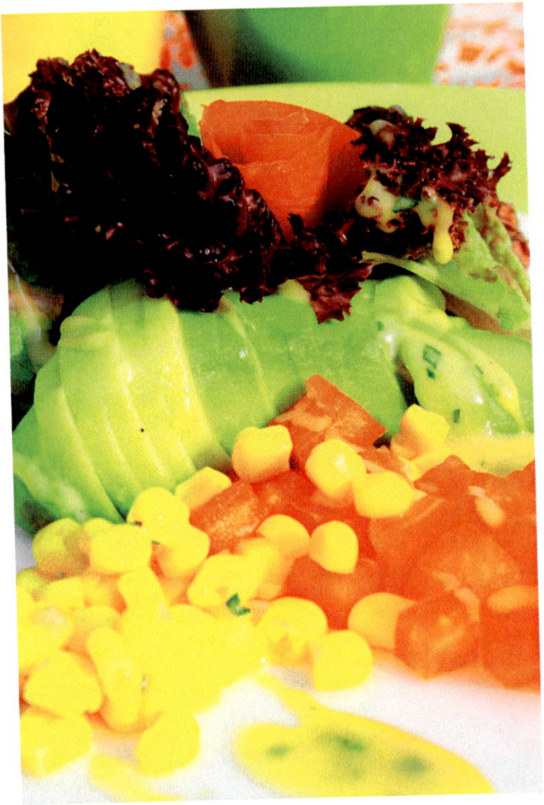

2 personas
Tiempo de preparación: 10 minutos
Grado de dificultad: 1

9	ENSALADA DE PALTA O AGUACATE, LECHUGA Y TOMATE			
	Ingredientes para 2 porciones	**Equivalencias**		**Calorías**
▪	½ aguacate mediano maduro, cortado en rodajas finas[1]	¾	taza	142.00
▪	1 cucharada sopera de limón (o al gusto)			1.60
▪	2 tomates pequeños, sin piel ni semillas, en trozos medianos	1	taza	27.50
▪	6 hojas de lechuga mixta, en trozos	¾	taza	8.32
▪	¼ taza choclo cocido desgranado o maíz enlatado y escurrido			285.00
▪	2 cucharadas soperas de *vinagreta a la mostaza*			96.81
		Total Calorías		**561.23**

[1] si desea preparar el aguacate con anterioridad, conviene rociarlo con el jugo de limón para evitar que se oxide.

→ Colocar la lechuga, los tomates y el choclo o maíz desgranado en una ensaladera. → Mezclar con cuidado. → Agregar el aguacate (palta) y rociar con la *vinagreta a la mostaza*. → Servir de inmediato.

ver técnica para pelar tomates
ver técnica para sancochar y desgranar el choclo
ver vinagreta a la mostaza

10. ENSALADA DE POLLO, ESPÁRRAGOS Y MANZANA

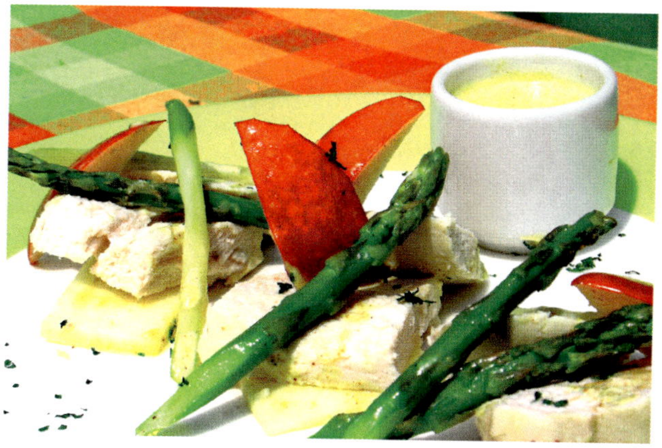

4 personas
Tiempo de preparación: 30 minutos
Grado de dificultad: 2

10	ENSALADA DE POLLO, ESPÁRRAGOS Y MANZANA			
	Ingredientes para 4 porciones	**Equivalencias**		**Calorías**
■	1 pechuga mediana de pollo, deshuesada y sin piel (1½ taza)	360 g	0.79 lb	4.84
■	½ apio mediano, cortado en trozos grandes	¼	taza	3.42
■	½ poro mediano, cortado en trozos grandes	¼	taza	9.90
■	1 hoja de laurel			0.00
■	2 manzanas rojas medianas	1	taza	91.96
■	1 taza de espárragos verdes, frescos o enlatados			13.70
■	3 cucharadas soperas de *mayonesa de la casa con curry*			382.05
■	2 ½ tazas de agua (para el caldo)			0.00
■	perejil fresco picado, al gusto			0.00
■	pizca de sal			0.40
		Total Calorías		**506.27**

→ Lavar bien la pechuga. → Calentar el agua en una olla y agregar sal, apio, poro y 1 hoja de laurel. → Acomodar la pechuga y cocinar por 20 minutos o hasta que esté cocida. → Retirar la olla del fuego y dejar enfriar. → Cortar la pechuga en trozos medianos. → Reservar. → Cortar los espárragos en mitades. → Reservar. → Antes de servir, cortar en gajos las manzanas sin pelar. → Unir todos los ingredientes en un recipiente hondo. → Aliñar la ensalada con la *mayonesa de la casa con curry*. → Esparcir el perejil picado. → Servir.

Nota: Se sugiere utilizar el caldo de pollo para otra receta o consumirlo agregando ¼ de taza de fideos. El caldo excedente puede congelarse en recipientes herméticos hasta por 1 año.

ver técnica para blanquear vegetales
ver mayonesa de la casa con curry

11. ENSALADA DE TOMATES CHERRY CON NUECES

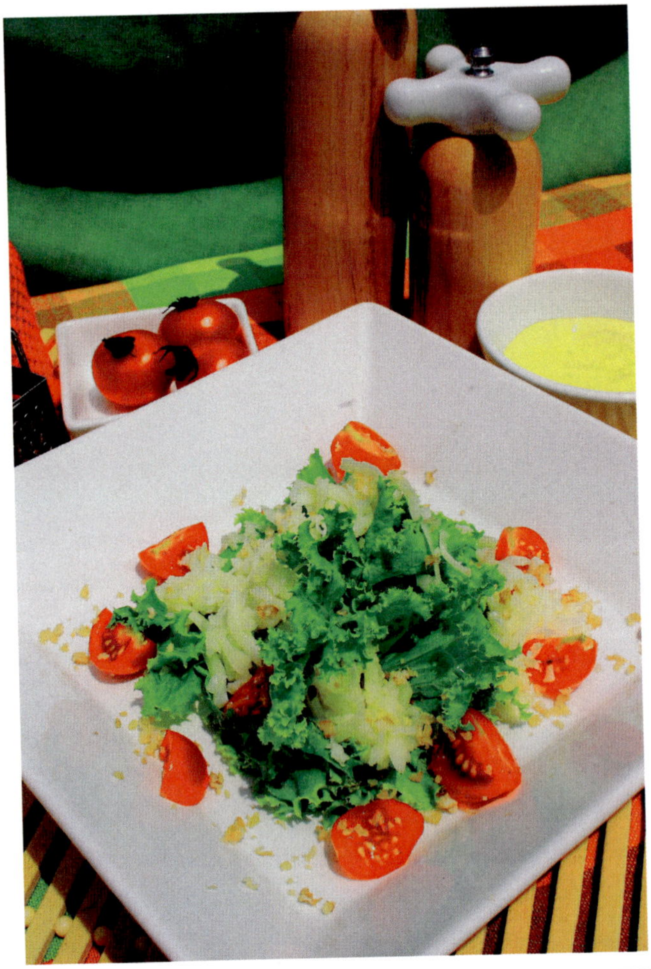

2 personas
Tiempo de preparación: 10 minutos
Grado de dificultad: 1

11	ENSALADA DE TOMATES CHERRY CON NUECES			
	Ingredientes para 2 porciones	**Equivalencias**		**Calorías**
▪	1 taza de tomates bebé, sin piel ni semillas, cortados por la mitad			18.12
▪	6 hojas de lechuga crespa, trozada	¾	taza	8.32
▪	½ taza de queso mozzarella fresco bajo en grasa*			45.00
▪	8 nueces, finamente picadas			108.36
▪	2 cucharadas soperas de *mayonesa de la casa*			254.70
	* rallado en tiras gruesas	**Total Calorías**		**434.50**

→ Lavar la lechuga, escurrirla y trozarla. → Acomodar la lechuga y los tomates en una ensaladera. → Cubrir con el queso rallado. → Bañar la ensalada con la *mayonesa de la casa*. → Adornar con las nueces picadas al momento de servir.

ver técnica para pelar tomates
ver mayonesa de la casa

12. MIX DE VERDES CON FETA Y PECANAS

2 personas
Tiempo de preparación: 6 minutos
Grado de dificultad: 1

12	MIX DE VERDES CON FETA Y PECANAS			
	Ingredientes para 2 porciones	**Equivalencias**		**Calorías**
▪	8 hojas de lechuga verde y roja, picadas	1	taza	10.00
▪	¼ taza de croutons integrales			36.50
▪	5 pecanas picadas	¼	taza	124.60
▪	¼ taza de queso feta bajo en grasa, desmenuzado			80.00
▪	2 cucharadas soperas de *aliño de limón*			45.40
		Total Calorías		**296.50**

→ Lavar y escurrir bien las hojas de lechuga y colocarlas en una ensaladera. → Añadir el queso feta y las pecanas. → Rociar con el aliño de limón y agregar los croutons al momento de servir.

ver aliño de limón

Sugerencia del chef: *Salpimentar las sopas al final de la cocción para mantener el sabor natural de los ingredientes.*

1. CALDO DE PECHUGA DE POLLO

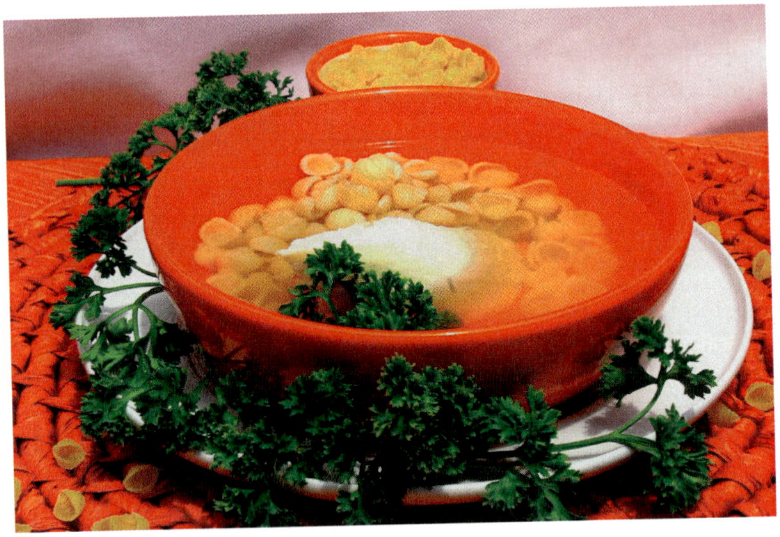

2 personas
Tiempo de preparación: 20 minutos
Grado de dificultad: 1

1	CALDO DE PECHUGA DE POLLO				
	Ingredientes para 2 porciones		**Equivalencias**		**Calorías**
▪	1 pechuga mediana de pollo, sin piel	(1½ taza)	360 g	0.79 lb	484.00
▪	½ apio mediano, cortado en trozos grandes		¼	taza	6.94
▪	½ poro mediano, cortado en trozos grandes		¼	taza	19.80
▪	1 hoja de laurel				0.00
▪	2 tazas de agua				0.00
▪	½ taza de fideos para sopa (opcional)				171.00
▪	pizca de sal y pimienta				0.40
			Total Calorías		**682.14**

→ Lavar bien la pechuga, retirando la piel. → Poner el apio, poro y laurel en una olla con agua hirviendo. → Colocar la pechuga y hervir a fuego moderado por 20 minutos o hasta que se cocine el pollo. → Salpimentar. → Retirar el apio y el poro. → Trozar la pechuga. → Adornar con perejil fresco. → Servir caliente.

Opcional: Agregar ½ taza de fideos y cocinar por unos minutos más.

2. CREMA DE CHAMPIÑONES

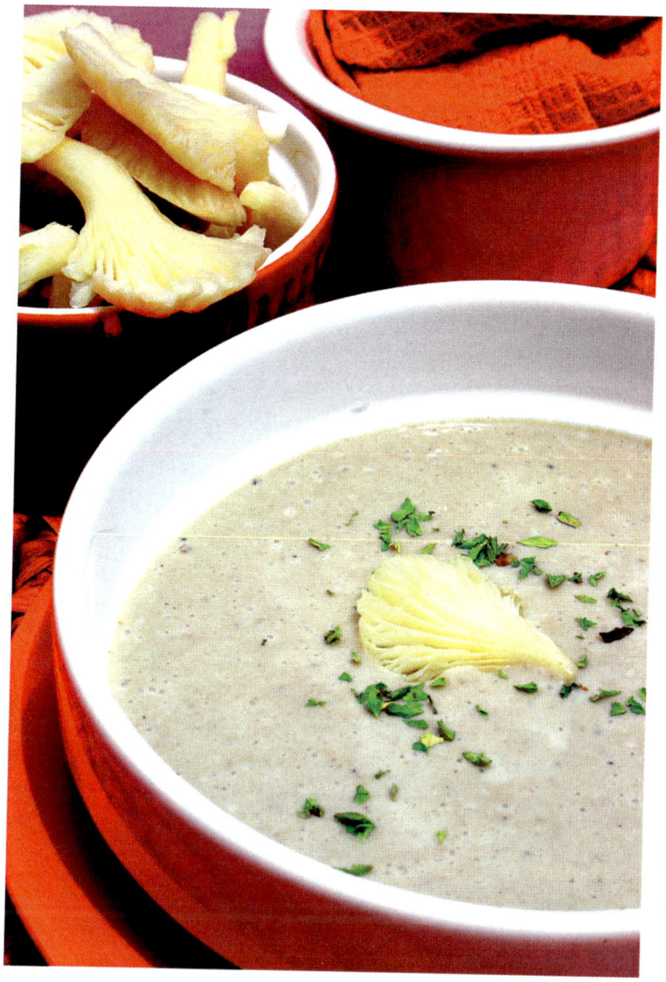

2 personas
Tiempo de preparación: 20 minutos
Grado de dificultad: 1

2	CREMA DE CHAMPIÑONES			
	Ingredientes para 2 porciones	Equivalencias		Calorías
▪	2 tazas de setas o champiñones, cortados en trozos			35.92
▪	½ taza de leche descremada			50.00
▪	2 tazas de agua			0.00
▪	1 cucharadita de perejil bien picado, para adornar			0.00
▪	pizca de sal y pimienta			0.40
		Total Calorías		**86.32**

→ Licuar los hongos con el agua y colocar en una olla a fuego mínimo. → Mover con una cuchara de palo. → Continuar la cocción por aproximadamente 15 minutos, hasta que se consuma la mitad del liquido. → Salpimentar. → Retirar del fuego y agregar la leche tibia. → Rectificar la sal. → Adornar con perejil picado. → Servir caliente.

3. CREMA DE VERDURA MIXTA

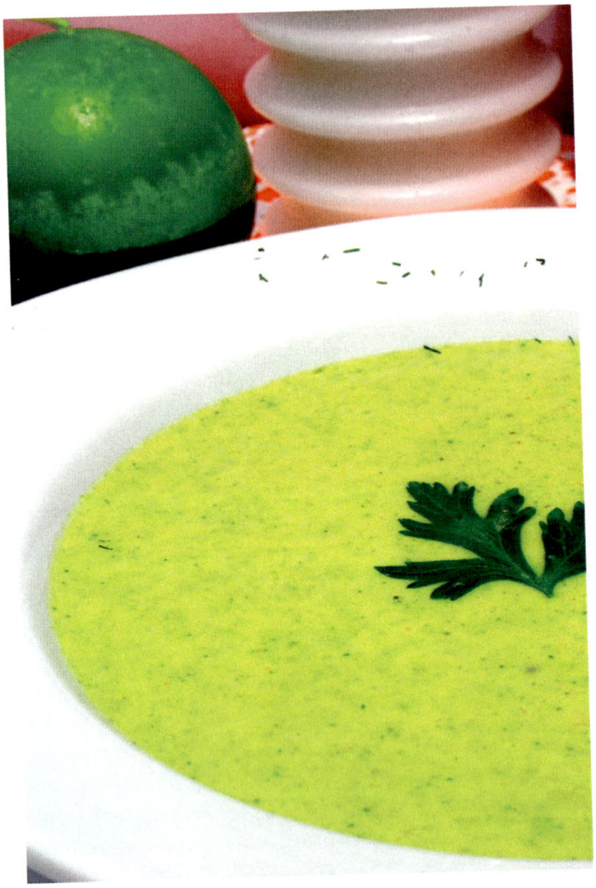

2 personas
Tiempo de preparación: 20 minutos
Grado de dificultad: 2

3	CREMA DE VERDURA MIXTA			
	Ingredientes para 2 porciones	**Equivalencias**		**Calorías**
■	½ taza de zanahorias picadas			15.00
■	½ taza de brócoli cortado en trozos			13.95
■	½ taza de alverjitas			37.00
■	½ taza de leche descremada			50.00
■	¼ de taza de agua (opcional)			0.00
■	1 ramita de perejil, para adornar			0.00
■	pizca de sal y pimienta			0.40
		Total Calorías		**116.35**

→ Blanquear 🌡 las verduras. → Licuarlas bien (agregar agua sólo si es necesario) y colocarlas en una olla. → Calentar la preparación a fuego mínimo. → Mover constantemente hasta que espese. → Salpimentar. → Retirar la olla del fuego y añadir la leche tibia. → Rectificar la sal y adornar con el perejil. → Servir caliente.

🌡 ver técnica para blanquear vegetales

4. SOPA DE TOMATE AL TOMILLO

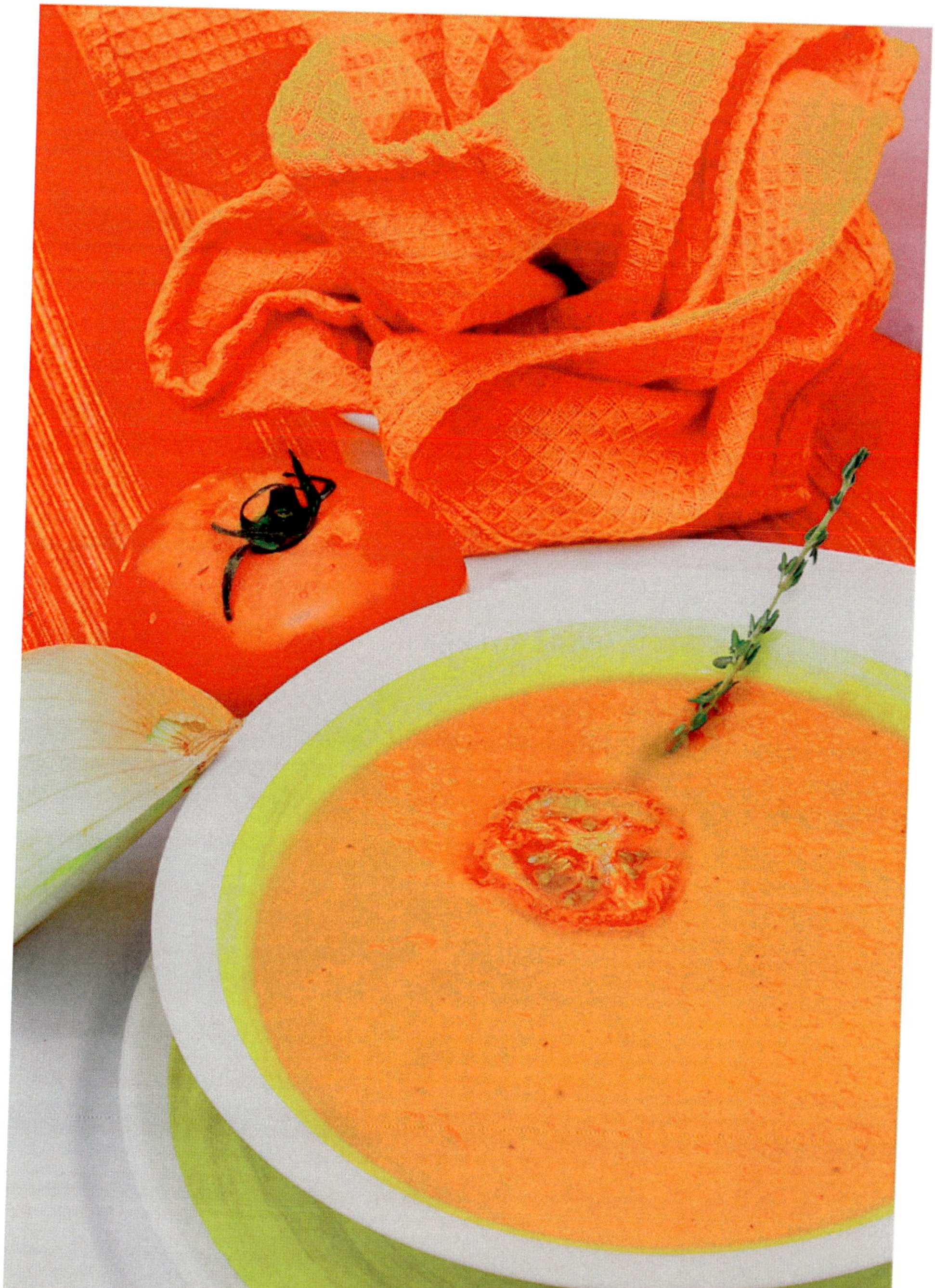

2 personas
Tiempo de preparación: 10 minutos
Grado de dificultad: 2

4	SOPA DE TOMATE AL TOMILLO			
	Ingredientes para 2 porciones	**Equivalencias**		**Calorías**
■	4 tomates medianos maduros, sin piel ni semillas, trozados	2	tazas	27.50
■	2 ramitas de tomillo fresco o ½ cucharadita de tomillo en polvo			0.00
■	¼ taza de zanahoria picada			19.00
■	¼ de tronco de apio			3.47
■	¼ taza de cebolla blanca, rallada			4.70
■	1¼ taza de agua bien caliente			0.00
■	1 cucharadita de splenda o			0.00
	2 cucharaditas de azúcar rubia			40.00
■	½ cucharada sopera de aceite de oliva extra virgen			67.00
■	una raja de tomate para adornar			0.02
■	pizca de sal y pimienta			0.40
		Total Calorías		**162.09**

→ Calentar el aceite en una olla a fuego moderado y añadir la cebolla rallada. → Saltear la cebolla hasta que dore. → Agregar los tomates. → Esperar a que se deshagan. → Incorporar el agua caliente y el tomillo, y continuar la cocción por 2 minutos. → Salpimentar. → Retirar del fuego y agregar splenda o azúcar rubia (para eliminar el sabor ácido). → Retirar las ramitas de tomillo. → Licuar y volver a calentar en la olla por 1 minuto más. → Retirar del fuego. → Rectificar la sal y adornar con el tomate. → Servir caliente.

ver técnica para pelar tomates
ver técnica para saltear
ver técnica para pelar tomates

SÁNDWICHES

***Nota**: el lado del pan que se unta con mayonesa, mostaza o mantequilla, tiene que estar en contacto con el relleno que se va a utilizar en los sándwiches de las recetas.*

1. SÁNDWICH CAPRESE

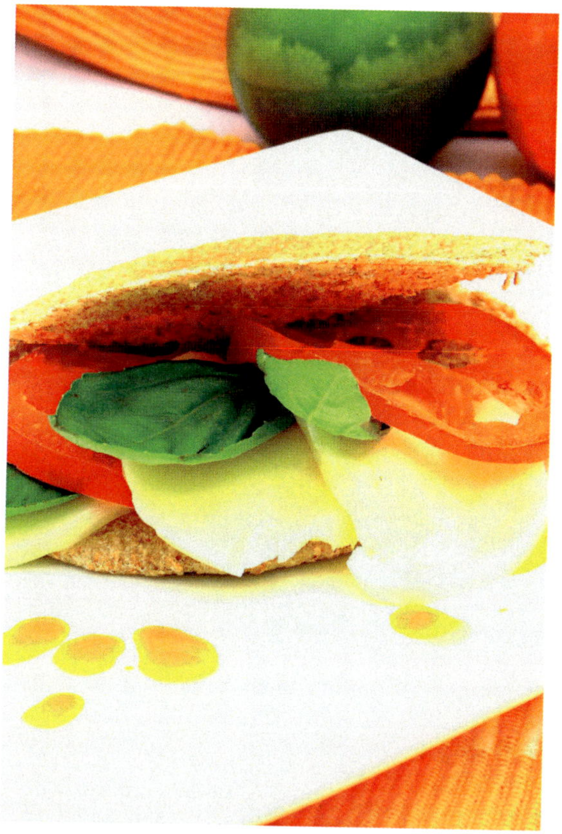

Unidad
Tiempo de la preparación: 5 minutos
Grado de dificultad: 1

1	SÁNDWICH CAPRESE			
	Ingredientes para 1 porción	Equivalencias		Calorías
▪	1 pan pita integral, cortado hasta la mitad			22.80
▪	2 o 3 lonjas delgadas de queso mozzarella bajo en grasa	¼	taza	22.50
▪	2 rajas de tomate, sin piel ni semillas			0.30
▪	3 hojas de albaca fresca			0.00
▪	1 cucharadita de aceite de oliva o palta (aguacate) extra virgen			45.00
▪	pizca de sal y pimienta			0.40
		Total Calorías		**91.00**

→ Colocar en un tazón el queso mozzarella, el tomate y la albaca, y aderezar con aceite de oliva extra virgen. → Salpimentar. → Rellenar el pan con la preparación. → Servir inmediatamente.

2. SÁNDWICH DE ACEITUNAS Y HUEVO DURO

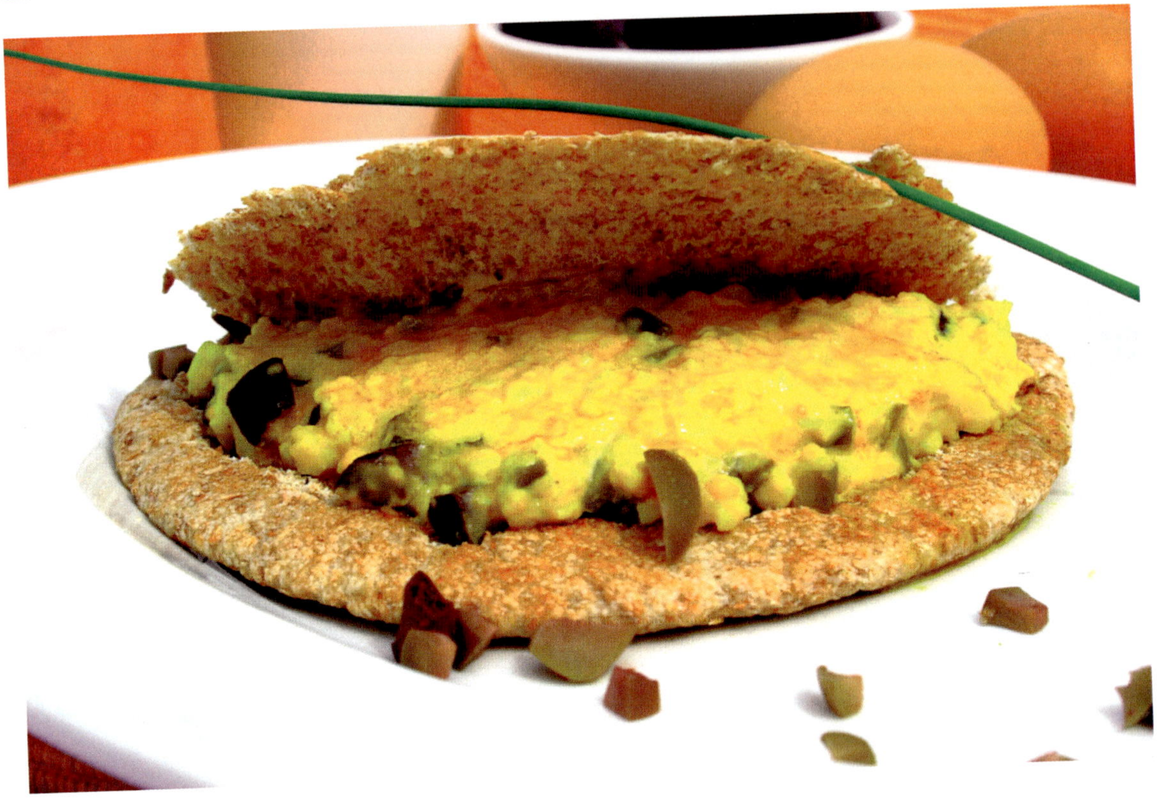

Unidad
Tiempo de preparación: 7 minutos
Grado de dificultad: 1

2	SÁNDWICH DE ACEITUNAS Y HUEVO DURO			
	Ingredientes para 1 porción	**Equivalencias**		**Calorías**
▪	1 pan pita integral, cortado hasta la mitad			22.80
▪	6 aceitunas verdes o negras, sin pepa, bien picadas			108.00
▪	1 huevo cocido pelado, de preferencia *Omega-3*			90.00
▪	1 cucharadita de mostaza Dijon			0.00
▪	1 cucharada sopera al ras de *mayonesa de la casa*			127.35
▪	¼ cucharadita de cebolla en polvo			0.12
▪	pizca de sal y pimienta			0.40
		Total Calorías		**348.67**

→ Prensar el huevo duro y las aceitunas picadas con un tenedor. → Mezclar la *mayonesa de la casa* con la cebolla en polvo y la mostaza. → Unir todo y formar una crema. → Salpimentar. → Rellenar el pan con la preparación. → Servir inmediatamente.

ver mayonesa de la casa

3. SÁNDWICH DE ATÚN

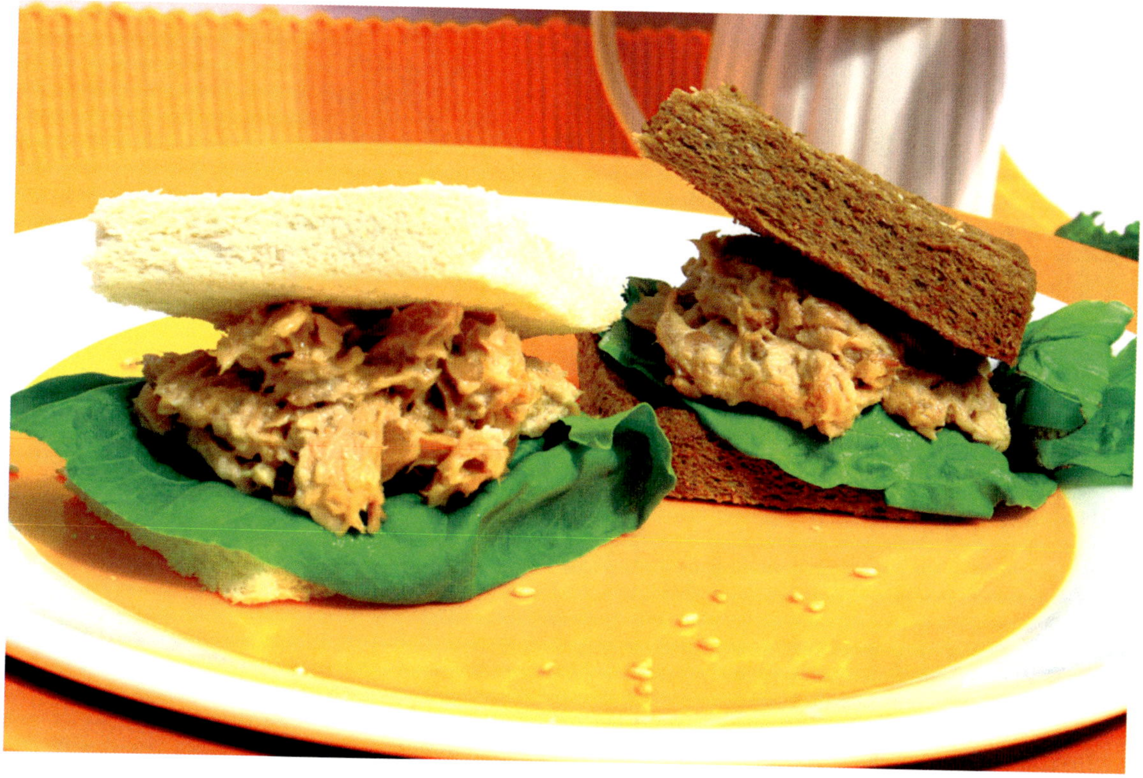

Unidad
Tiempo de preparación: 5 minutos
Grado de dificultad: 1

3	SÁNDWICH DE ATÚN			
	Ingredientes para 1 porción	**Equivalencias**		**Calorías**
▪	2 rebanadas de pan integral o blanco, bajo en calorías			90.00
▪	½ lata chica de atún en agua, escurrido			140.00
▪	1 hoja de lechuga, lavada y escurrida			1.60
▪	1 cucharada sopera al ras de *mayonesa de la casa*			127.35
▪	1 cucharada sopera de mostaza			0.00
▪	pizca de sal y pimienta			0.40
		Total Calorías		**359.35**

→ Mezclar en un tazón el atún escurrido con la *mayonesa de la casa*. → Salpimentar. → Untar con mostaza un lado de las rebanadas de pan. → Colocar la lechuga sobre el lado untado con mostaza y agregar el atún. → Cubrir con la otra rebanada de pan. → Se puede preparar por anticipado, el mismo día que se va a consumir. → Mantener refrigerado.

ver mayonesa de la casa

4. SÁNDWICH DE HUEVO Y CHIVES O CIBOULETTES

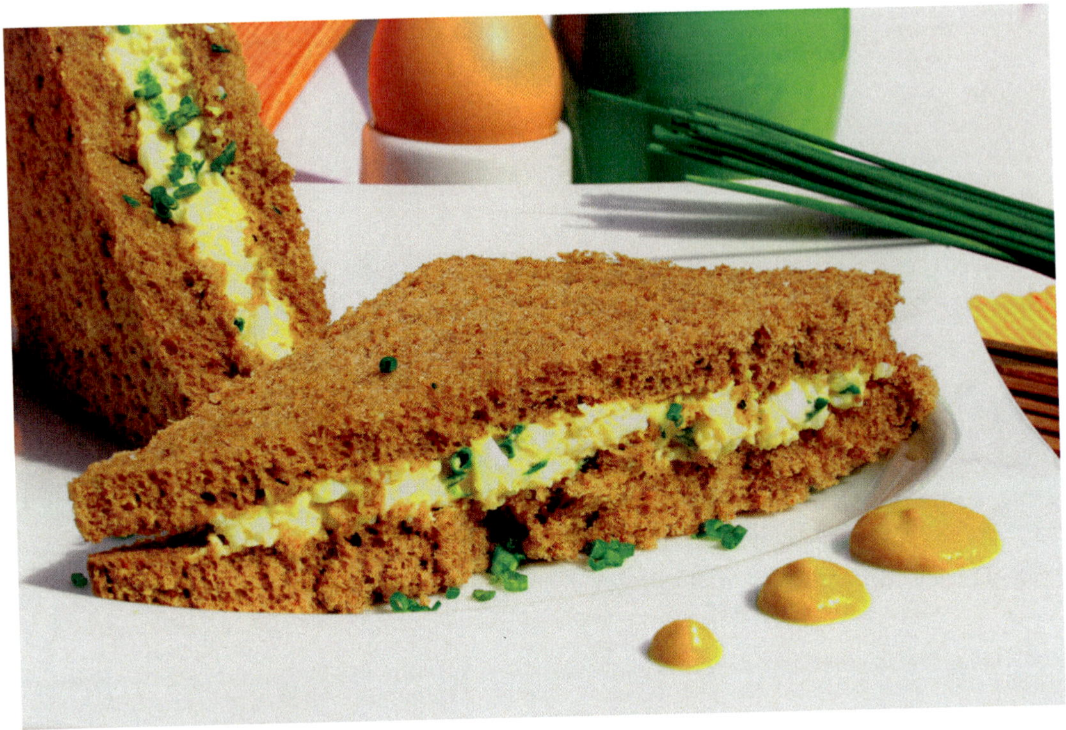

Unidad
Tiempo de preparación: 7 minutos
Grado de dificultad: 1

4	SÁNDWICH DE HUEVO Y CHIVES O CIBOULETTES			
	Ingredientes para 1 porción	Equivalencias		Calorías
▪	2 rebanadas de pan integral, bajo en calorías			90.00
▪	1 huevo cocido, de preferencia *Omega-3*			90.00
▪	3 ramas de ciboulette, bien picadas			0.00
▪	1 cucharada sopera al ras de *mayonesa de la casa*			127.35
▪	1 cucharadita de mostaza Dijon			0.00
▪	pizca de sal y pimienta			0.40
		Total Calorías		**307.75**

→ Pelar el huevo duro, colocarlo en un tazón y prensarlo con un tenedor. → Añadir la *mayonesa de la casa* y los ciboulettes picados. → Mezclar bien y salpimentar. → Untar con mostaza un lado de las rebanadas de pan. → Acomodar la preparación sobre el lado untado con mostaza. → Cubrir con la otra rebanada de pan. → Se puede preparar por anticipado, el mismo día que se va a consumir. → Mantener refrigerado.

ver mayonesa de la casa

5. SÁNDWICH DE PAVO O JAMÓN

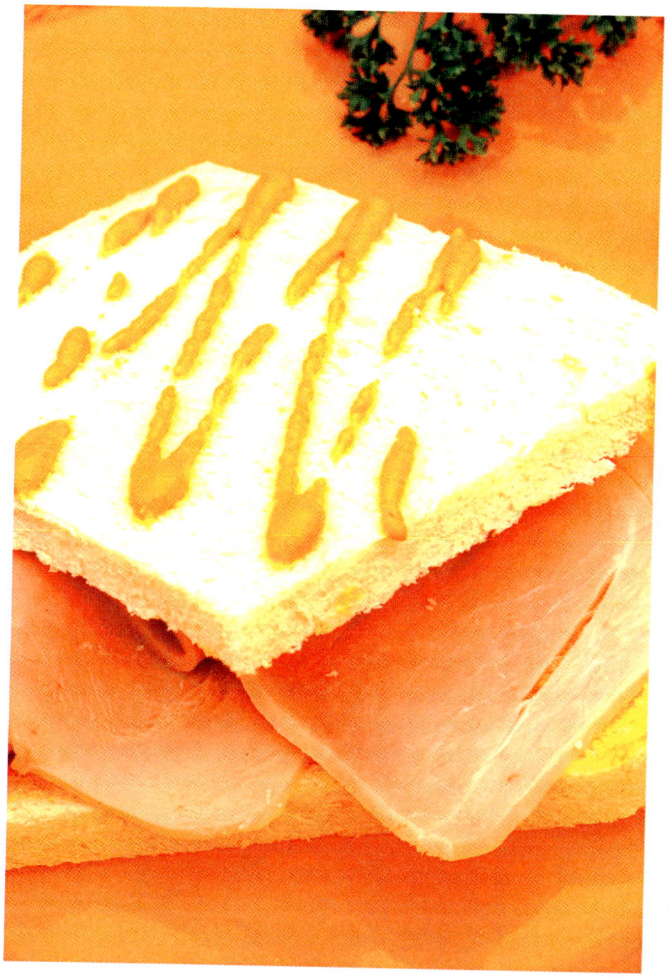

Unidad
Tiempo de preparación: 3 minutos
Grado de dificultad: 1

5	SÁNDWICH DE PAVO O JAMÓN			
	Ingredientes para 1 porción	Equivalencias		Calorías
▪	2 rebanadas de pan integral, bajo en calorías			90.00
▪	1 lonja de pavo o jamón desgrasado	20 g	0.70 oz	19.20
▪	1 cucharadita de mostaza Dijon			0.00
		Total Calorías		**109.20**

→ Untar con mostaza un lado de las rebanadas de pan. → Acomodar la lonja de pavo o jamón sobre el lado untado con mostaza. → Cubrir con la otra rebanada de pan. → Se puede preparar por anticipado el mismo día que se va a consumir. → Mantener refrigerado.

6. SÁNDWICH DE POLLO

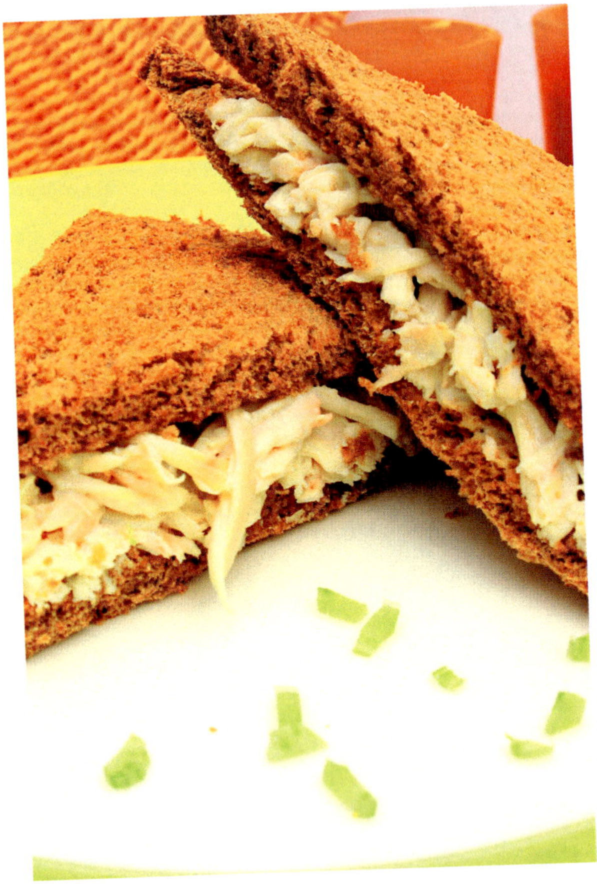

Unidad
Tiempo de preparación: 10 minutos
Tiempo de cocción de la pechuga de pollo: 20 minutos
Grado de dificultad: 2

6	SÁNDWICH DE POLLO			
	Ingredientes para 1 porción	**Equivalencias**		**Calorías**
▪	2 rebanadas de pan blanco o integral bajo en calorías			90.00
▪	¼ de pechuga de pollo sancochada y deshilachada	90 g	3.15 oz	121.20
▪	1 cucharada sopera al ras de *mayonesa de la casa*			127.35
▪	1 cucharadita de apio picado			0.70
▪	pizca de sal y pimienta			0.40
		Total Calorías		**339.65**

→ Mezclar en un tazón el pollo frío deshilachado, el apio bien picado y la *mayonesa de la casa*. → Salpimentar. → Untar con mostaza un lado de las rebanadas de pan. → Acomodar la preparación sobre el lado untado con mostaza. → Cubrir con la otra rebanada de pan. → Se puede preparar por anticipado el mismo día que se va a consumir. → Mantener refrigerado.

ver caldo de pechuga de pollo

ver mayonesa de la casa

7. SÁNDWICH DE SALMÓN

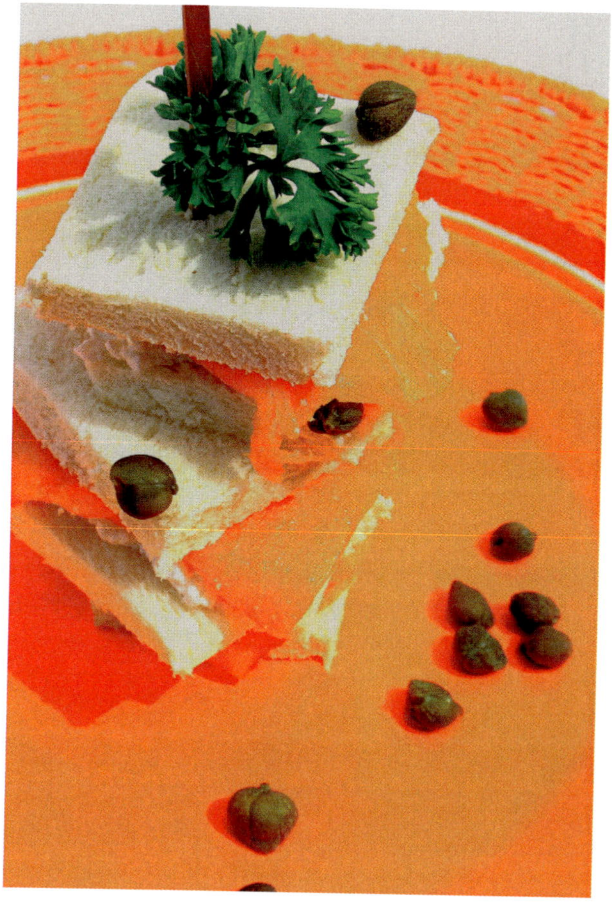

Unidad
Tiempo de preparación: 7 minutos
Grado de dificultad: 1

7	SÁNDWICH DE SALMÓN				
	Ingredientes para 1 porción		Equivalencias		Calorías
▪	2 rebanadas de pan blanco integral bajo en calorías				90.00
▪	2 lonjas de salmón empacado	(¼ taza)	40 g	1.4 oz	185.00
▪	2 cucharaditas de queso ricotta o queso crema bajo en grasa				8.33
▪	5 alcaparras				0.00
▪	1 cucharadita de aceite de oliva o palta (aguacate) extra virgen				134.00
▪	½ cucharada sopera de jugo de limón (o al gusto)				0.80
▪	pizca de pimienta				0.00
			Total Calorías		**418.13**

→ Colocar las lonjas de salmón en un recipiente y agregar el jugo de limón, el aceite y las alcaparras. → Macerar por 2 minutos. → Salpimentar. → Untar con el queso un lado de las-rebanadas de pan. → Acomodar el salmón y las alcaparras sobre el lado untado con queso. → Cubrir con la otra rebanada de pan. → Servir al momento.

8. SÁNDWICH DE TOMATE Y PALTA O AGUACATE

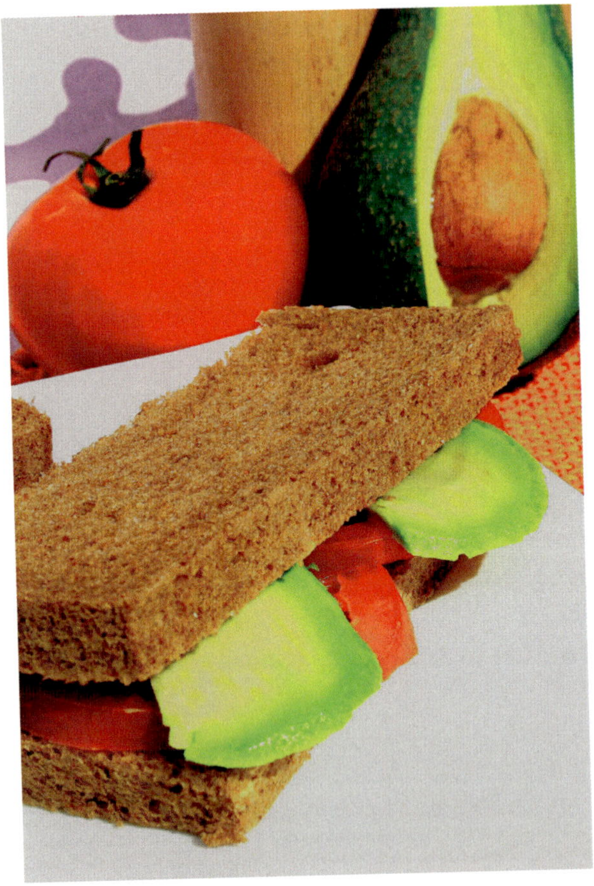

Unidad
Tiempo de preparación: 7 minutos
Grado de dificultad: 1

8	SÁNDWICH DE TOMATE Y PALTA O AGUACATE			
	Ingredientes para 1 porción	Equivalencias		Calorías
▪	2 rebanadas de pan integral bajo en calorías			90.00
▪	3 rodajas finas de tomate, sin piel ni semillas	¼	taza	6.80
▪	¼ de un palta o aguacate, cortada en láminas			142.00
▪	¼ cucharada sopera de jugo de limón (o al gusto)			0.40
▪	1 cucharada sopera al ras de *mayonesa de la casa*			127.35
▪	pizca de sal y pimienta			0.40
		Total Calorías		**366.95**

→ Colocar en un recipiente la palta o aguacate recién cortada y agregarle el jugo de limón. → Salpimentar al gusto. → Reservar. → Untar con *mayonesa de la casa* un lado de las rebanadas de pan. → Acomodar las rodajas de tomate y aguacate sobre el lado untado con mayonesa. → Cubrir con la otra rebanada de pan. → Servir inmediatamente.

ver mayonesa de la casa

9. SÁNDWICH MIXTO CALIENTE O FRÍO

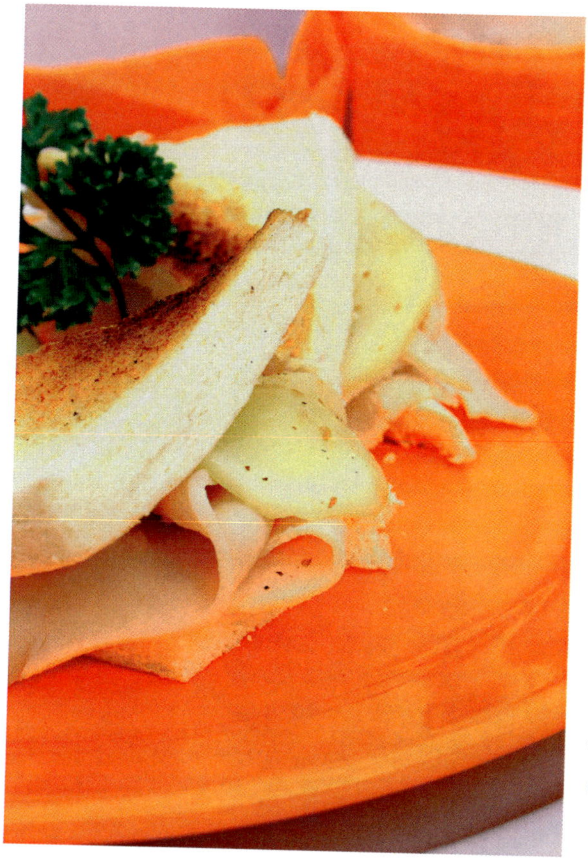

Unidad
Tiempo de preparación: 5 minutos
Grado de dificultad: 1

9	SÁNDWICH MIXTO CALIENTE O FRÍO			
	Ingredientes para 1 porción	**Equivalencias**		**Calorías**
▪	2 rebanadas de pan blanco o integral bajo en calorías			90.00
▪	1 lonja de queso mozzarella fresco bajo en grasa			45.00
▪	1 lonja de jamón desgrasado	20 g	0.70 oz	19.20
▪	1 cucharadita de mantequilla			37.00
		Total Calorías		**191.20**

Precalentar el horno a 390º F – 200º C

→ Untar con mantequilla un lado de las rebanadas de pan. → Acomodar el queso y el jamón sobre el lado untado con mantequilla. → Cubrir con la otra rebanada de pan. → Llevar a horno moderado por 2 ½ minutos o hasta que el pan dore ligeramente. → Servir caliente y consumir de inmediato.

Nota culinaria: También se puede consumir frío, sin utilizar el horno.

PLATOS DE FONDO

1. BERENJENAS A LA BOLOÑESA

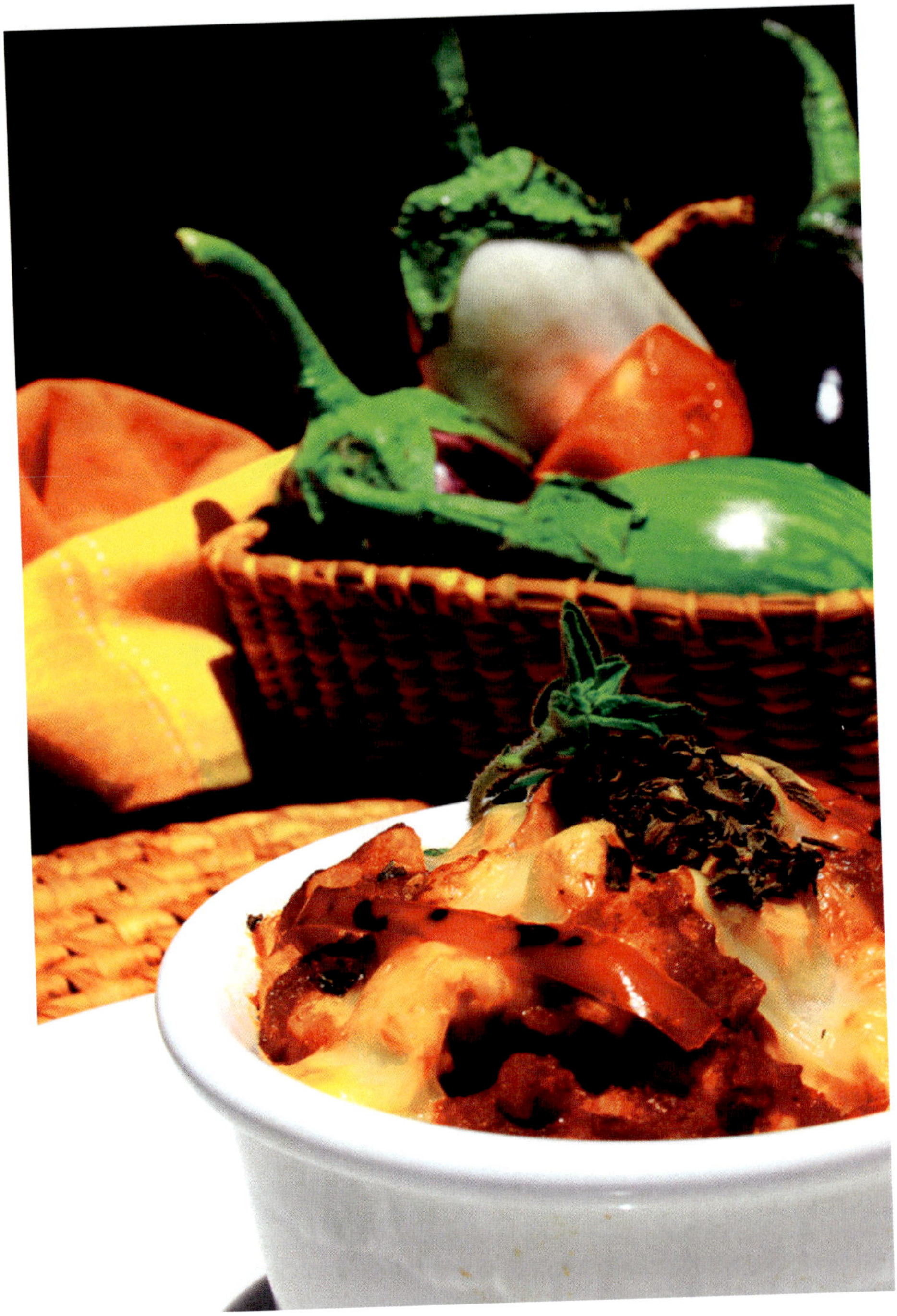

2 personas
Tiempo de preparación: 20 minutos
Grado de dificultad: 2

1 BERENJENAS A LA BOLOÑESA

	Ingredientes para 2 porciones		Equivalencias		Calorías
▪	1 taza de carne molida de pollo sin grasa		125 g	4.3 oz	336.70
▪	2 berenjenas medianas	aprox.	2	tazas	33.12
▪	½ taza de *salsa de tomate básica* sin pollo				152.00
▪	1 pimiento rojo pelado, cortado en tiras largas*	aprox.	1	taza	20.80
▪	4 lonjas delgadas de queso mozzarella bajo en grasa	aprox.	½	taza	90.00
▪	½ cucharada sopera de orégano entero seco				0.00
▪	1 cucharada sopera de aceite de oliva extra virgen				134.00
▪	pizca de sal y pimienta				0.40
	* reservar 3 tiras para adornar		Total Calorías		**767.02**

Precalentar el horno a 390º F – 200º C

→ Cortar las berenjenas en láminas finas y lavar. → Calentar el aceite en una sartén de teflón. → Dorar las berenjenas y los pimientos. → Retirar de la sartén y reservar. → En la misma sartén, saltear la carne de pollo molida y mezclar con la *salsa de tomate básica*. → Salpimentar y reservar. → Dividir ambas preparaciones en dos porciones iguales. → Colocar una capa de berenjenas en un recipiente para horno. → Añadir una capa de pimientos y verter encima la salsa de tomate con pollo. → Cubrir con 2 lonjas de queso mozzarella. → Repetir una vez más alternando las capas, como se explicó anteriormente. → Terminar con queso mozzarella y orégano. → Adornar con tiras delgadas de pimiento rojo. → Hornear por 10 minutos o hasta que el queso se gratine. → Servir caliente.

ver salsa de tomate básica
ver técnica para lavar berenjenas
ver técnica para dorar
ver técnica para saltear
ver técnica para gratinar

2. HAMBURGUESAS DE POLLO O PAVO

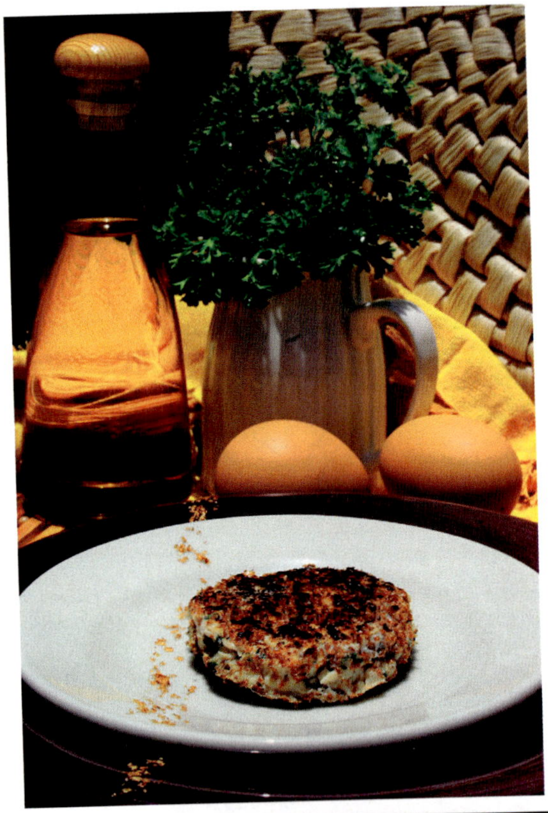

2 personas
Tiempo de preparación: 10 minutos
Grado de dificultad: 1

2	HAMBURGUESAS DE POLLO O PAVO			
	Ingredientes para 2 porciones	**Equivalencias**		**Calorías**
▪	½ taza de carne molida desgrasada de pollo o de pavo	125 g	4.3 oz	168.35
▪	1 cucharadita de perejil picado			0.00
▪	1 clara de huevo, de preferencia *Omega-3*			10.60
▪	½ cucharada sopera de aceite de oliva o palta (aguacate) extra virgen			67.00
▪	1 rebanada de pan integral molido			45.00
▪	pizca de sal y pimienta			0.40
		Total Calorías		**291.35**

→ Salpimentar la carne molida y mezclar bien con el perejil. → Dar forma a las hamburguesas y reservar. → Batir ligeramente la clara de huevo en un tazón, utilizando un tenedor. → Colocar el pan integral molido en un plato extendido. → Pasar ambos lados de las hamburguesas por la clara batida. → Repetir el procedimiento con el pan molido hasta que queden recubiertas. → Calentar el aceite en una sartén de teflón y freír las hamburguesas. → Retirarlas del fuego cuando estén doradas y cocidas. → Dejarlas reposar brevemente en papel toalla para eliminar el exceso de grasa. → Servir caliente. → Si lo desea, puede acompañar la hamburguesa con una ensalada o ½ taza de puré de papa rústico por persona.

ver técnica para freír

3. MILANESA DE POLLO O PAVO

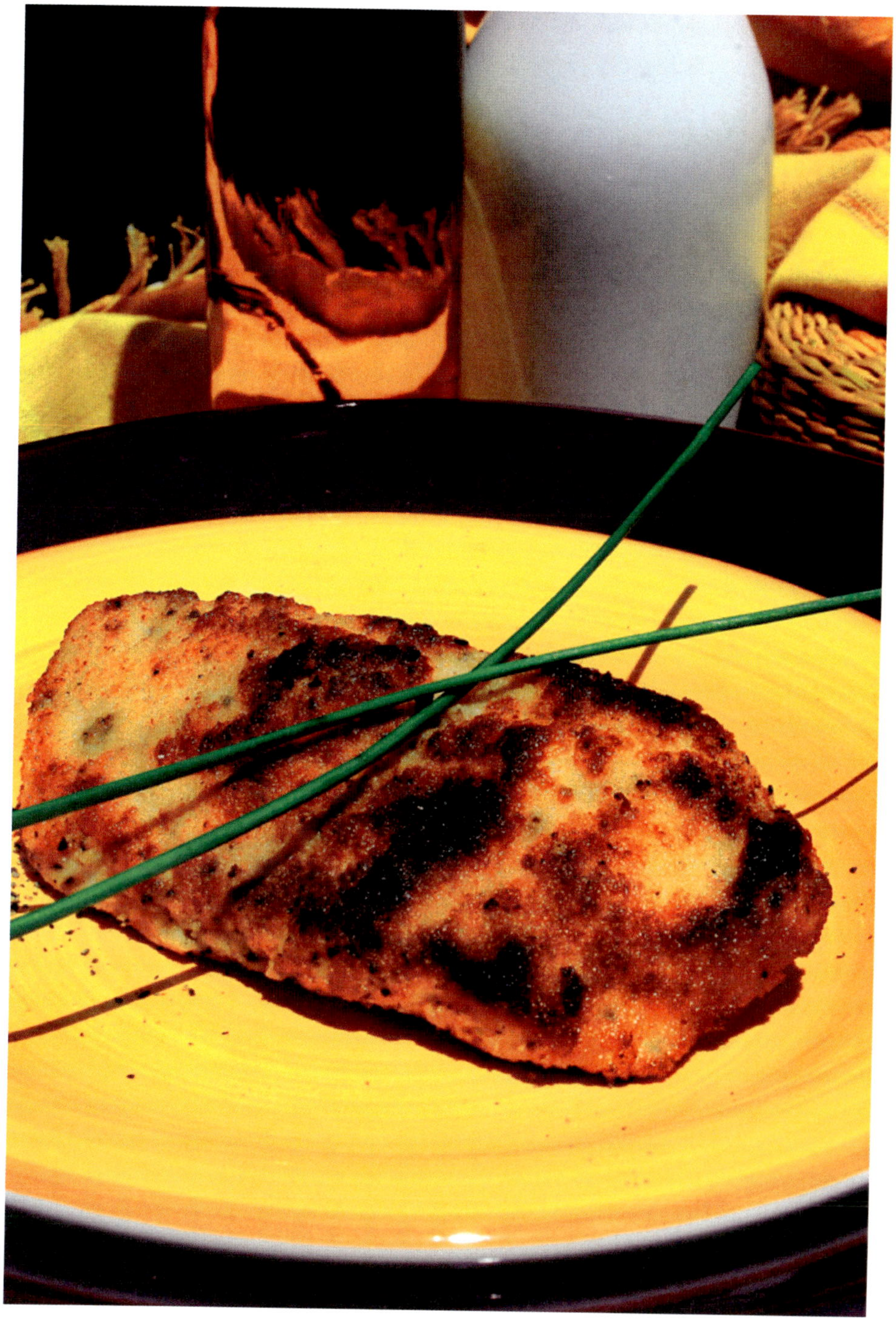

2 personas
Tiempo de preparación: 10 minutos
Grado de dificultad: 1

3	MILANESA DE POLLO O PAVO			
	Ingredientes para 2 porciones	**Equivalencias**		**Calorías**
▪	2 filetes medianos de pechuga de pollo sin piel o	120 g	4.2 oz	242.00
	2 filetes medianos de pavo	120 g	4.2 oz	168.35
▪	2 galletas integrales molidas			40.00
▪	1 clara de huevo, de preferencia *Omega-3*			10.60
▪	½ cucharada sopera de aceite de oliva o palta (aguacate) extra virgen			67.00
▪	pizca de sal y pimienta			0.40
		Total Calorías		**528.35**

→ Salpimentar los filetes. → Batir ligeramente la clara de huevo en un tazón, utilizando un tenedor. → Colocar las galletas molidas en un plato extendido. → Pasar ambos lados de los filetes por la clara batida. → Repetir el procedimiento con las galletas molidas hasta que los filetes queden completamente recubiertos. → Calentar el aceite en una sartén de teflón y freír las milanesas. → Retirarlas del fuego cuando estén cocidas y doradas. → Dejar reposar en papel toalla para retirar el exceso de grasa. → Servir caliente. → Si lo desea, puede acompañar la milanesa con legumbres calientes o ½ taza de puré de espinaca por persona.

ver técnica para freír

4. POLLO AL CURRY CON MENTA

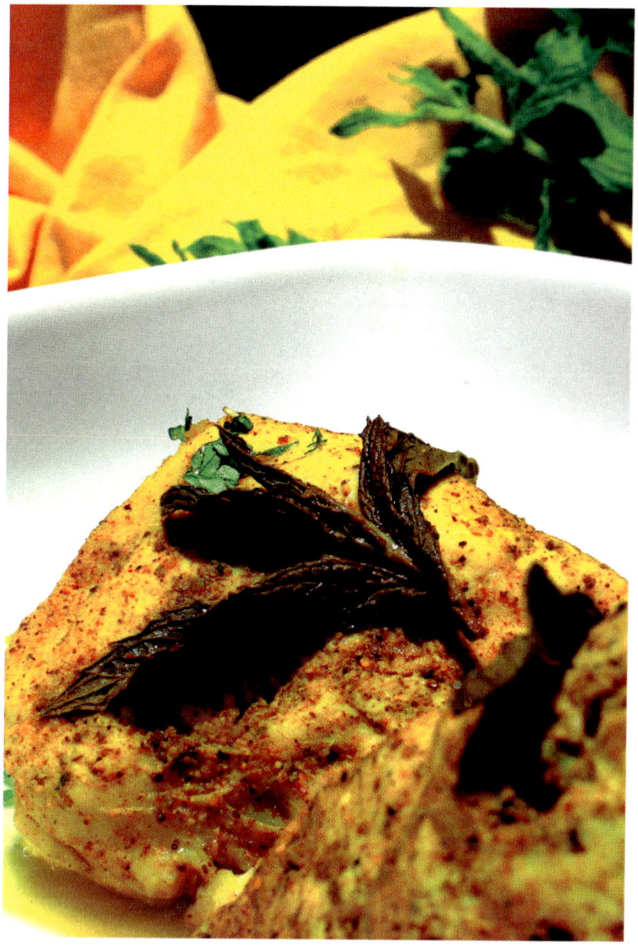

2 personas
Tiempo de preparación: 35 minutos
Grado de dificultad: 1

4	POLLO AL CURRY CON MENTA				
	Ingredientes para 2 porciones		**Equivalencias**		**Calorías**
▪	1 pechuga mediana de pollo deshuesada y sin piel	(1½ taza)	360 g	12.6 oz	484.00
▪	½ cucharadita de curry				0.00
▪	1 rama de menta fresca				0.00
▪	pizca de sal y pimienta				0.40
			Total Calorías		**484.40**

Precalentar el horno a 350º F – 180º C

→ Dividir la pechuga en 2 filetes. → Salpimentar y espolvorear el curry. → Acomodar los filetes en un recipiente para horno. → Colocar encima la menta y cubrir el recipiente con papel aluminio. → Hornear por aproximadamente 30 minutos o hasta que el pollo esté cocido. → Servir el filete caliente y acompañar con una ensalada o ½ *papa al horno* por persona.

5. POLLO AL HORNO CON ROMERO

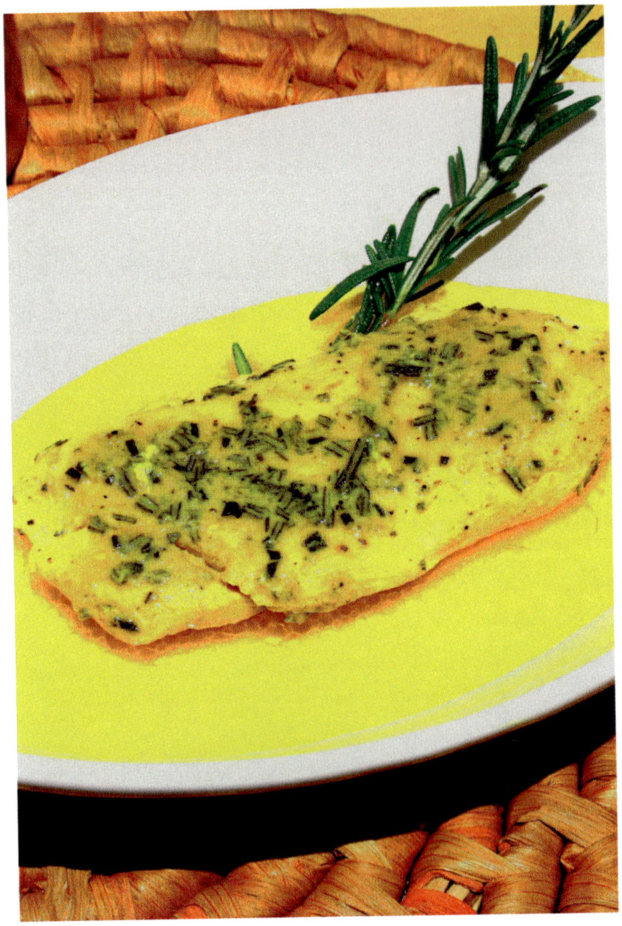

2 personas
Tiempo de preparación: 35 minutos
Grado de dificultad: 1

5	POLLO AL HORNO CON ROMERO				
	Ingredientes para 2 porciones		**Equivalencias**		**Calorías**
■	1 pechuga mediana, deshuesada y sin piel	(1½ taza)	360 g	12.6 oz	484.00
■	1 cucharada sopera de mostaza				0.00
■	1 cucharadita de romero				0.00
■	pizca de sal y pimienta				0.40
			Total Calorías		**484.40**

Precalentar el horno a 350º F – 180º C

→ Dividir la pechuga en dos y aderezar por ambos lados con mostaza, romero, sal y pimienta. → Acomodarlas en un recipiente para horno. → Cubrir el recipiente con papel aluminio. → Hornear por aproximadamente 30 minutos o hasta que el pollo esté cocido. → Servir caliente acompañado de vegetales o ½ taza de *arroz integral con verduras* por persona.

6. POLLO NAPOLITANO AL HORNO

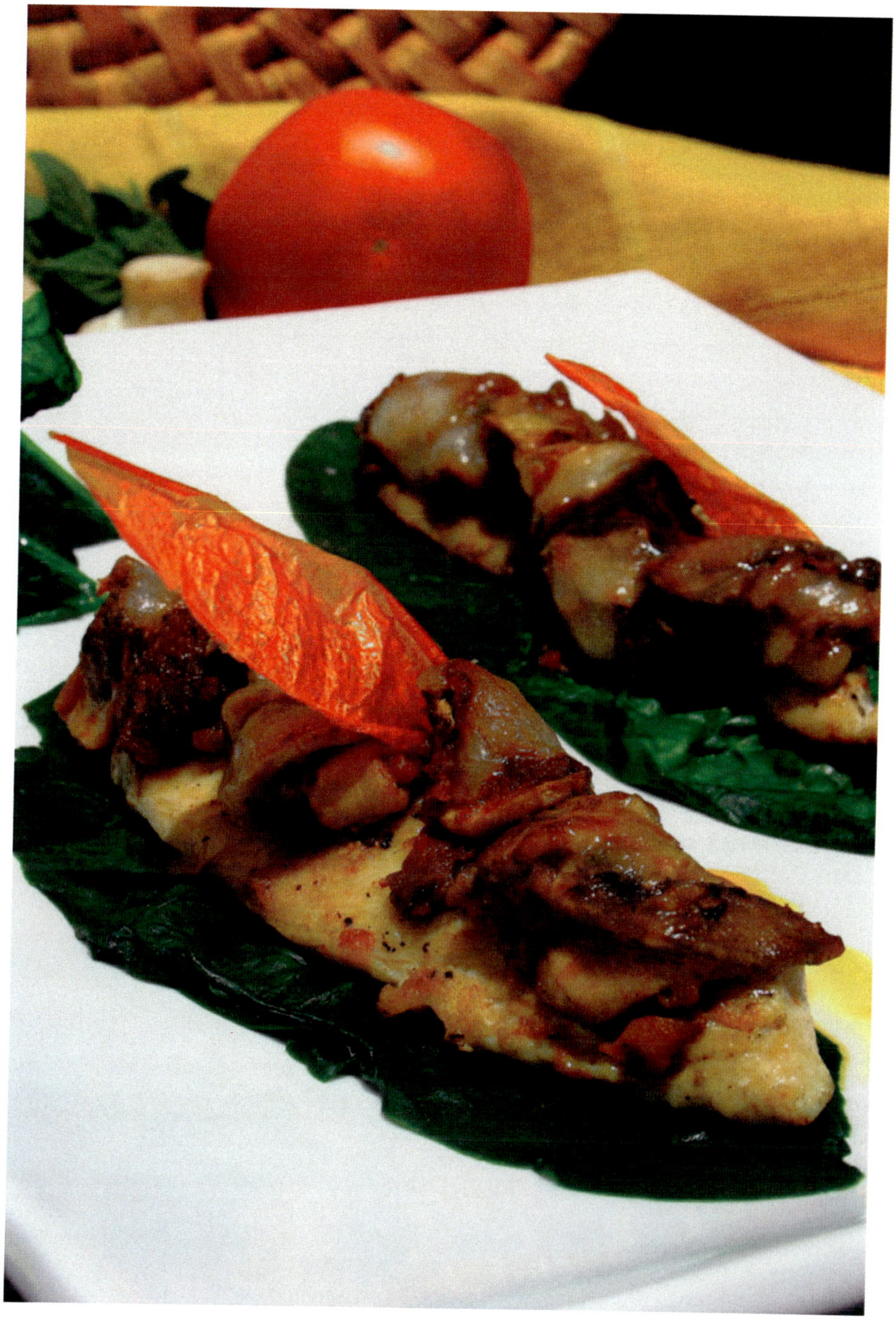

2 personas
Tiempo de preparación: 25 minutos
Grado de dificultad: 2

6 POLLO NAPOLITANO AL HORNO

	Ingredientes para 2 porciones	Equivalencias		Calorías
▪	1 pechuga mediana de pollo deshuesada y sin piel (1½ taza)	360 g	12.6 oz	484.00
▪	1 taza de espinacas picadas			4.40
▪	½ taza de champiñones, cortados en laminas			20.00
▪	3 cucharadas soperas de *salsa de tomate básica* sin pollo			5.80
▪	1 cucharadita de ajo bien picado (opcional)			5.00
▪	1 cucharada sopera de aceite de oliva o palta (aguacate) extra virgen			134.00
▪	¼ taza de queso mozzarella rallado, bajo en grasa			45.00
▪	1 cucharadita de orégano seco			0.00
▪	pizca de sal y pimienta			0.40
		Total Calorías		**698.60**

Precalentar el horno a 350º F – 180º C

→ Dividir la pechuga en 4 filetes del mismo tamaño. → Calentar el aceite en una sartén de teflón. → Dorar los filetes de pollo por ambos lados. → Retirarlos a medio cocer de la sartén y reservar. → En la misma sartén, saltear el ajo y los champiñones en láminas. → Agregar la *salsa de tomate básica* y salpimentar. → Reservar. → Blanquear las espinacas y escurrirlas bien. → Colocarlas en un recipiente para horno y acomodar sobre ellas los filetes de pollo. → Cubrir los filetes con la preparación de la salsa reservada de tomate, champiñones y ajo. → Esparcir encima queso mozzarella rallado y orégano. → Hornear durante 15 minutos o hasta que el pollo se termine de cocinar y el queso se gratine. → Servir caliente.

ver salsa de tomate básica
ver técnica para dorar
ver técnica para saltear
ver técnica para blanquear vegetales
ver técnica para gratinar

7. POLLO SALTEADO CON VERDURAS

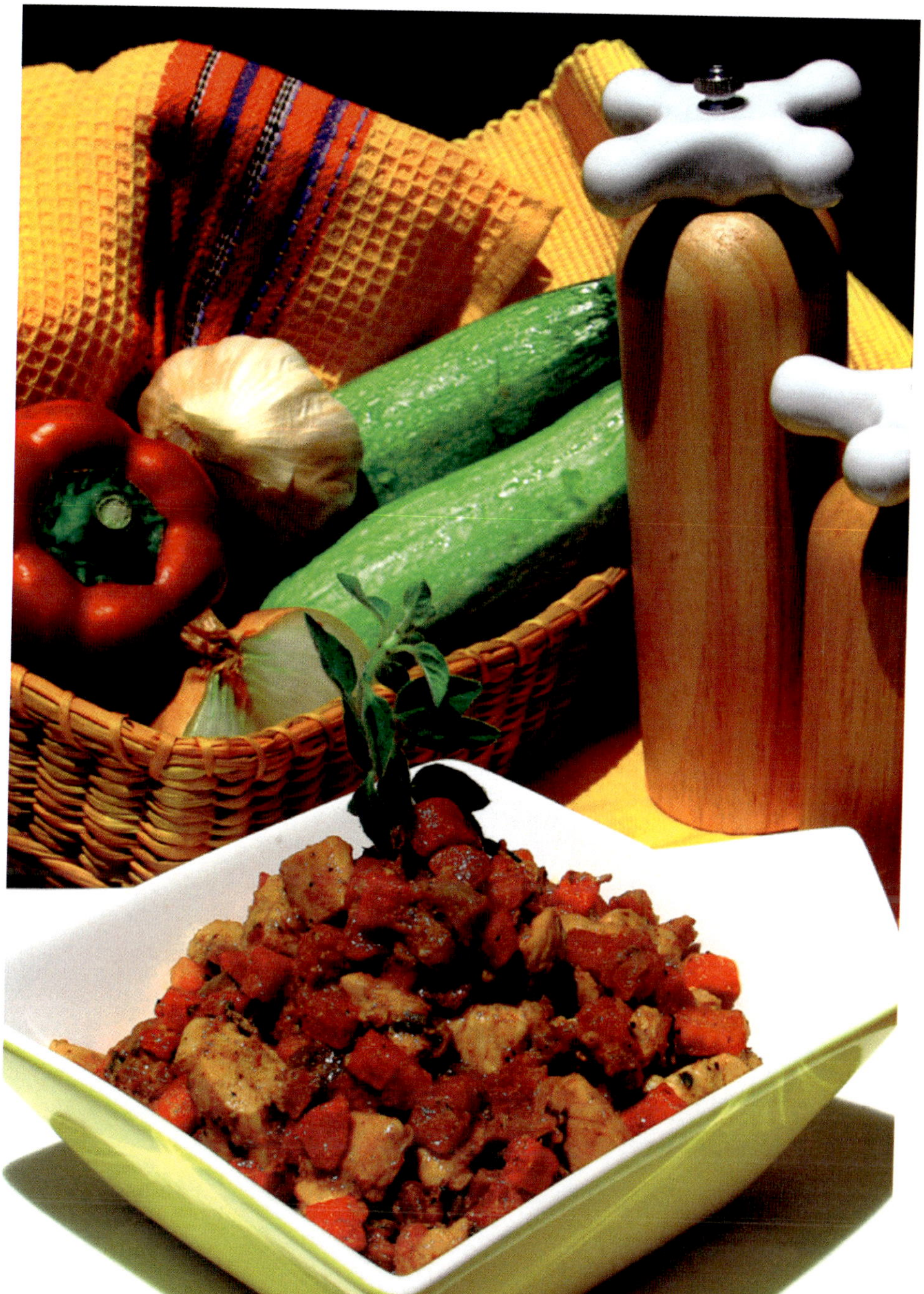

2 personas
Tiempo de preparación: 25 minutos
Grado de dificultad: 2

7	POLLO SALTEADO CON VERDURAS			
	Ingredientes para 2 porciones	Equivalencias		Calorías
▪	1 pechuga mediana de pollo deshuesada y sin piel* (1½ taza)	360 g	12.6 oz	484.00
▪	1 taza de cebolla blanca, picada en cuadritos			16.30
▪	½ taza de tomate, sin piel ni semillas, picado en cuadritos			13.70
▪	1 taza de zapallito italiano sin semillas, picado en cuadritos			29.50
▪	½ pimiento rojo sin piel y sin semillas, picado en cuadritos	½	taza	10.40
▪	½ cucharadita de orégano entero seco			0.00
▪	pizca de comino			0.00
▪	1 cucharada sopera de salsa de soya baja en sodio			10.00
▪	1 cucharada sopera de vinagre de manzana			0.60
▪	½ cucharadita de ajo molido			2.50
▪	1 cucharada sopera de aceite de oliva o palta (aguacate) extra virgen			134.00
▪	pizca de sal y pimienta			0.40
	* cortada en dados	Total Calorías		**701.40**

→ Preparar en un recipiente una salsa con soya, vinagre, orégano, comino, sal y pimienta. → Macerar el pollo en la salsa durante 10 minutos. → Reservar. → Calentar el aceite en una sartén de teflón. → Dorar ligeramente el ajo y la cebolla. → Retirar de la sartén y reservar. → Agregar el pollo macerado a la sartén caliente y dorar por ambos lados. → Bajar la temperatura al mínimo. → Incorporar el ajo y la cebolla dorados previamente. → Añadir el tomate, el zapallito, el pimiento y saltear. → Agregar la salsa de la maceración del pollo. → Rectificar la sal. → Revolver suavemente y dejar que se evaporen los líquidos. → Cocinar hasta que las verduras estén tiernas y el pollo cocido. → Servir caliente.

ver técnica para pelar tomates
ver técnica para dorar
ver técnica para saltear

8. PESCADO EN PAPILLOTE A LA PARRILLA O AL HORNO

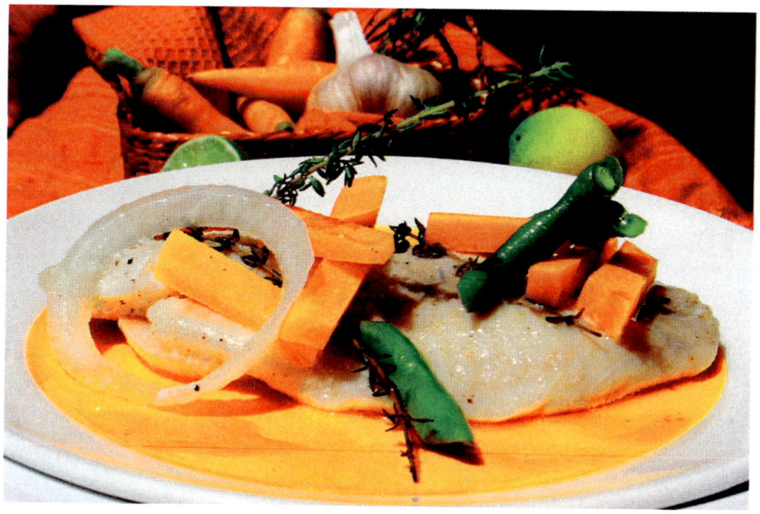

2 personas
Tiempo de preparación: 30 minutos
Grado de dificultad: 3

8	PESCADO EN PAPILLOTE A LA PARRILLA			
	Ingredientes para 2 porciones	Equivalencias		Calorías
▪	2 filetes de pescado blanco	120 g	4.2 oz	97.40
▪	½ cucharadita de ajos picados			2.50
▪	½ cucharada sopera de jugo de limón (o al gusto)	½	C.sopa	0.80
▪	2 cucharadas soperas de aceite de oliva o palta (aguacate) extra virgen*			268.00
▪	½ taza de vainitas, cortadas en diagonal			14.30
▪	½ taza de zanahorias, cortadas en bastones			19.00
▪	2 rodajas de cebolla blanca mediana	½	taza	8.15
▪	2 ramitas de tomillo fresco			0.00
▪	pizca de sal y pimienta			0.40
▪	papel aluminio para cocinar el pescado en papillote			–
	* o cualquier otro aceite gourmet de su preferencia	Total Calorías		**410.55**

Precalentar el horno a 390º F – 200º C

→ Blanquear las zanahorias y las vainitas. → Sazonar cada filete de pescado con sal, pimienta y ajo. → Colocar 2 rodajas de cebolla cruda, lavada, sobre un extremo del papel aluminio. → Acomodar el pescado sobre la cebolla. → Exprimir limón sobre el filete. → Colocar encima la ramita de tomillo. → Acomodar a ambos lados las zanahorias y las vainitas blanqueadas. → Cubrir con el otro extremo del papel aluminio, juntar y doblar los bordes. → Envolver el otro filete aplicando la misma técnica. → Cocinar a la parrilla o al horno por 20 minutos o hasta que el pescado esté cocido. → Retirar del fuego y abrir el papillote con cuidado. → Servir caliente.

ver técnica para prepar el papillote
ver técnica para blanquear vegetales

9. PESCADO A LA PLANCHA

2 personas
Tiempo de preparación: 10 minutos (después de marinar los filetes por 2 horas)
Grado de dificultad: 2

9	PESCADO A LA PLANCHA			
	Ingredientes para 2 porciones	**Equivalencias**		**Calorías**
■	2 filetes de pescado blanco	120 g	4.2 oz	97.40
■	2 cucharadas soperas de aceite de oliva o palta (aguacate) extra virgen			268.00
■	2 cucharaditas de ajo bien picado			10.00
■	pizca de sal y pimienta			0.40
		Total Calorías		**375.80**

→ Colocar el aceite y el ajo en un tazón. → Mezclar bien y salpimentar. → Acomodar y dejar reposar los filetes de pescado en la mezcla del aceite por 1 hora. → Voltear los filetes por el otro lado y dejar reposar por 1 hora más. → Calentar la plancha o la sartén de teflón a temperatura moderada. → Colocar los filetes. → Dorar cada lado de los filetes por 4 minutos o hasta que el pescado esté cocido y el ajo bien dorado. → Servir caliente. → Si lo desea, puede agregar unas gotas de limón y acompañar con una ensalada o arroz.

ver técnica para dorar

10. SALMÓN A LA MEDITERRÁNEA

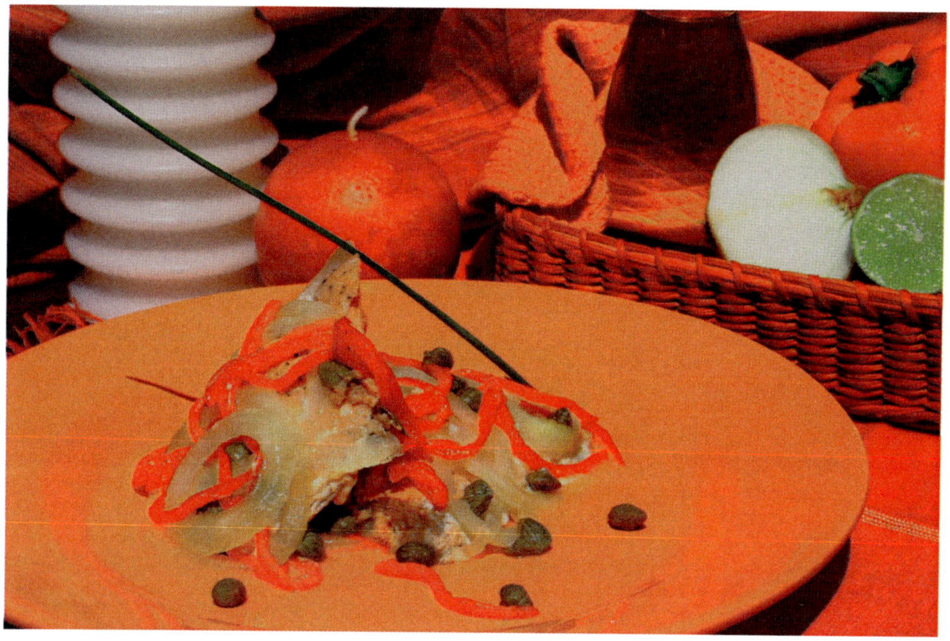

2 personas
Tiempo de preparación: 25 minutos
Grado de dificultad: 2

10	SALMÓN A LA MEDITERRÁNEA			
	Ingredientes para 2 porciones	**Equivalencias**		**Calorías**
▪	2 filetes medianos de salmón	120 g	4.2 oz	215.70
▪	½ taza de cebollas blancas, lavadas y cortadas en rodajas			8.15
▪	1 pimiento rojo sin piel y sin semillas*	1	taza	21.00
▪	10 alcaparras	1	C.sopa	1.45
▪	1 cucharada sopera de aceite de oliva o palta (aguacate) extra virgen			134.00
▪	½ cucharada sopera de jugo de limón (o al gusto)			0.80
▪	pizca de pimienta			0.00
▪	papel aluminio para envolver			–
	* cortado en tiras delgadas iguales	**Total Calorías**		**381.10**

Precalentar el horno a 350º F – 180º C

→ Salpimentar los filetes de salmón por ambos lados. → Acomodarlos en recipientes individuales para horno. → Agregar los pimientos, las cebollas y las alcaparras. → Rociar los filetes con el aceite de oliva. → Cubrir los recipientes con papel aluminio. → Hornear durante 20 minutos o hasta que el pescado este cocido. → Servir caliente con unas gotas de limón. → Se puede acompañar con una ensalada o con ½ *papa al horno* por persona.

11. BERENJENAS CON ACEITUNAS AL GRATÉN

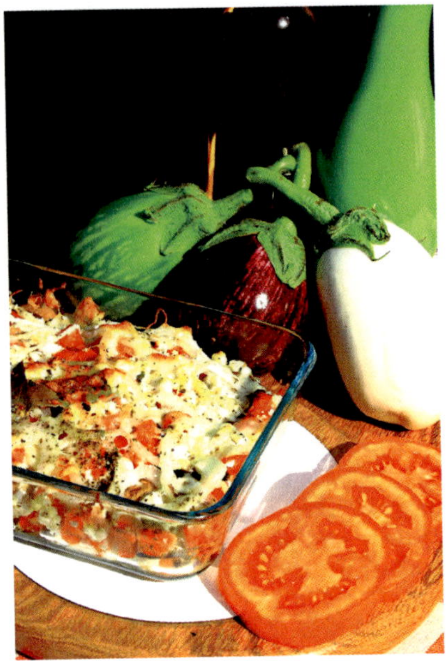

2 personas
Tiempo de preparación: 25 minutos
Grado de dificultad: 3

11	BERENJENAS CON ACEITUNAS AL GRATÉN			
	Ingredientes para 2 porciones	**Equivalencias**		**Calorías**
■	2 berenjenas medianas, cortadas en rodajas finas	2	tazas	33.12
■	1 cebolla mediana, lavada, escurrida y cortada en rodajas finas	1	taza	16.30
■	½ taza de tomates sin piel ni semillas, cortados en dados			13.75
■	1 cucharadita de ajo finamente picado			5.60
■	1 hoja de laurel seca			0.00
■	10 aceitunas negras, cortadas en mitades	¼	taza	216.80
■	¼ taza de queso ricotta bajo en grasa, desmenuzado			50.00
■	1 cucharadita de orégano seco, entero			0.00
■	1 cucharada sopera de aceite de oliva o palta (aguacate) extra virgen			134.00
■	pizca de sal y pimienta			0.40
		Total Calorías		**469.97**

Precalentar el horno a 390º F – 200º C

→ Cortar las berenjenas en rodajas finas y lavarlas. → Colocarlas en un recipiente rectangular para horno. → Cubrirlas con la cebolla. → Colocar el tomate, el ajo picado, la hoja de laurel, el queso ricotta y las aceitunas sobre la cebolla. → Extender los ingredientes de forma uniforme. → Salpimentar. → Rociar la superficie con el aceite de oliva. → Esparcir bien el orégano. → Hornear durante 15 minutos o hasta que el queso se gratine. → Servir caliente. → Acompañar con pollo o pescado.

ver técnica para pelar tomates
ver técnica para lavar berenjenas
ver técnica para gratinar

12. LOMO DE CERDO CON SALVIA

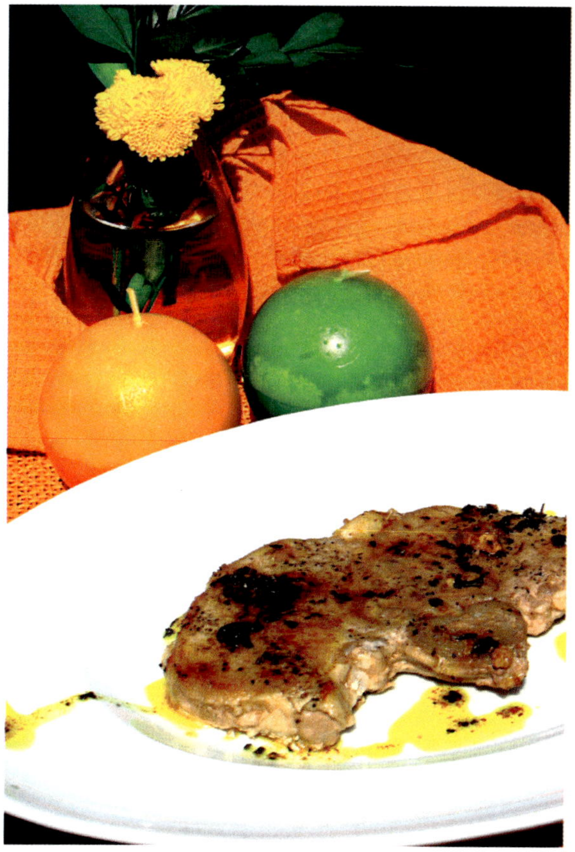

2 personas
Tiempo de preparación: 10 minutos
Grado de dificultad: 2

12	LOMO DE CERDO CON SALVIA			
	Ingredientes para 2 porciones	**Equivalencias**		**Calorías**
▪	2 filetes de lomo de cerdo, sin grasa o	120 g	4.2 oz	117.00
	2 chuletas de cerdo delgadas y sin grasa	120 g	4.2 oz	246.00
▪	½ cucharada sopera de aceite de oliva o palta (aguacate) extra virgen			67.00
▪	½ cucharada sopera de mantequilla			55.55
▪	½ cucharadita de salvia en polvo			0.00
▪	pizca de sal y pimienta			0.40
		Total Calorías		**485.95**

→ Salpimentar las piezas de cerdo. → Calentar el aceite en una sartén de teflón. → Freír la carne por ambos lados hasta que se cocine bien. → Retirar del fuego y reservar. → Derretir la mantequilla en la sartén a fuego mínimo. → Agregar la salvia y mezclar bien. → Retirar del fuego sin que hierva. → Rociar la mezcla caliente sobre la carne. → Servir de inmediato. → Acompañar con una ensalada dulce o *zanahorias glaseadas*.

ver técnica para freír

13. LENTEJAS CON VERDURAS

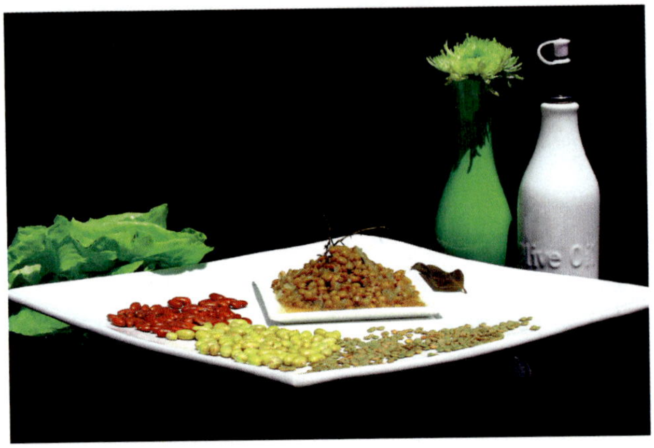

5 personas
Tiempo de preparación: 40 minutos
Grado de dificultad: 3

13	LENTEJAS CON VERDURAS			
	Ingredientes para 5 porciones	**Equivalencias**		**Calorías**
▪	2 tazas de lentejas, lavadas y escurridas			1248.00
▪	½ taza de cebolla blanca, lavada y cortada en dados pequeños			8.15
▪	¼ taza de zanahoria, cortada en cubos			7.50
▪	¼ taza de tomates sin piel ni semillas, cortados en dados			6.85
▪	1 cucharada sopera de ajo molido			5.00
▪	1 hoja pequeña de laurel			0.00
▪	1 cucharada sopera de aceite de oliva o palta (aguacate) extra virgen*			134.00
▪	2 ½ tazas de agua fría, aproximadamente			0.00
▪	pizca de sal y pimienta			0.40
	* o cualquier otro aceite gourmet de su preferencia	**Total Calorías**		**1409.90**

→ Cocinar las lentejas con anticipación. → Calentar el aceite a fuego moderado en una olla mediana. → Agregar la cebolla y dorar. → Esperar 1 minuto, añadir el ajo y dorar. → Echar el laurel, los tomates y la zanahoria. → Salpimentar. → Saltear por 1 minuto. → Incorporar las lentejas cocidas. → Mezclar con cuidado y rectificar la sal. → Servir caliente, ½ taza por persona. → Puede acompañar las lentejas con la ensalada de su preferencia.

Para poder utilizar la menestra cocida otro día, se recomienda congelarla en porciones individuales después de que se enfríe.

ver técnica para pelar tomates
ver técnica para lavar y cocinar legumbres al dente
ver técnica para dorar
ver técnica para saltear

14. MACARRONES CON TOFU Y SETAS

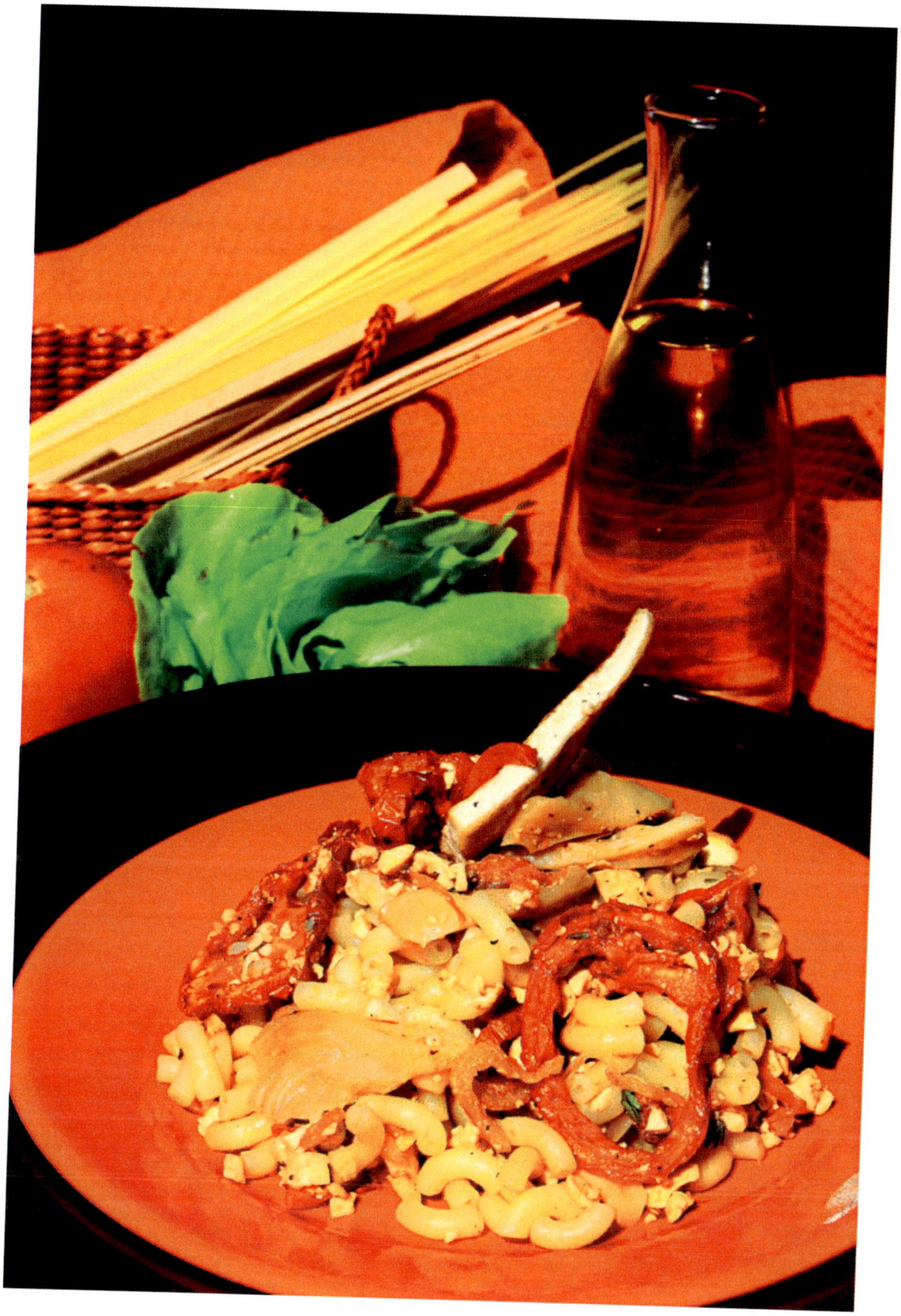

2 personas
Tiempo de preparación: 20 minutos
Grado de dificultad: 3

14 MACARRONES CON TOFU Y SETAS

	Ingredientes para 2 porciones	Equivalencias		Calorías
■	½ taza de macarrones crudos			80.00
■	½ taza de tofu			39.00
■	½ taza de setas			8.98
■	3 tomates deshidratados			0.00
■	1 diente de ajo			2.28
■	½ taza de cebolla blanca			7.50
■	1 tomate mediano sin piel ni semillas			18.10
■	1 cucharadita de orégano seco			0.00
■	1 cucharadita de tomillo			0.00
■	1 cucharada sopera de aceite de oliva o palta (aguacate) extra virgen			134.00
■	1 cucharadita de mantequilla			37.00
■	pizca de sal y pimienta			0.40
		Total Calorías		**327.26**

Para preparar la salsa:

→ Hidratar los tomates secos. → Reservar. → Cortar el tofu en cubos pequeños. → Picar la cebolla en *corte juliana*. → Lavar y escurrir la cebolla. → Cortar el tomate en cuadritos. → Cortar el ajo en láminas. → Lavar las setas enteras y escurrir. → Reservar. → Calentar el aceite en una sartén de teflón. → Dorar ligeramente la cebolla y el ajo. → Agregar el tofu y el tomate. → Saltear por 1 minuto. → Incorporar el tomillo y revolver. → Salpimentar y añadir el orégano. → Agregar las setas y los tomates hidratados. → Mezclar suavemente y retirar del fuego. → Tapar y reservar caliente en la sartén.

Para cocinar la pasta:

→ Poner agua en una olla mediana hasta la mitad. → Cuando empiece a hervir, agregar ½ cucharadita de sal. → Añadir los macarrones. → Cocinar por 5 o 6 minutos, o hasta que la pasta esté *al dente*. → Retirar del fuego y escurrir. → Acomodar la pasta en una fuente. → Añadir la mantequilla derretida y mezclar con los macarrones. → Agregar la salsa caliente reservada previamente. → Revolver suavemente con un tenedor. → Servir de inmediato ¾ de taza por persona. → Se sugiere acompañar este plato con una ensalada ligera.

Nota: La salsa que incluye esta receta también se puede utilizar como plato de fondo, acompañado de ¼ de taza de arroz o una ensalada. Servir ½ taza de salsa por persona.

ver técnica para hidratar tomates

ver técnica para pelar tomates

ver técnica para dorar

ver técnica para saltear

ver técnica para cocinar pasta al dente

15. TALLARINES CON VERDURAS Y ACEITUNAS

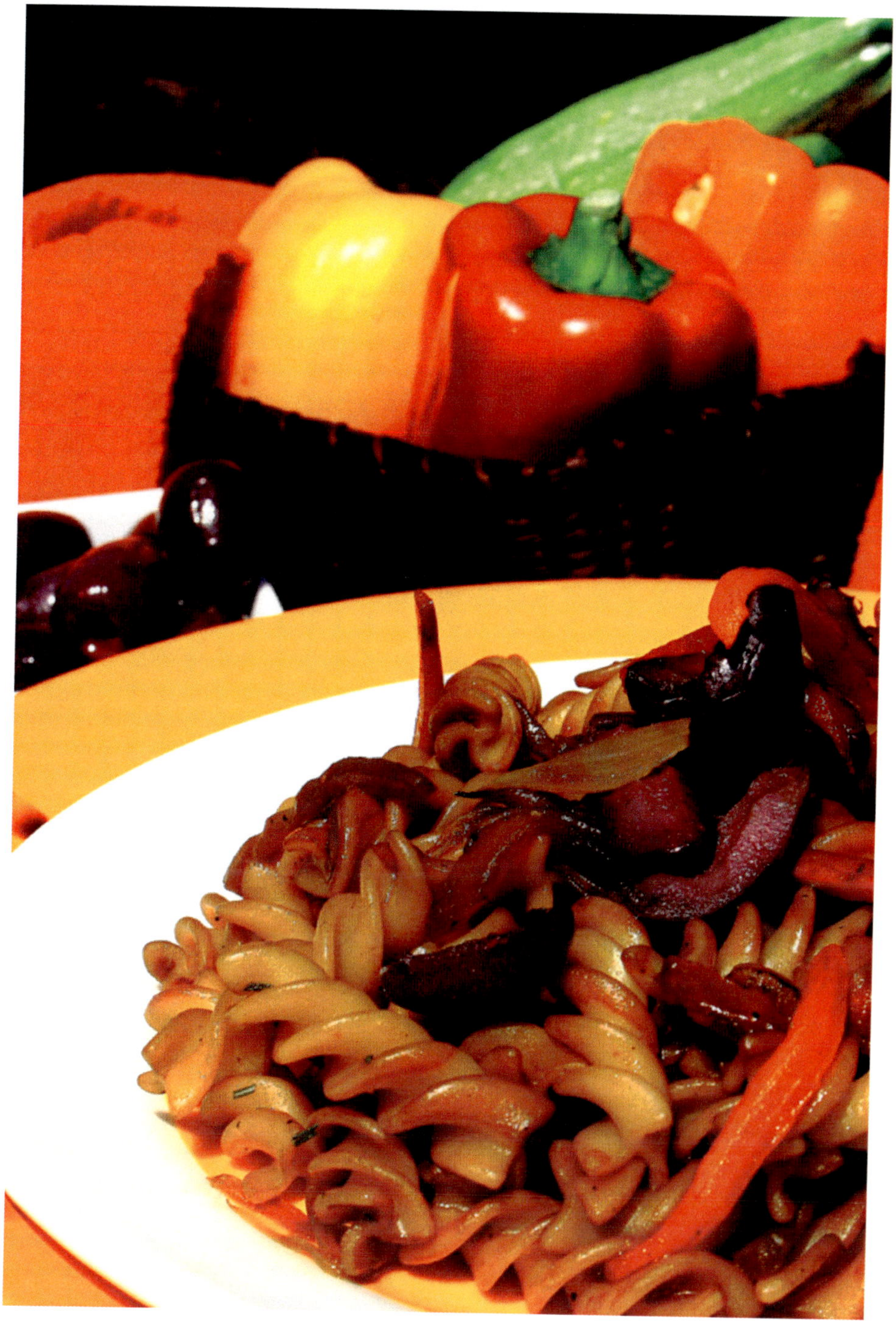

2 personas
Tiempo de preparación: 20 minutos
Grado de dificultad: 3

15	TALLARINES CON VERDURAS Y ACEITUNAS			
	Ingredientes para 2 porciones	**Equivalencias**		**Calorías**
▪	½ taza de espagueti crudos			100.00
▪	1 taza de zucchini, cortado en tiras gruesas			29.50
▪	1 taza de zanahoria, cortada en tiras gruesas			30.00
▪	1 taza de cebolla blanca, cortada en tiras gruesas			16.30
▪	1 taza de pimiento rojo soasado, cortado en tiras gruesas			20.80
▪	10 aceitunas negras, cortadas en cuartos	¼	taza	216.00
▪	4 cucharadas soperas de salsa de soya baja en sodio			40.00
▪	1 cucharada sopera de aceite de oliva o palta (aguacate) extra virgen			134.00
▪	pizca de sal y pimienta			0.40
		Total Calorías		**587.00**

Para preparar la salsa:

→ Cortar todas las verduras del mismo tamaño. → Calentar el aceite en una sartén de teflón honda o wok. → Saltear la zanahoria por 1 minuto. → Agregar el pimiento y dorar. → Añadir la cebolla y el zucchini. → Dorar. → Agregar la salsa de soya y revolver. → Cocinar *al dente*. → Agregar las aceitunas. → Salpimentar. → Retirar del fuego. → Tapar y reservar caliente.

Para cocinar la pasta:

→ Poner agua en una olla mediana hasta la mitad. → Cuando empiece a hervir, agregar ½ cucharadita de sal. → Añadir los espaguetis. → Cocinar por 5 o 6 minutos, o hasta que la pasta esté *al dente*. → Retirar del fuego y escurrir. → Incorporar los espaguetis a la salsa caliente reservada previamente. → Mezclar suavemente. → Acomodar en una fuente o en platos individuales. → Servir caliente ¾ de taza por persona. → Si lo desea, puede acompañar la pasta con una ensalada ligera.

ver técnica para soasar pimientos
ver técnica para saltear
ver técnica para dorar
ver técnica para cocinar pasta al dente

16. ZUCCHINI CON CHAMPIÑONES AL GRATÉN

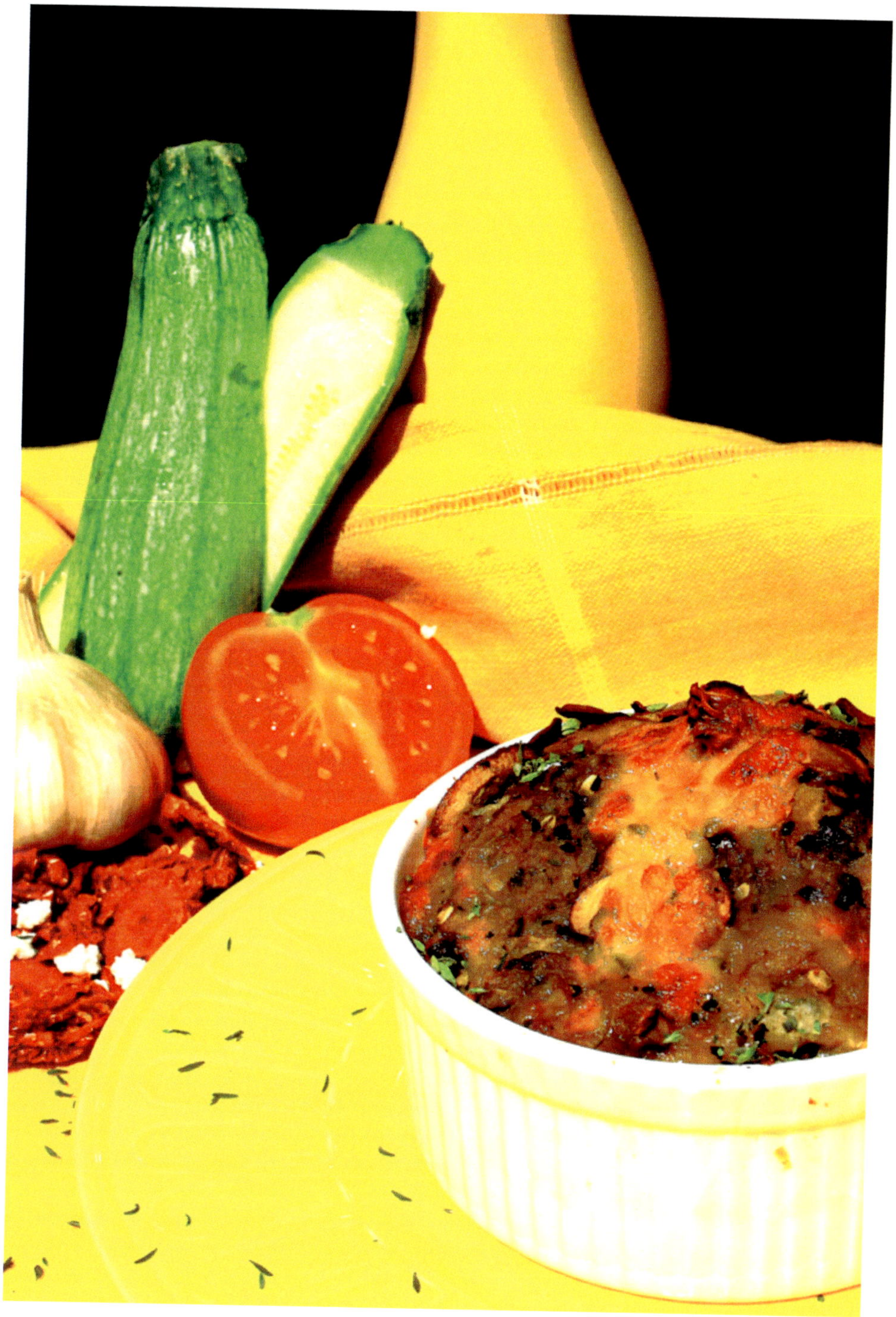

2 personas
Tiempo de preparación: 30 minutos
Grado de dificultad: 2

16	ZUCCHINI CON CHAMPIÑONES AL GRATÉN			
	Ingredientes para 2 porciones	**Equivalencias**		**Calorías**
■	2 tazas de zucchini o zapallito italiano, cortado en tajadas finas			59.00
■	½ taza de champiñones en laminas			8.98
■	¼ taza de queso mozzarella rallado bajo en grasa			22.50
■	1 cucharada sopera de tomate sin piel ni semillas, picado*			5.50
■	1 cucharada sopera de ajo entero, bien picado			6.84
■	½ cucharadita de mejorana seca			0.00
■	1 cucharadita de perejil picado			0.00
■	1 cucharada sopera de aceite de oliva o palta (aguacate) extra virgen			134.00
■	pizca de sal y pimienta			0.40
	* opcional	**Total Calorías**		**237.22**

Precalentar el horno a 390º F – 200º C

→ Calentar el aceite en una sartén de teflón honda o wok. → Agregar el ajo y dorar. → Añadir y saltear el tomate, el zapallito, el perejil y la mejorana. → Mover y salpimentar. → Tapar y cocinar a fuego mínimo por 10 minutos o hasta que el zapallito esté tierno. → Agregar los champiñones y cocinar brevemente o hasta que se evapore el líquido. → Retirar del fuego. → Colocar la preparación en una fuente para horno. → Cubrir con el queso mozzarella. → Hornear durante 10 minutos o hasta que el queso se gratine. → Servir caliente. → Si lo desea, se puede acompañar con media pechuga de *pollo al horno con romero* por persona.

ver técnica para dorar

ver técnica para saltear

ver técnica para gratinar

ALIÑOS Y SALSAS

1. ACEITE DE PIMIENTOS

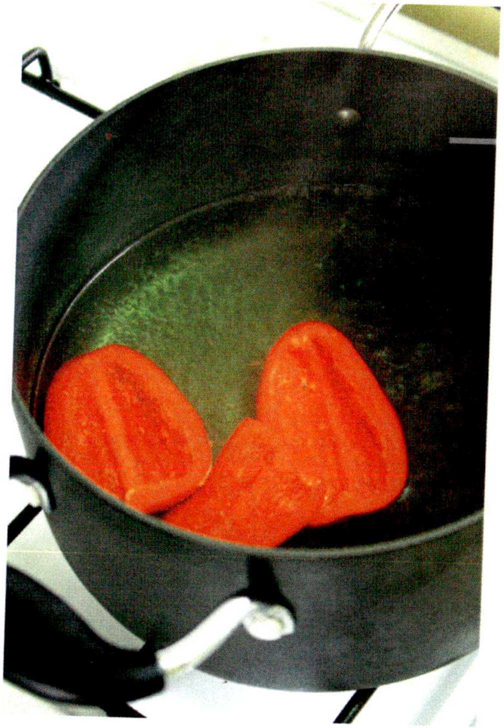

Rinde ½ taza
Tiempo de preparación: 10 minutos
Grado de dificultad: 3

Preparar el día anterior

1	ACEITE DE PIMIENTOS (½ taza)			
	Ingredientes para 4 a 6 porciones	Equivalencias		Calorías
▪	2 pimientos medianos (del color de su preferencia)			41.60
▪	¼ taza de aceite de oliva o palta (aguacate) extra virgen*			561.95
▪	pizca de sal y pimienta			0.40
	* o cualquier otro aceite gourmet de su preferencia	Total Calorías		**603.95**

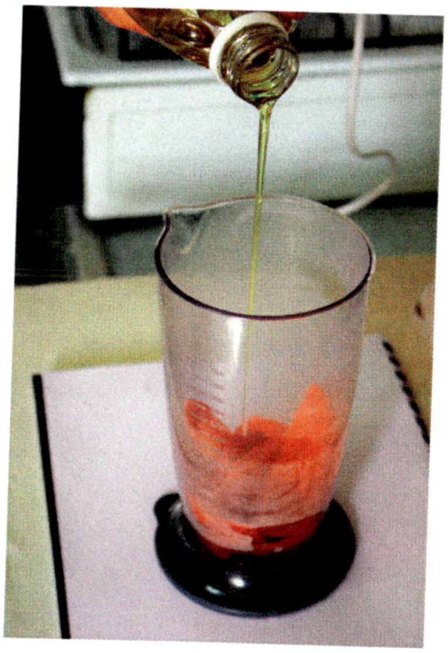

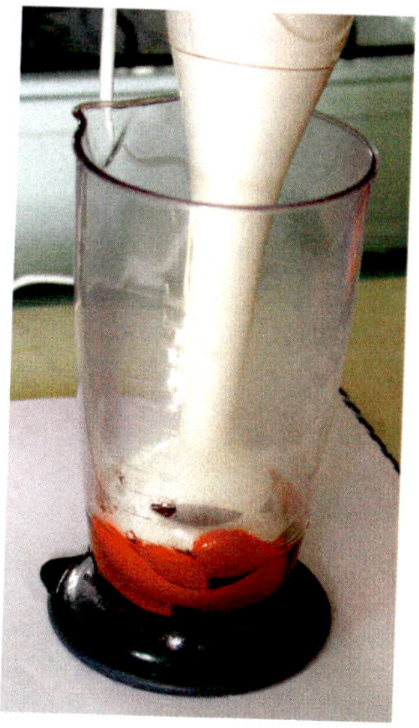

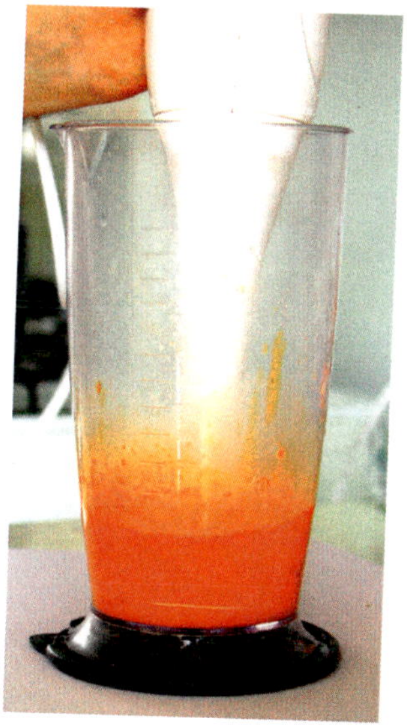

→ Blanquear los pimientos cortados, sin piel y sin semillas. → Escurrir. → Licuar los pimientos con el aceite. → Colar. → Verter en un recipiente apropiado y dejar reposar en la refrigeradora por una noche. → Al día siguiente, los sólidos se habrán separado de los líquidos. → Retirar con una cuchara los sólidos que flotan en el aceite y descartar. → Vaciar el aceite de pimientos en una salsera. → Este procedimiento debe hacerse con cuidado para evitar que los sólidos se filtren en el aceite.

ver técnica para blanquear vegetales

El resultado que se obtiene al finalizar el proceso es un concentrado del color del pimiento utilizado, que combinado con el aceite gourmet otorga a los alimentos nuevos sabores, aromas y matices agradables.

Nota: se recomienda preparar pequeñas cantidades, ya que el aceite de pimientos en refrigeración se mantiene fresco por sólo 7 días.

Los pimientos verdes son un poco amargos, mientras que los amarillos, los anaranjados y especialmente los rojos, son más dulces.

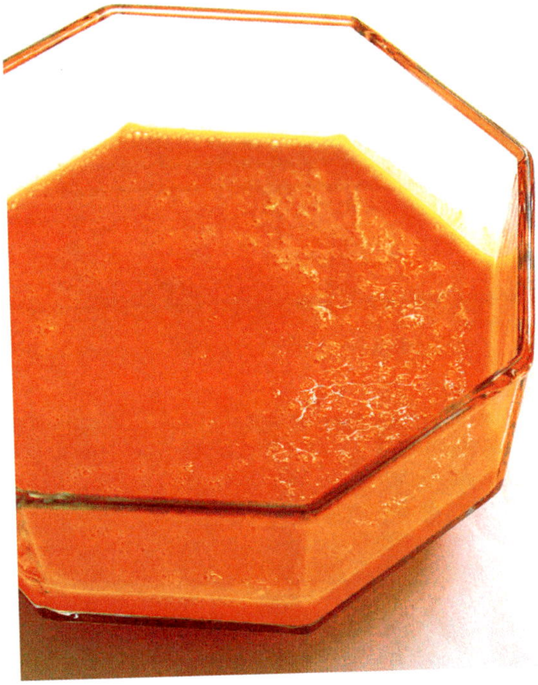

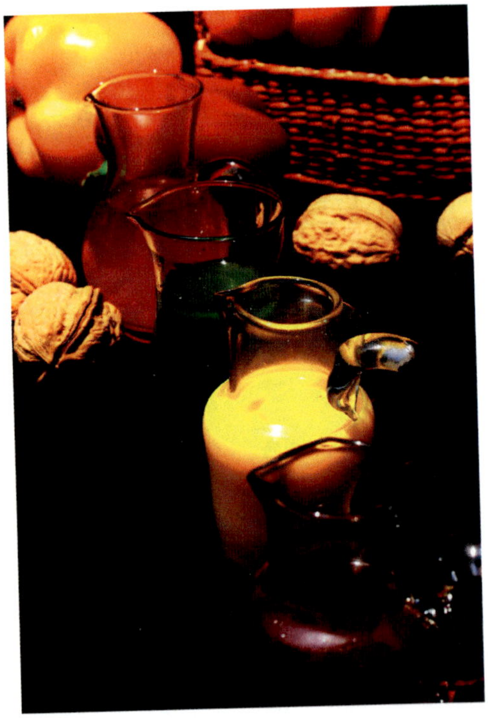

2. ALIÑO DE LIMÓN

Rinde ¼ de taza
Tiempo de preparación: 5 minutos
Grado de dificultad: 1

2	**ALIÑO DE LIMÓN (¼ taza)**			
	Ingredientes para 2 a 4 porciones	**Equivalencias**		**Calorías**
■	1 cucharada sopera de jugo de limón (o al gusto)	½	C.sopa	1.60
■	3 cucharadas soperas de aceite de oliva o palta (aguacate) extra virgen*			402.00
■	¼ cucharadita de orégano en polvo			0.00
■	¼ cucharadita de splenda o			0.00
	¼ cucharadita azúcar rubia			5.00
■	½ cucharada sopera de salsa de soya baja en sodio			5.00
■	pizca de pimienta			0.40
	* o cualquier otro aceite gourmet de su preferencia	**Total Calorías**		**414.00**

→ Colocar en un recipiente el jugo de limón, aceite de oliva o palta, soya, orégano y pimienta. → Salpimentar. → Agregar ¼ de cucharadita de splenda o azúcar rubia para reducir la acidez. → Mezclar bien con un batidor de alambre. → Utilizar de inmediato. → Desechar lo que no se utilice.

3. MAYONESA DE LA CASA

Rinde 1 ¼ taza
Tiempo de preparación: 10 minutos
Grado de dificultad: 2

3	MAYONESA DE LA CASA (1¼ taza)			
	Ingredientes para 10 a 12 porciones	Equivalencias		Calorías
■	1 huevo, de preferencia *Omega-3*			90.00
■	1 taza de aceite de oliva o palta (aguacate) extra virgen*			2247.80
■	¼ cucharadita de mostaza			0.00
■	½ cucharada sopera de jugo de limón (o al gusto)			0.80
■	pizca de sal y pimienta			0.40
	* o cualquier otro aceite gourmet de su preferencia	Total Calorías		**2339.00**

→ Colocar ¼ de taza de aceite en el vaso de la licuadora. → Añadir todos los ingredientes y licuarlos durante 10 segundos. → Seguir licuando y agregar gradualmente el resto del aceite hasta que espese. → Salpimentar. → Vaciar en un recipiente, cubrir y refrigerar lo que no se utilice hasta por 5 días.

4. MAYONESA DE LA CASA CON CURRY

Rinde 1 ¼ taza
Tiempo de preparación: 11 minutos
Grado de dificultad: 2

4	MAYONESA DE LA CASA CON CURRY (1¼ taza)			
	Ingredientes para 10 a 12 porciones	Equivalencias		Calorías
■	1 huevo, de preferencia *Omega-3*			90.00
■	1 taza de aceite de oliva o palta (aguacate) extra virgen*			2247.80
■	1 ½ cucharadita de curry			0.00
■	¼ cucharadita de mostaza			0.00
■	½ cucharada sopera de jugo de limón (o al gusto)			0.80
■	pizca de sal y pimienta			0.40
	* o cualquier otro aceite gourmet de su preferencia	Total Calorías		**2339.00**

→ Colocar ¼ de taza de aceite en el vaso de la licuadora. → Añadir todos los ingredientes y licuarlos durante 10 segundos. → Seguir licuando y agregar gradualmente el resto del aceite hasta que espese. → Salpimentar. → Vaciar en un recipiente, cubrir y refrigerar lo que no se utilice hasta por 5 días.

5. SALSA DE TOMATE BÁSICA

Rinde ¾ taza
Tiempo de preparación: 30 minutos
Grado de dificultad: 3

5	SALSA DE TOMATE BÁSICA (¾ taza)			
	Ingredientes para 2 porciones	Equivalencias		Calorías
▪	1 taza de tomates sin piel ni semillas, picados			27.00
▪	1 hojas de laurel			0.00
▪	1 cucharada sopera de aceite de oliva o palta (aguacate) extra virgen			134.00
▪	½ taza de carne molida de pollo sin grasa (opcional)	125 g	4.3 oz	67.40
▪	1 cucharadita de ajo molido			2.30
▪	½ taza de agua caliente			0.00
▪	pizca de sal y pimienta			0.40
		Total Calorías		**231.10**

→ Calentar el aceite en una sartén de teflón. → Agregar los ajos y dorar ligeramente. → Añadir los tomates y las hojas de laurel. → Cocinar a fuego mínimo hasta que el tomate se deshaga. → Agregar ½ taza de agua caliente. → Mover y reducir la salsa por 10 minutos más o hasta que espese. → Descartar las hojas de laurel y salpimentar. → Retirar la salsa del fuego y servirla caliente. → Se recomiendan 3 cucharadas soperas por persona, por ½ taza de pasta cocida. → Congelar el resto de la salsa cuando esté fría, almacenándola en un recipiente hermético hasta por 30 días.

Con carne molida:

→ Después de dorar los ajos, añadir ½ taza de carne molida de pollo. → Saltear ligeramente. → Seguir con las indicaciones de la receta original. → Se recomienda acompañar la salsa con verduras cocidas. → Congelar el resto de la salsa cuando esté fría, almacenándola en un recipiente hermético hasta por 30 días.

ver técnica para pelar tomates
ver técnica para dorar
ver técnica para reducir líquidos
ver técnica para saltear

6. VINAGRETA AGRIDULCE

Rinde ¾ taza
Tiempo de preparación: 10 minutos
Grado de dificultad: 2

6	VINAGRETA AGRIDULCE (¾ taza)			
	Ingredientes para 6 a 8 porciones	**Equivalencias**		**Calorías**
▪	1 yema de huevo, de preferencia *Omega-3*			50.80
▪	2 cucharadas soperas de vinagre balsámico			2.30
	(o de manzana si desea un sabor más suave)			
▪	1 cucharada sopera de miel de abeja			43.20
▪	½ taza de aceite de oliva o palta (aguacate) extra virgen*			1123.90
	* o cualquier otro aceite gourmet de su preferencia	**Total Calorías**		**1220.20**

→ Colocar la yema y el aceite en un recipiente. → Unir bien con un batidor de alambre. → Agregar el vinagre y la miel. → Batir y mezclar bien. → Refrigerar lo que no se utilice hasta por 3 días.

7. VINAGRETA A LA MOSTAZA

Rinde ¼ taza
Tiempo de preparación: 5 minutos
Grado de dificultad: 2

7	VINAGRETA A LA MOSTAZA (¼ taza)			
	Ingredientes para 2 a 4 porciones	**Equivalencias**		**Calorías**
▪	½ cucharada sopera de vinagre de manzana			0.30
▪	1½ cucharadas soperas de aceite de oliva o palta (aguacate) extra virgen*			201.00
▪	1 cucharada sopera de mostaza Dijon			0.00
▪	pizca de sal y pimienta			0.40
	* o cualquier otro aceite gourmet de su preferencia	**Total Calorías**		**201.70**

→ Colocar todos los ingredientes en un tazón. → Mezclar bien con un batidor de alambre. → Refrigerar lo que no se utilice hasta por 3 días.

POSTRES Y JUGOS

1. CAMOTE A LA NARANJA

Receta del chef Marcelo Portuondo

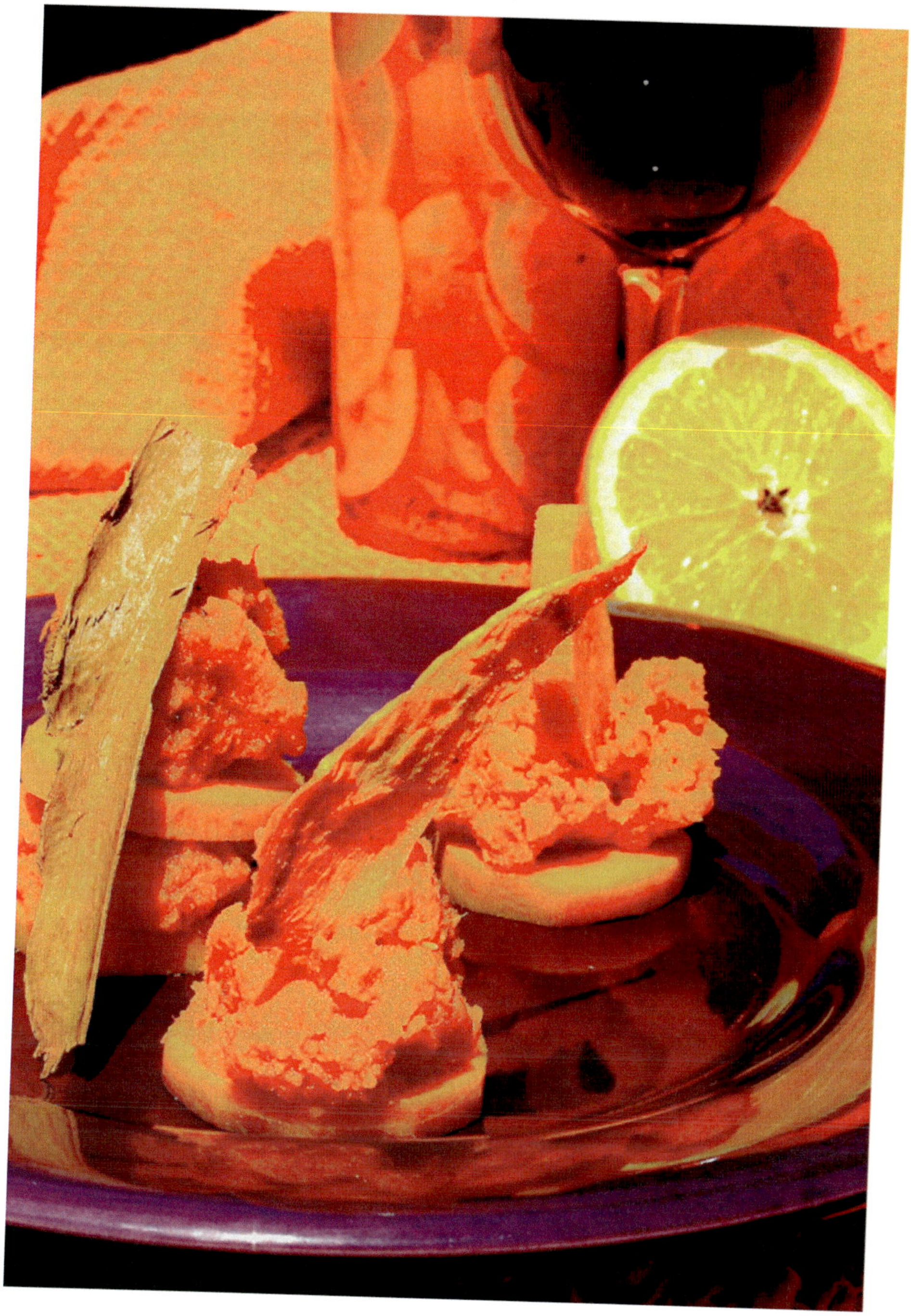

2 personas
Tiempo de preparación: 1 hora 40 minutos
Grado de dificultad: 2

1	CAMOTE A LA NARANJA			
	Ingredientes para 2 porciones	**Equivalencias**		**Calorías**
▪	1 camote mediano de forma alargada			90.80
▪	1 cucharadita de mantequilla			37.00
▪	3 astillas de canela			0.00
▪	el jugo de 1 naranja	¼	taza	73.00
▪	2 rodajas de naranja			18.25
▪	¼ cucharadita de ralladura de naranja (sin el bagazo o piel blanca)			0.00
▪	1 cucharada sopera de splenda o			0.00
	1 cucharadita de azúcar rubia (opcional)			20.00
▪	1 cucharada sopera de oporto (opcional)			23.55
▪	pizca de sal y pimienta			0.40
		Total Calorías		**263.00**

Precalentar el horno a 350º F – 180º C

Para preparar el camote:

→ Lavar y mechar el camote con 2 astillas de canela. → Envolverlo con las ruedas de naranja en papel aluminio. → Hornear durante 1 hora y media o hasta que esté cocido. → Retirar del horno. → Pelar el camote cuando todavía esté tibio. → Prensar la pulpa con una cuchara y pasarla por el colador hasta obtener un puré cremoso y sin grumos. → Reservar.

Para preparar el almíbar:

→ Calentar en una olla a fuego mínimo el azúcar rubia o splenda, el jugo de naranja, una astilla de canela y una cucharada de oporto (opcional). → Mover constantemente con una cuchara de palo por aproximadamente 5 minutos, hasta formar un almíbar (ligero) o miel. → Agregar el puré de camote e incorporar bien. → Rectificar el dulzor, retirar del fuego y añadir la mantequilla. → Este sabroso puré se sirve como postre o como acompañamiento para pavo, pollo o cerdo.

Nota: La presentación de la receta sugiere acomodar el puré sobre de una rueda de camote cocido. El adorno colocado sobre el puré es una lámina de camote crocante. (Hornear una rodaja delgada de camote crudo en horno microondas a temperatura máxima por 3 minutos)

ver técnica para mechar camote

2. FRUTAS SURTIDAS CON YOGURT, MIEL Y AJONJOLÍ

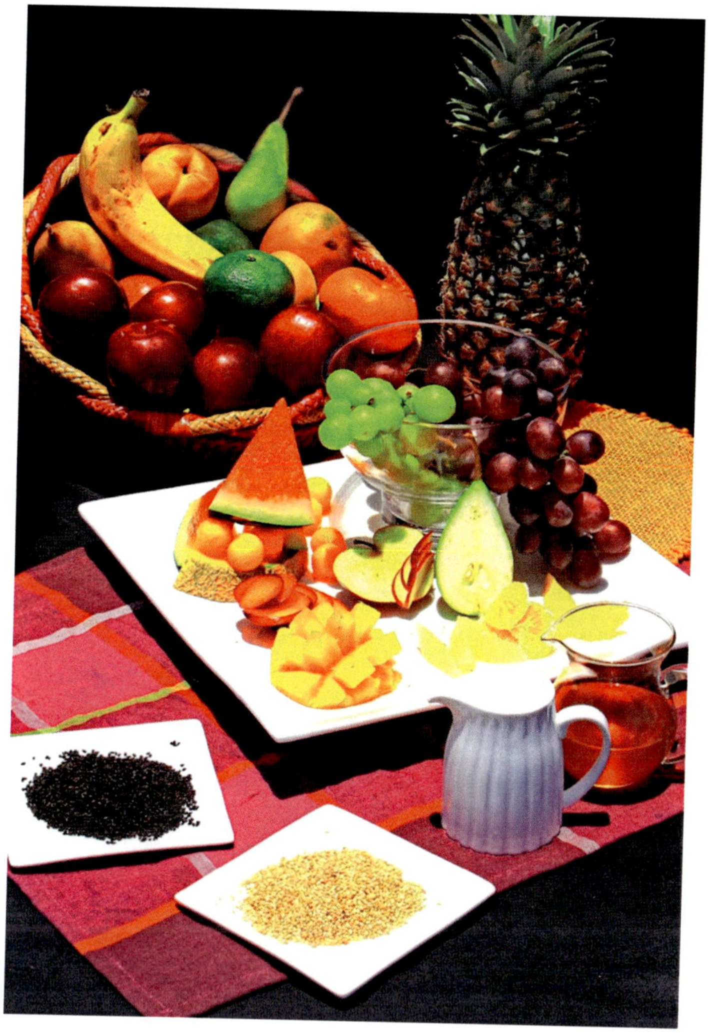

Porciones individuales
Tiempo de preparación: 10 minutos
Grado de dificultad: 1

2	FRUTAS SURTIDAS CON YOGURT, MIEL Y AJONJOLÍ			
	Algunos acompañamientos sugeridos para las frutas	**Equivalencias**		**Calorías**
▪	2 cucharadas soperas de yogurt bajo en grasa	¼	taza	40.00
▪	1 cucharada sopera de miel de abeja			43.21
▪	½ cucharada sopera de semillas de ajonjolí tostadas o			44.80
	5 almendras tostadas			54.00
▪	5 pasas o			13.00
	2 guindones			40.00
▪	1 cucharada sopera de jugo de limón* (opcional)			1.60
	* para el Surtido de Frutas	**Total Calorías**		**236.61**

Combinaciones de frutas sugeridas (por persona)

	1. Surtido de frutas			
	Combinación de frutas sugeridas (por persona)	**Equivalencias**		**Calorías**
▪	½ plátano de seda (3 rodajas de 1 cm. de ancho)			42.60
▪	8 fresas			17.20
▪	½ manzana roja sin piel (3 rodajas)			23.00
		Total Calorías		**82.80**

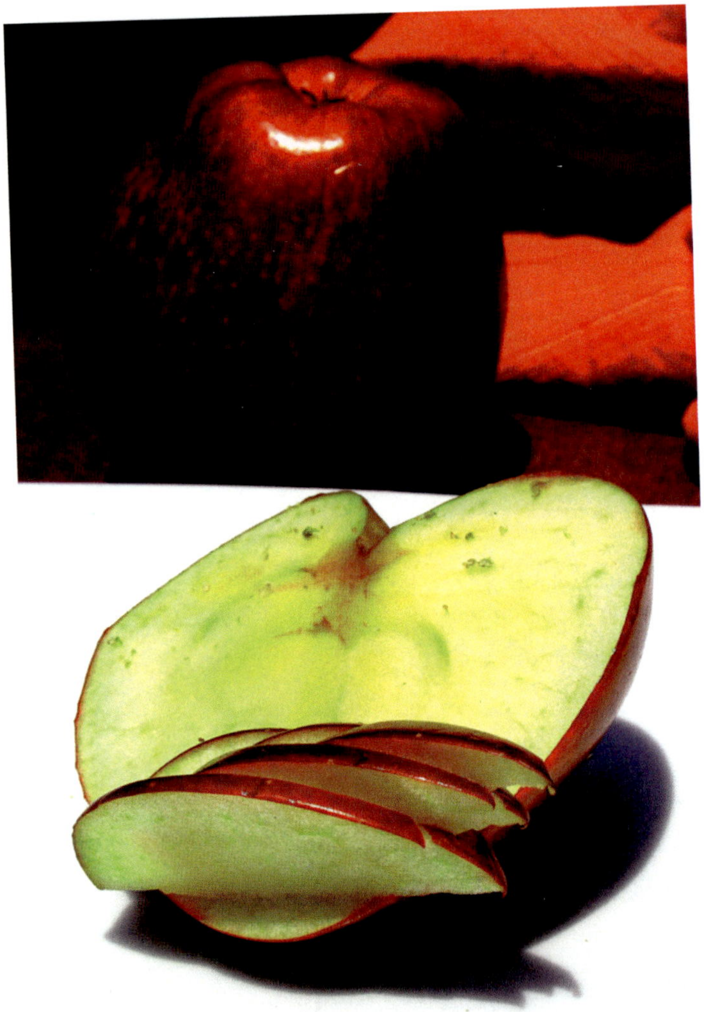

2. Cítricos en rodajas

Combinación de frutas sugeridas (por persona)	Equivalencias		Calorías
▪ ½ mandarina (4 gajos)			18.50
▪ ½ toronja (4 gajos)			13.80
▪ ½ taza de papaya picada			13.30
	Total Calorías		**45.60**

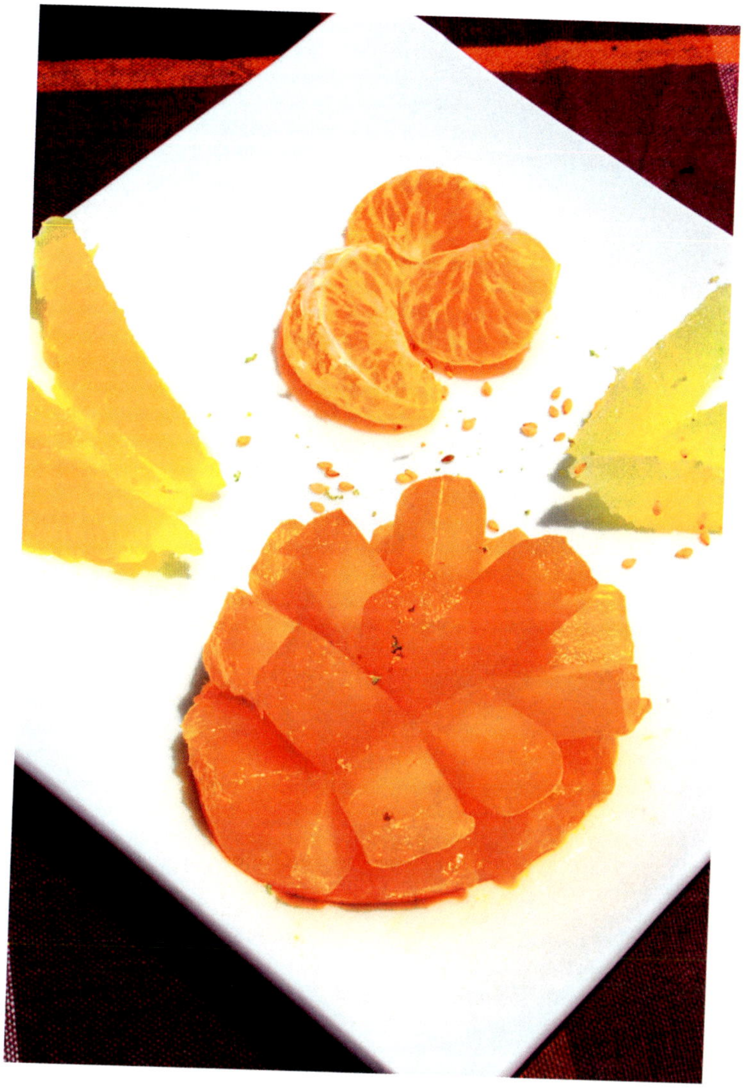

	3. Frutos del bosque (o la selección de bayas que se cultiven en su región)			
	Combinación de frutas sugeridas (por persona)	**Equivalencias**		**Calorías**
▪	5 fresas (50 g)			17.20
▪	8 frambuesas			19.50
▪	½ pera o			23.20
	4 moras			17.50
		Total Calorías		**77.40**

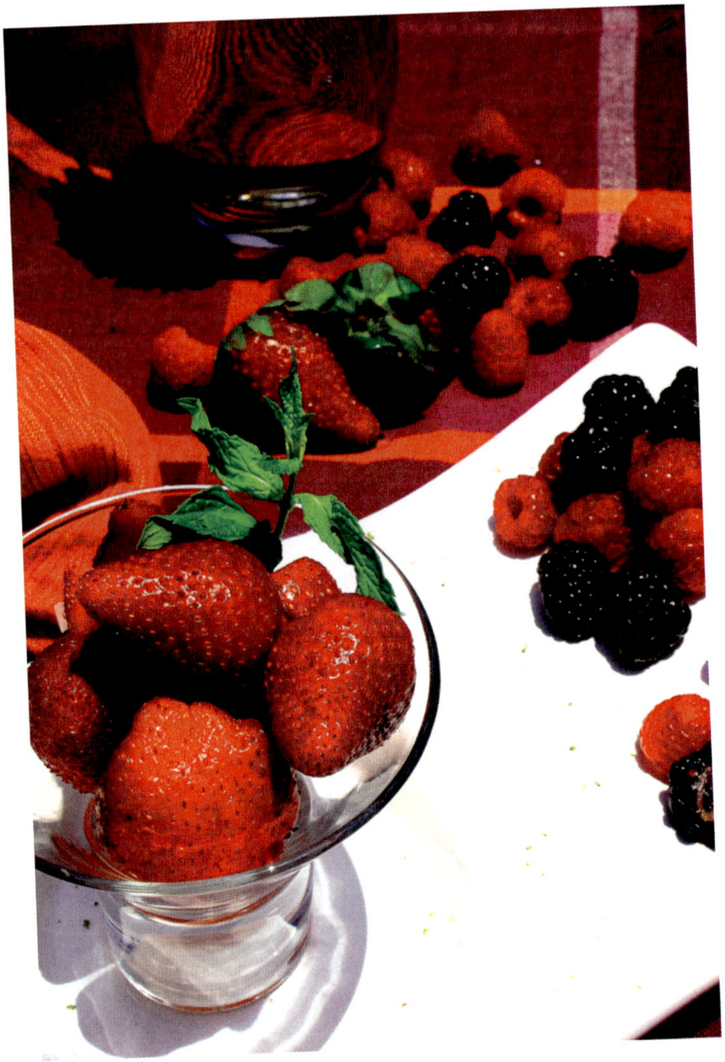

	4. Frutas de agua			
	Combinación de frutas sugeridas (por persona)	**Equivalencias**		**Calorías**
▪	4 bolitas de melón			26.20
▪	4 bolitas de sandía			10.14
▪	1 ciruela			22.50
		Total Calorías		**58.84**

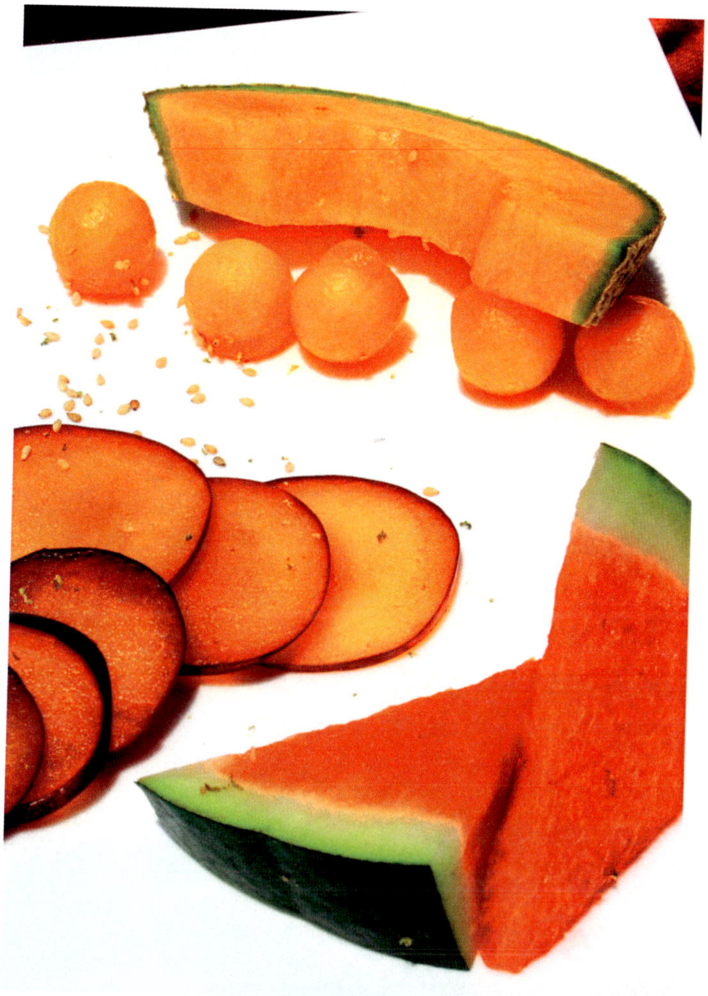

5. Uvas tricolores

Combinación de frutas sugeridas (por persona)	Equivalencias		Calorías
▪ 15 uvas blancas			18.00
▪ 15 uvas rojas			20.00
▪ 15 uvas negras			20.00
	Total Calorías		**58.00**

6. Sabor tropical

Combinación de frutas sugeridas (por persona)	Equivalencias		Calorías
▪ ½ mango pequeño			30.00
	Total Calorías		**30.00**

7. Toque cálido

Combinación de frutas sugeridas (por persona)	Equivalencias		Calorías
▪ 3 rodajas de piña			23.00
	Total Calorías		**23.00**

→ Acomodar las frutas trozadas en un recipiente individual. → Añadir el yogurt. → Bañar las frutas con la miel de abeja y esparcir las semillas. → Servir de inmediato.

Nota: Si se preparan las frutas con anticipación, es necesario rociarlas con el jugo de limón para evitar la oxidación. Conviene mantenerlas refrigeradas en un recipiente hermético. Añadir los acompañamientos antes de servir.

ver técnica para tostar semillas de sésamo

ver técnica para pelar y tostar almendras

3. GELATINA DE NARANJA, CANELA Y CLAVO

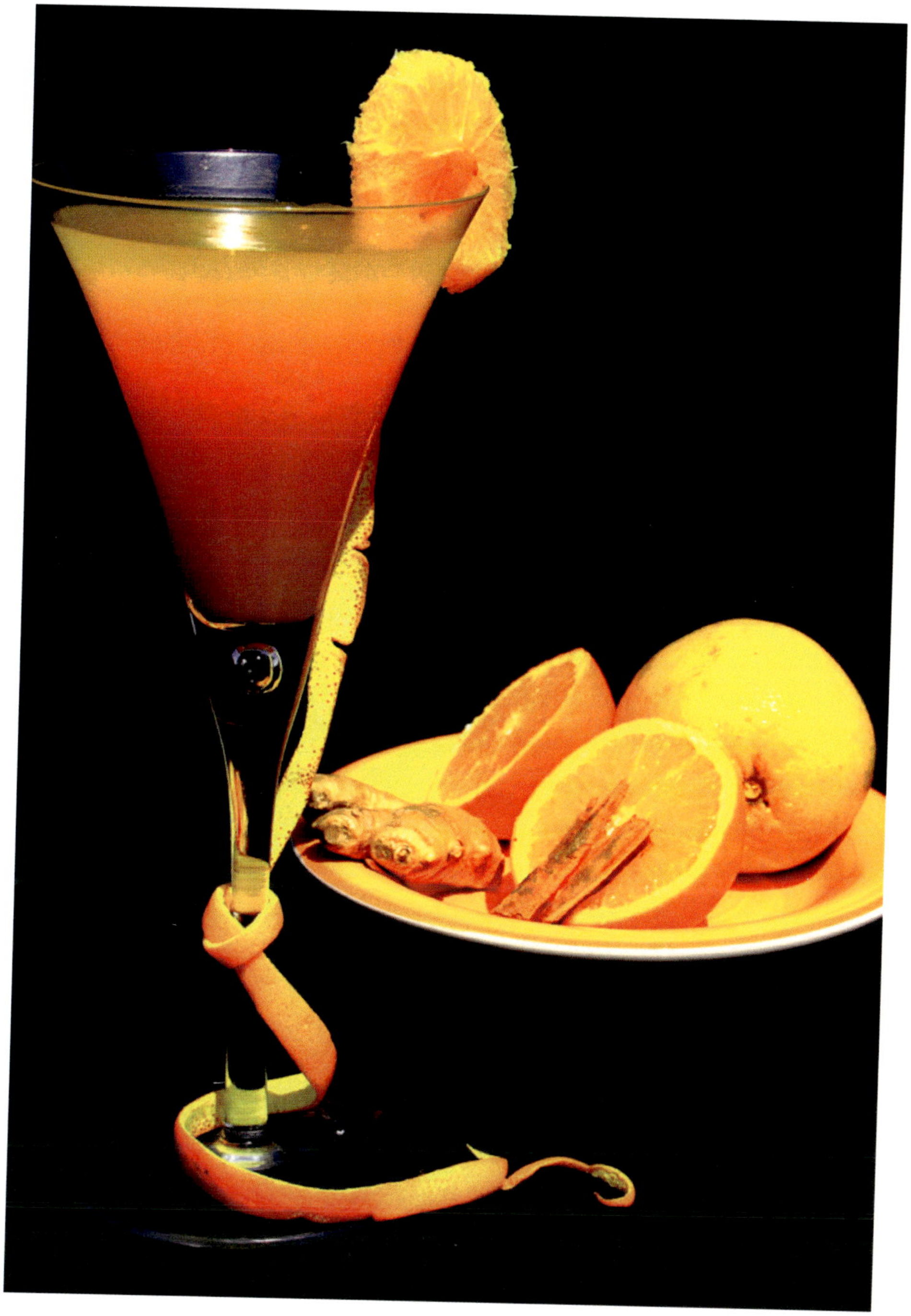

2 personas
Tiempo de preparación: 20 minutos
Tiempo de refrigeración: de 1 a 2 horas
Grado de dificultad. 2

3 GELATINA DE NARANJA, CANELA Y CLAVO

	Ingredientes para 2 porciones	Equivalencias		Calorías
■	1 caja chica de gelatina de naranja de dieta			50.50
■	1 ½ tazas de jugo de naranja sin diluir			137.10
■	2 cucharadas soperas de splenda* o			0.00
	1 cucharada sopera de azúcar rubia (opcional)			60.00
■	1 clavo de olor			0.00
■	1 trocito de kión o jengibre fresco pelado (opcional)			0.00
■	2 astillas de canela entera			0.00
	* dependiendo del dulzor del jugo de naranja	Total Calorías		**247.60**

→ Diluir la gelatina en 1 taza de agua caliente y 1 taza de agua hervida fría. → Reservar. → Colocar en una olla a fuego mínimo el jugo de naranja, la canela, el clavo de olor y el trocito de kión. → Revolver constantemente con una cuchara de palo. → Reducir el líquido moviendo por aproximadamente 15 minutos. → Evitar que hierva. → Retirar del fuego. → Descartar la canela, el kión y el clavo de olor. → Añadir a la preparación la gelatina diluida previamente. → Mezclar bien y vaciar el líquido en copas altas. → Refrigerar por 1 o 2 horas o hasta que la gelatina cuaje bien. → Adornar con la pulpa y la cáscara de naranja. → Servir bien frío.

Nota culinaria: el kión debe ser tierno y fresco, de lo contrario puede dar un gusto amargo a la preparación.

ver técnica para reducir líquidos

4. JUGO DE FRESAS FRAPPÉ

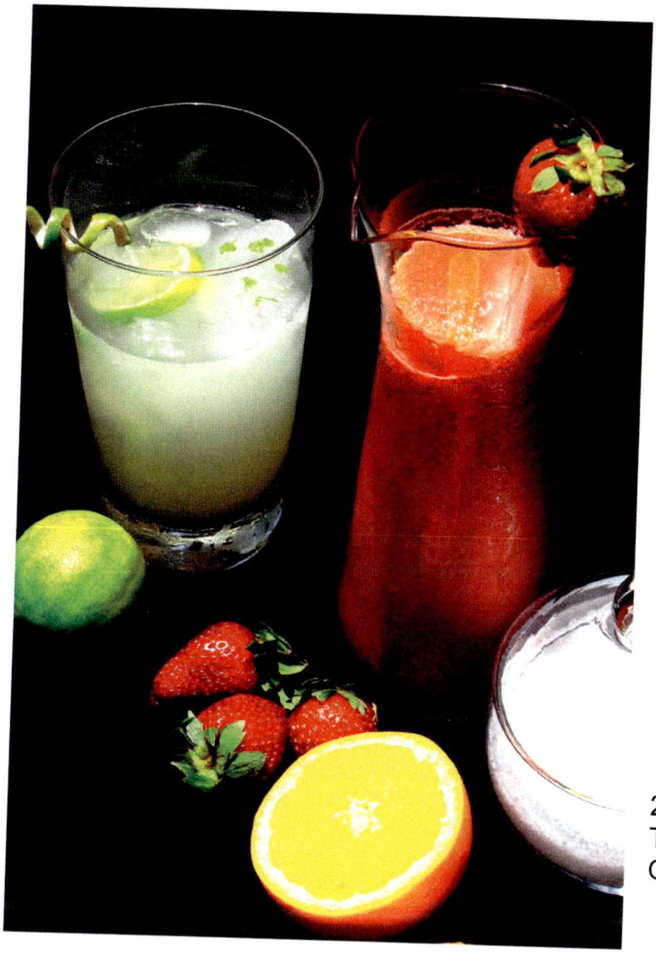

2 personas
Tiempo de preparación: 5 minutos
Grado de dificultad: 1

4	JUGO DE FRESAS FRAPPÉ			
	Ingredientes para 2 vasos	**Equivalencias**		**Calorías**
▪	2 tazas de fresas medianas, lavadas y cortadas en mitades			78.00
▪	1 fresa entera para adornar			7.80
▪	½ taza de jugo de naranja			45.70
▪	3 cucharadas soperas de splenda (o al gusto) o			0.00
	1 cucharada sopera de azúcar rubia			60.00
▪	4 hielos medianos (el equivalente a ½ taza de agua, o al gusto)			0.00
		Total Calorías		**191.50**

→ Licuar las fresas y el jugo de naranja. → Agregar el hielo y seguir licuando. → Añadir azúcar rubia o splenda y terminar de licuar. → Servir bien helado en copas o vasos grandes. → Adornar con una fresa entera.

5. LIMONADA FROZEN

1 persona
Tiempo de preparación: 5 minutos
Grado de dificultad: 1

5	LIMONADA FROZEN			
	Ingredientes para 1 vaso	**Equivalencias**		**Calorías**
▪	2 cucharadas soperas de jugo de limón (o al gusto)	2	C.sopa	3.20
▪	ralladura de la cáscara de un limón (sin el bagazo o parte blanca)			0.00
▪	3 cucharadas soperas de splenda (o al gusto), o			0.00
	1 cucharada sopera de azúcar rubia			60.00
▪	1 rodaja de limón para adornar			0.00
▪	8 hielos medianos (1 taza de agua o la canbtidad que desee)			0.00
		Total Calorías		**63.20**

→ Exprimir 4 limones y echar el jugo en el vaso de la licuadora. → Agregar el azúcar rubia o splenda y licuar bien. → Añadir el hielo y terminar de licuar. → Servir bien helado en una copa o vaso grande. → Adornar con la cáscara, la ralladura y una rueda del limón.

6. TÉ VERDE CON LIMÓN

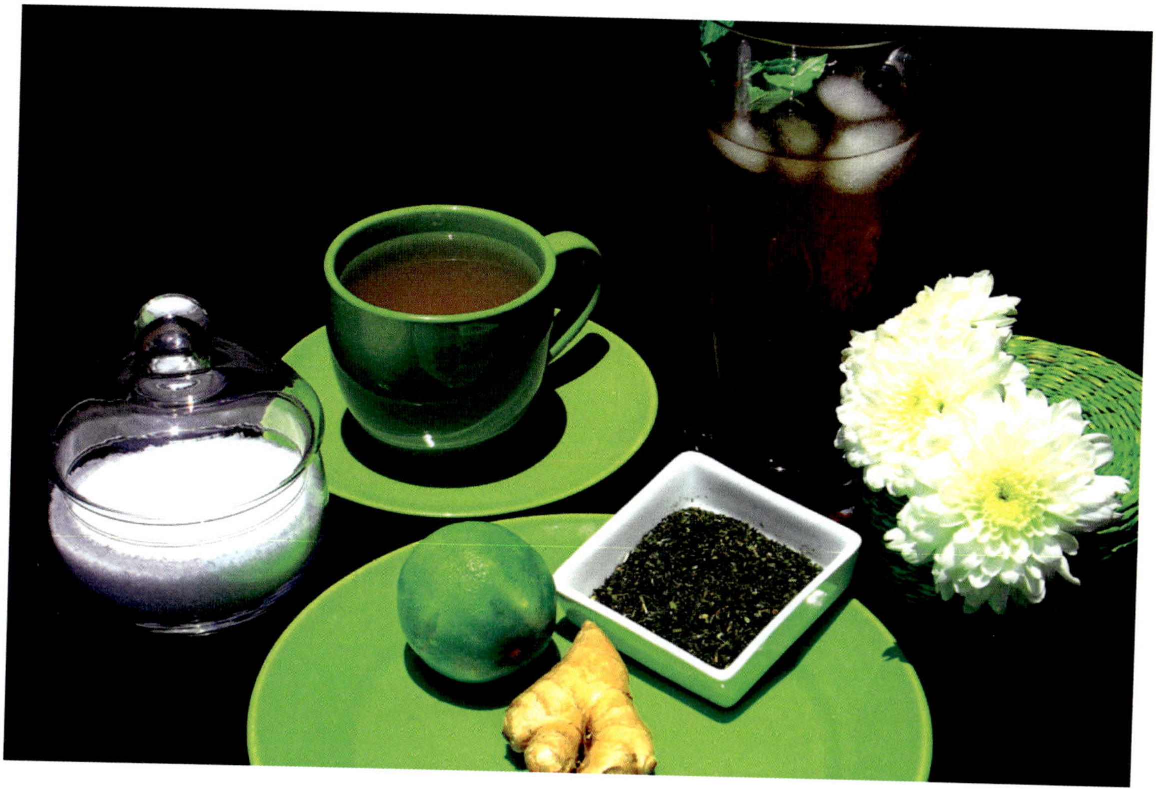

1 persona
Tiempo de preparación para té verde caliente: 7 minutes
Tiempo de preparación para té verde frío: 30 minutes
Grado de dificultad: 1

6	TÉ VERDE CON LIMÓN			
	Ingredientes para 1 taza	**Equivalencias**		**Calorías**
▪	1 bolsita filtrante de té verde			0.00
▪	½ cucharada sopera de jugo de limón (o al gusto)			0.80
▪	1 trozo de cáscara de limón (sin el bagazo o parte blanca)			0.00
▪	2 o 3 cucharaditas de splenda (o al gusto), o			0.00
	1 cucharadita de azúcar rubia (opcional)			20.00
▪	1 taza de agua hirviendo			0.00
		Total Calorías		**20.80**

Té caliente:

→ Poner a hervir una taza de agua. → Retirar del fuego. → Dejar enfriar por 3 minutos. → Colocar la bolsita de té verde en una taza vacía. → Agregar el agua caliente y el trozo de la cáscara de limón. → Dejar reposar en infusión por 3 minutos. → Retirar con cuidado la bolsa y el trozo de cáscara de limón. → Servir bien caliente. → Agregar splenda o azúcar rubia y mezclar bien antes de beber.

Té frío:

→ Seguir las indicaciones de la receta para el té verde caliente. → Retirar con cuidado la bolsita de té y el trozo de cáscara de limón. → Dejar enfriar bien y refrigerar. → Servir en un vaso grande. → Agregar splenda o azúcar rubia y mezclar bien antes de beber.

Nota: Si lo desea, puede agregar hielo picado.

7. TÉ VERDE CON MENTA Y JENGIBRE

1 persona
Tiempo de preparación para té verde caliente: 7 minutes
Tiempo de preparación para té verde frío: 30 minutes
Grado de dificultad: 2

7	TÉ VERDE CON MENTA Y JENGIBRE	Equivalencias		Calorías
	Ingredientes para 1 taza			0.00
▪	1 bolsita filtrante de té verde			0.00
▪	2 hojas o 1 ramita de menta fresca			0.00
▪	1 cucharada sopera de splenda (o al gusto), o			20.00
	1 cucharadita de azúcar rubia (opcional)			0.00
▪	1 trocito de jengibre o kión fresco pelado			0.00
▪	1 taza de agua hirviendo	**Total Calorías**		**20.00**

Té caliente:

→ Poner a hervir una taza de agua. → Retirar del fuego. → Dejar enfriar por 3 minutos. → Colocar la bolsita de té verde en una taza vacía. → Agregar el agua caliente. → Añadir la menta y el kión. → Dejar reposar en infusión por 3 minutos. → Retirar con cuidado la bolsita, el jengibre y la menta. → Servir bien caliente. → Agregar splenda o azúcar y mezclar bien antes de beber.

Té frío:

→ Seguir las indicaciones de la receta para el té verde caliente. → Retirar con cuidado la bolsita, el jengibre y la menta. → Dejar enfriar bien y refrigerar. → Servir en un vaso grande. → Agregar azúcar rubia o splenda y mezclar bien antes de beber. → Adornar con una hoja de menta.

Nota: Si lo desea, puede agregar hielo picado.

TÉCNICAS DE COCINA

Técnicas, temperaturas y medidas

Técnica para blanquear vegetales

Esta técnica se utiliza para alterar lo menos posible las vitaminas y los minerales de los vegetales. Consiste en cocerlos y luego sumergirlos en agua, sal y hielo para detener rápidamente la cocción. El tiempo para que cualquier vegetal permanezca sumergido en el agua helada debe ser breve, ya que podría absorber demasiado líquido y perder su firmeza. Este procedimiento asegura una textura firme "al dente", un color intenso y un sabor agradable.

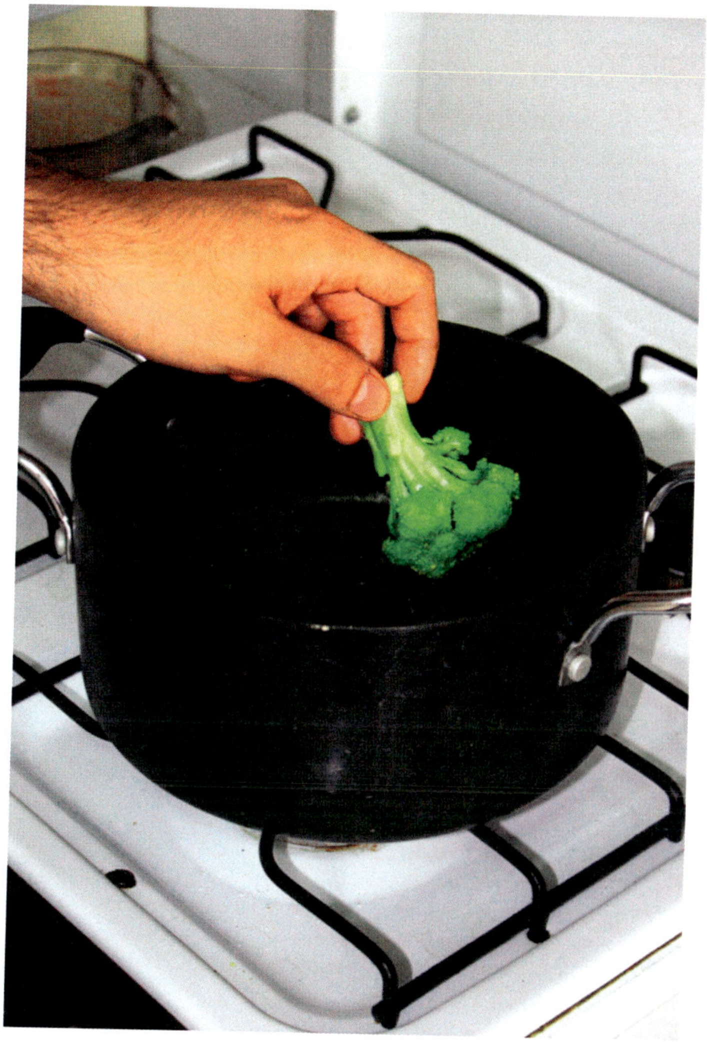

Se ha utilizado **el brócoli** para detallar y graficar el procedimiento. Para los demás vegetales que se utilizan en las recetas, ver tabla con tiempos de cocción.

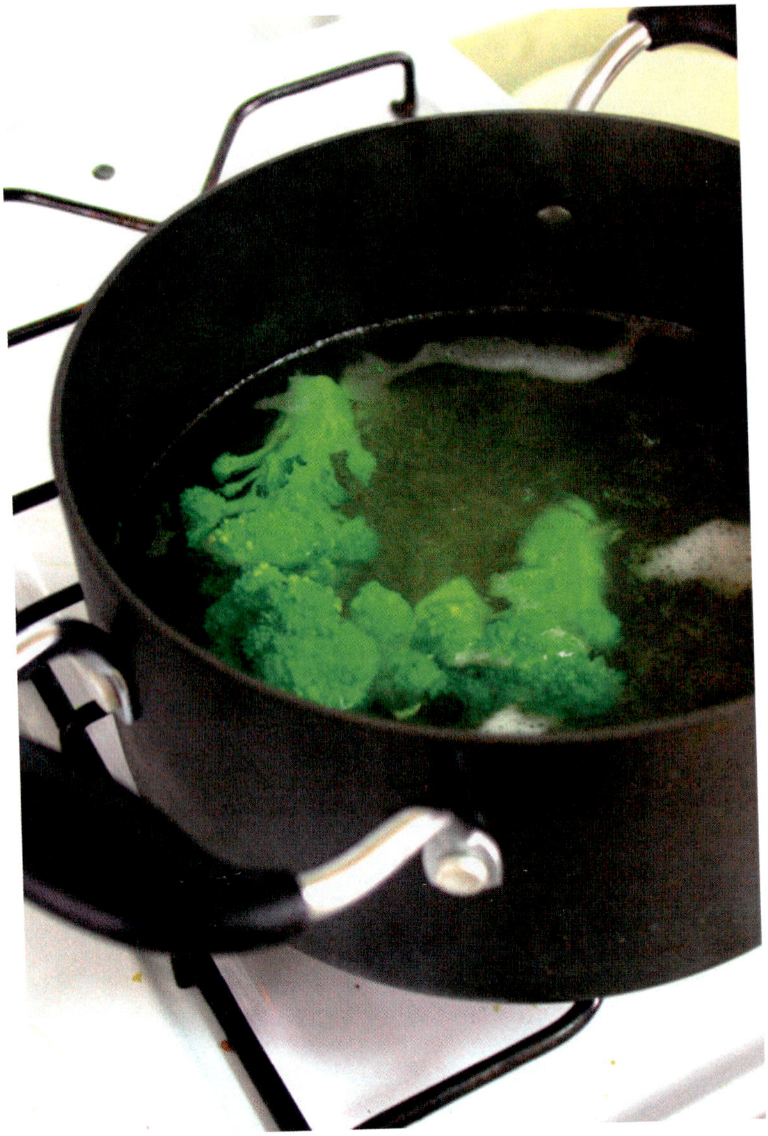

→ Echar en un recipiente hondo 3 tazas de agua helada, ½ cucharadita de sal y aproximadamente 10 cubos de hielo. → Mover y reservar. → Lavar bien la verdura. → Cortar los floretes de brócoli del mismo tamaño. → Hervir 3 tazas de agua en una olla mediana. → Esperar el hervor. → Agregar ½ cucharadita de sal. → Introducir la verdura y cocinar *al dente* por 3 minutos. → Retirar la olla del fuego. → Para detener la cocción, sumergir de inmediato la verdura por breves momentos en el recipiente reservado con agua, sal y hielo. → Escurrir bien y servir.

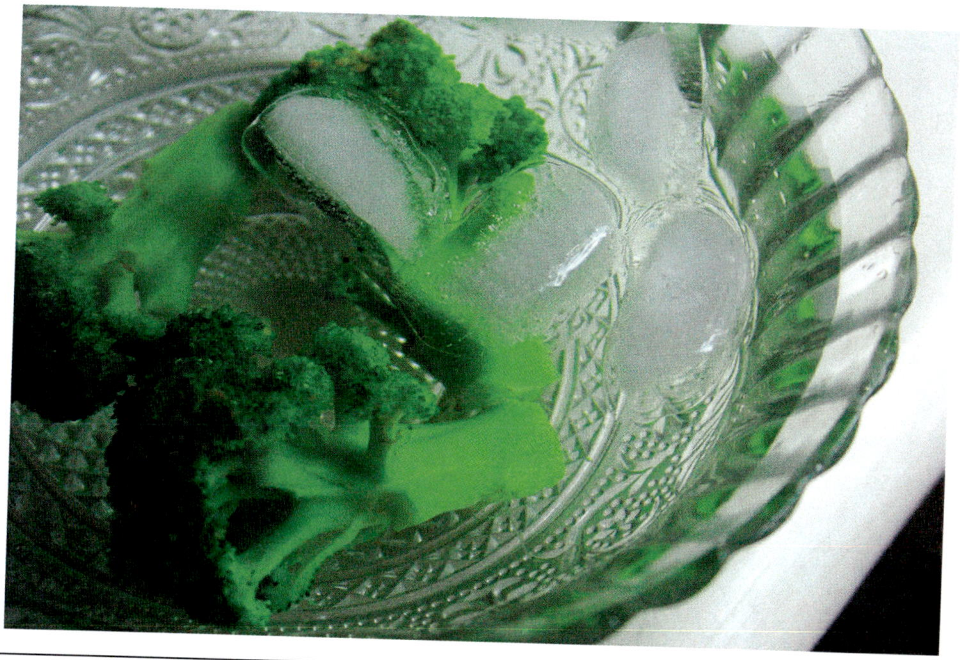

Nota culinaria: se sugiere blanquear los vegetales con poca anticipación antes de servir para evitar que pierdan su textura.

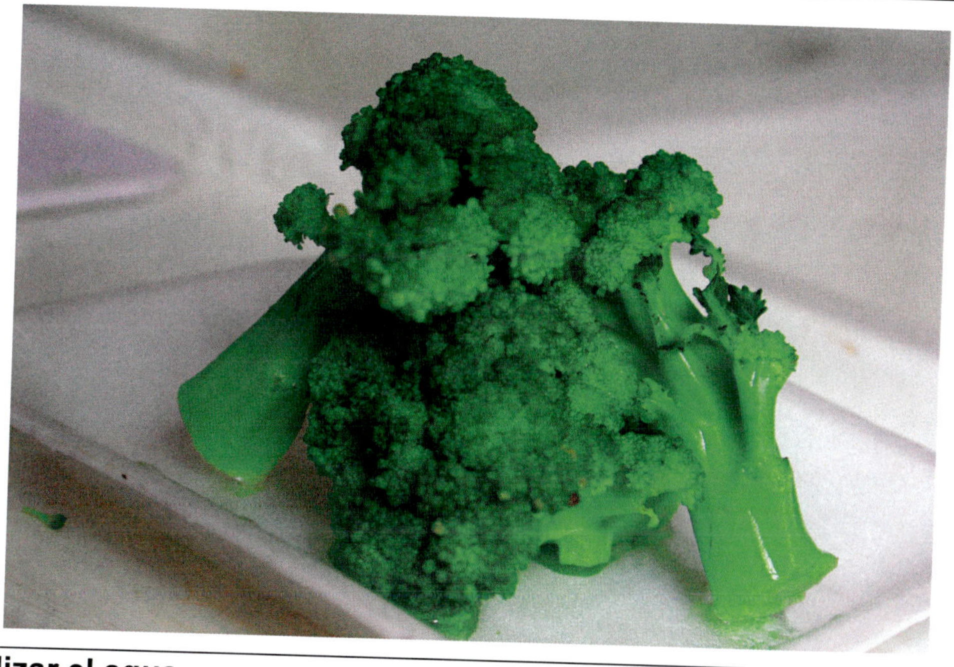

Reutilizar el agua

Conviene abstenerse de blanquear distintos tipos de vegetales a la vez. Si además del brócoli necesita blanquear dos o más tipos de vegetales (por ejemplo zanahorias), reutilice el agua del brócoli. Se recomienda empezar por los vegetales que necesiten menos tiempo de cocción.

Ejemplo: brócoli y zanahorias . → Cocinar el brócoli por 3 minutos. → Retirar la verdura de la olla. → Acomodarla con un tenedor o pinza en un recipiente con agua, sal y hielo por breves momentos. → Repetir el proceso del blanqueado cocinando las zanahorias por 3 ½ minutos, reutilizando el agua que se usó para blanquear el brócoli. → Sumergir en agua helada por breves momentos.

Si desea aprovechar aún más el agua resultante del blanqueado de los vegetales, se sugiere volver a usarla para sancochar pechugas de pollo sin piel. El caldo concentrado que se obtiene, además de adquirir un sabor agradable, se va a beneficiar de los nutrientes de los vegetales.

Tabla con tiempos de cocción para blanquear vegetales utilizados en las recetas del libro

Antes de blanquear los vegetales, se recomienda seleccionarlos o cortarlos del mismo tamaño. El grosor, el corte y el vegetal elegido, determinan su tiempo de cocción.

1 taza	Beterraga	15	minutos
1 taza	Col de Bruselas	9	minutos
1 taza	Maíz bebé	7	minutos
1 taza	Zucchini	5	minutos
1 taza	Ocra [1]	4	minutos
1 taza	Zanahorias en trozos medianos	3	minutos y medio
1 taza	Pimientos cortados, sin semillas	3	minutos y medio
1 taza	Calabacita	3	minutos
1 taza	Floretes de coliflor	3	minutos
1 taza	Floretes de Brócoli	3	minutos
1 taza	Zanahorias bebé	3	minutos
1 taza	Vainitas	2	minutos y medio
1 taza	Espárragos pequeños, medianos o grandes [2]	2	minutos
1 taza	Alverjitas comunes o grandes [3]	1	minuto
1 taza	Espinacas [4]	30	segundos
1 taza	Frijolito chino [4]	20	segundos

Información adicional de algunas verduras incluidas en la Tabla:

1 **Ocra:** (okra) es una vaina vegetal que contiene mucílago. El mucílago es un compuesto orgánico de sabor amargo, de consistencia viscosa semejante a una goma. Para evitar que se desprenda el jugo mucilaginoso durante el blanqueado, se recomienda lo siguiente: → Hervir 3 tazas de agua en una olla mediana. → Agregarle 1 cucharada sopera de vinagre blanco. → Colocar al fuego y esperar el hervor. → Añadir ½ cuharadita de sal. → Introducir la ocra bien lavada por 4 minutos. → Retirar de inmediato la olla del fuego. → Sumergir el vegetal en el recipiente con agua, sal y hielo por breves momentos. → Retirar la ocra del agua helada y escurrir bien. → Aliñar con unas gotas de limón antes de servir.

2 **Espárragos de diferente tamaño y grosor**. → En un recipiente hondo echar 3 tazas de agua helada, ½ cucharadita de sal y 10 cubos de hielo. → Reservar. → Lavar y ordenar los espárragos según su tamaño. → Cortar y descartar la base más ancha o fibrosa y reservar. → Hervir 3 tazas de agua en una olla mediana. → Esperar el hervor. → Agregar ½ cucharadita de sal y mover. → Introducir los espárragos más grandes y cocinar por 2 minutos. → A continuación, introducir en el mismo recipiente los de menor tamaño y cocinar por 2 minutos más. → Apartar la olla del fuego de inmediato. → Retirar rápidamente los espárragos con una pinza. → Sumergir la verdura en el recipiente de agua, sal y hielo por breves momentos. Dejar secar sobre papel toalla absorbente. → Utilizar al momento para evitar que la verdura se marchite.

Nota culinaria: Se recomienda seleccionar espárragos del mismo tamaño y grosor para uniformizar el tiempo de cocción.

3 **Alverjitas**: es preferible utilizar las alverjitas francesas o pequeñas crudas, para evitar que se arruguen. Éstas no necesitan blanquearse; se incorporan al final de las recetas, se cuecen rápido y se mantienen tiernas.

4 **Frijolito chino y Espinacas**: requieren únicamente de 20 y 30 segundos de calor intenso, respectivamente.

→ en un recipiente hondo echar 3 tazas de agua helada, ½ cucharadita de sal y 10 cubos de hielo → Reservar. → Acomodar en un colador los frijolitos chinos o las hojas de espinaca minuciosamente lavados. → Colocar el colador en el lavadero. → Agregar sobre la verdura un chorro continuo de agua hirviendo por el tiempo indicado. → (Se puede utilizar la tetera con agua hirviendo). → Retirar rápidamente del colador con una pinza. → Sumergir el vegetal por unos segundos en el recipiente con agua, sal y hielo. → Retirar la verdura blanqueada y escurrirla en el colador. → Dejar secar sobre papel toalla absorbente. → Utilizar al momento para evitar que la verdura se marchite.

Recomendación médica para dializar vegetales:
En las recetas de nuestro libro se utiliza la técnica "**blanquear**" para cocinar muchos de los vegetales; sin embargo, algunas personas no pueden ingerir los alimentos con las sales o minerales que contienen naturalmente. Para esos casos específicos es necesario **"dializar"** algunos vegetales empleando la técnica utilizada para blanquear el **brócoli**.

Técnica para dializar vegetales

→ Lavar bien la verdura. → Cortar los floretes de brócoli del mismo tamaño. → Hervir 3 tazas de agua (sin sal) en una olla mediana. → Esperar el hervor. → Introducir la verdura y cocinar (sancochar) por 5 minutos o hasta que se ablande. → Retirar la olla del fuego y escurrir bien el brócoli en un colador. → Servir. → En casos más severos, se requiere **dializar** la verdura 2 o más veces. → Se debe descartar el agua utilizada en cada diálisis.

Nota culinaria: Para compensar la pérdida de nutrientes, sabores y aromas, se recomienda aderezar las comidas con aceites gourmet y hierbas aromáticas.

Técnica para blanquear y tostar almendras

Utilizada en la receta: Ensalada de Espinaca y Setas en Salsa de Soya

Precalentar el horno a 350º F – 180º C

Almendras blanqueadas y tostadas... → Verter 3 tazas de agua fría en una olla mediana. → Colocar al fuego y esperar el hervor. → Agregar las almendras y dejar cocinar por **2 minutos**. → Retirar de inmediato la olla del fuego. → Sumergirlas en el recipiente con agua y hielo hasta parar la cocción. → Sacarlas del agua, secarlas y retirar la cáscara frotando suavemente con los dedos. → Acomodarlas en una placa para horno. → Introducirlas al horno precalentado durante **3 minutos** o hasta que estén ligeramente doradas. → Vigilar el proceso. → Utilizar según las indicaciones de la receta. → Para mantener frescas las almendras tostadas, refrigerarlas en un recipiente hermético hasta por 6 meses.

Técnica para cocinar pasta al dente

Utilizada en las recetas: Tallarines con Verduras y Aceitunas
Macarrones con Tofu y Setas

Al dente es tradicionalmente un término italiano que describe el estado de cocción de la pasta. Sin embargo, hoy se aplica cada vez más a las verduras y legumbres cocidas para mantener sus vitaminas y sabores naturales más auténticos, especialmente cuando los productos son frescos y de óptima calidad.

El concepto viene a indicar que la pasta está cocida por fuera pero en su interior queda una pequeña parte semi cruda, ofreciendo alguna resistencia (firmeza) al diente cuando es mordida. De aquí viene la expresión italiana "al dente", que en español significa: "al diente".

Los expertos la consideran una forma ideal de cocinar la pasta. Describen, asimismo, la consistencia "crujiente" que las verduras cocidas o blanqueadas deben obtener.

→ Hervir 4 tazas de agua en una olla mediana. → Esperar el hervor. → Agregarle ¼ de cucharada sopera de sal. → Agregar 1 taza de fideos y remover de vez en cuando. → Cocinar por unos minutos (seguir las instrucciones del producto) hasta que la pasta esté *al dente*. → Retirar del fuego. → Escurrir la pasta en un colador. → Utilizar.

Para saber si la pasta está "al dente" es necesario sacar un fideo de la olla y comprobar si en su interior queda un hilo delgado de pasta cruda, de diferente color. Esto se ve de forma muy clara en el caso de los macarrones al partirlos por la mitad.

Nota médica:
La pasta "*al dente*" resulta ligeramente más difícil de digerir que cuando está bien cocida.

Técnicas para cocinar las legumbres al dente

Utilizadas en las recetas: Ensalada de Garbanzos y Sprouts
Lentejas con Verduras

Antes de preparar cualquier legumbre es recomendable seleccionarlas y desechar las que tengan mal aspecto.

En la mayoría de las legumbres se encuentran algunos azúcares que pueden causar gases y molestias digestivas. Para evitar estas consecuencias es preferible remojar las menestras – a excepción de las lentejas- desde la noche anterior ya que así se ablandan los granos y se cocinan en menos tiempo. Las legumbres que estén en mal estado flotarán y deberán ser descartadas con una cuchara. Desechar siempre el agua de remojo antes de la cocción; incluso puede cambiarse el agua 2 o 3 veces durante el remojo para remover la mayor cantidad de azúcares.

El tiempo de cocción que requieren las legumbres dependerá del tiempo que hayan sido almacenadas: a mayor tiempo, más cocción. También influye el tipo de agua que se use: en aguas duras el proceso de ablandamiento demora más.

Una vez cocidas, pueden mantenerse sin ninguna alteración en el refrigerador de 6 a 8 días, siempre y cuando se almacenan en un recipiente diferente al que se utilizó para cocinarlas. Si se comete el error de refrigerarlas cuando aún están tibias, es probable que se agrien en pocos días. Las legumbres cocidas se pueden congelar en recipientes herméticos hasta por 3 meses.

Ensalada de Garbanzos y Sprouts

→ Remojar los garbanzos desde la noche anterior. → Al día siguiente, lavar y escurrir hasta eliminar el agua del remojo. → Poner a hervir 3 tazas de agua en una olla mediana. → Añadir 1 hoja de laurel. → Cuando hierva el agua, añadir los garbanzos escurridos. → Cocinar los garbanzos a fuego alto y dejarlos hervir por **sólo 10 minutos**. → Si se forma espuma, descartarla con un cucharón. → Tapar la olla y seguir con la cocción a fuego moderado por aproximadamente 1 ½ a 2 horas. → Evitar que su cocción sea excesiva. → Para saber si están *al dente*, retirar con cuidado uno o dos garbanzos. → Comprobar que estén cocidos por fuera y ligeramente crudos en el interior. → Vigilar constantemente y, si hace falta, **agregar más agua caliente** (hasta 2 o 3 veces durante la cocción). → Retirar la olla del fuego al finalizar el proceso,. → Descartar el exceso de líquido. → Agregarle sal en pequeñas cantidades y mezclar bien. → Dejar enfriar y seguir con las indicaciones de la receta.

Lentejas con Verduras

→ Poner a hervir 2 ½ tazas de agua en una olla mediana. → Lavar las lentejas y descartar aquellas que no estén uniformes.→ Cuando hierva el agua añadir 1 hoja de laurel y las lentejas escurridas.→ Tapar y cocinar a fuego moderado por aproximadamente 20 minutos o hasta que la menestra esté *al dente*. → Si es necesario, añadir **agua caliente** (½ taza) durante la cocción para evitar que los granos se aglomeren.

→ Para saber si las lentejas están *al dente* retirar con cuidado una o dos lentejas. → Comprobar si están cocidas por fuera y ligeramente crudas en el interior. → Retirar la olla del fuego al terminar de cocinar. → Reservar y seguir con las indicaciones de la receta.

Nota culinaria: Es importante vigilar el proceso de cocción evitando que se evapore el agua o añadiendo demasiada.

Técnica para hidratar tomates secos

Utilizada en las recetas: Ensalada de Palmitos y Tomates secos
Macarrones con Tofu y Setas

Hidratar los tomates secos... → Echar agua hervida bien caliente en un recipiente hondo. → Introducir los tomates secos por unos cuantos minutos o hasta que estén hidratados, de preferencia *al dente*. → Retirar los tomates y escurrirlos en un colador. → Secarlos bien. → Reservar. → Seguir con las indicaciones de la receta.

Técnica para lavar berenjenas

Utilizada en las recetas: Legumbres Calientes
Ensalada de Berenjenas con Pimientos y Romero
Berenjenas a la Boloñesa
Berenjenas con Aceitunas al Gratén

Para eliminar el sabor amargo de las berenjenas es necesario seguir el procedimiento que se detalla a continuación:

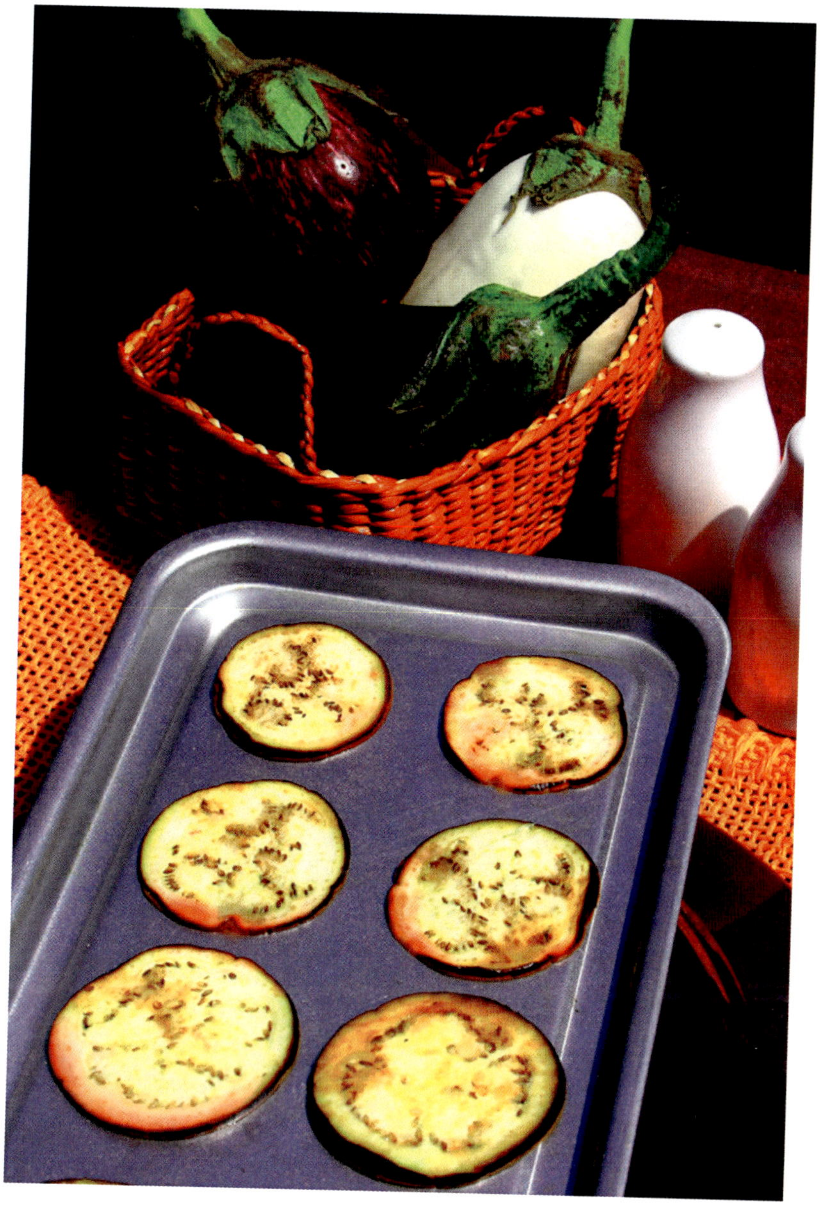

→ Lavar las berenjenas y cortarlas según se indique en las recetas. → Acomodar en una fuente tendida una capa de rodajas o láminas, una al lado de otra. → Esparcirles ½ cucharadita de sal. → Dejar reposar por unos 20 minutos antes de cocinarlas. → Lavarlas bien con agua. → Secarlas con papel toalla y seguir con las indicaciones de la receta.

Nota culinaria: si se necesita hacer este procedimiento con cierta anticipación a la preparación de la receta, primero hay que rociar las berenjenas con jugo de limón y después esparcir la sal para evitar que se oxiden.

Técnica para mechar el camote

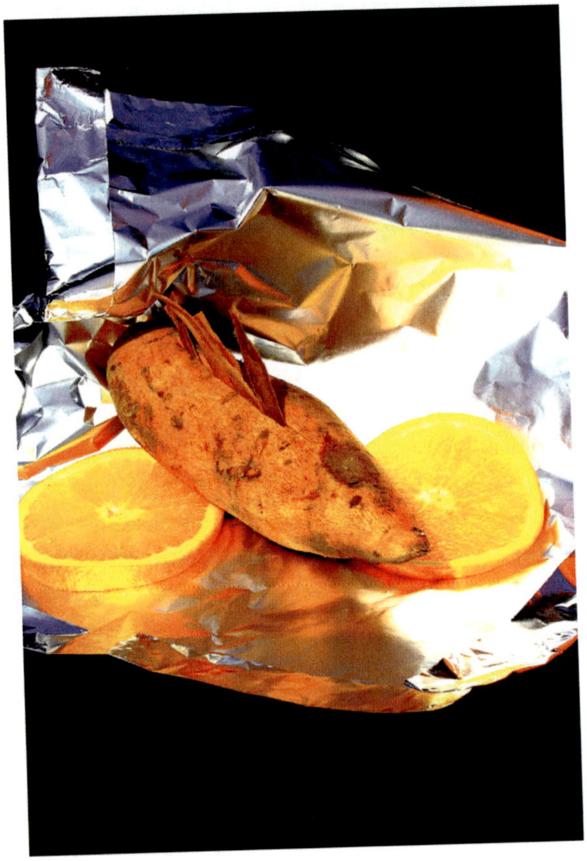

Utilizada en la receta: Camote a La Naranja

→ Utilizar un cuchillo bien afilado. → Hacer en el camote un corte longitudinal (½ pulgada – 1.23 cm.) lo suficientemente profundo para introducirle las astillas de canela entera. → Acomodarlo sobre el papel aluminio con las ruedas de naranja y envolver. → Seguir con las instrucciones de la receta.

Técnica para preparar el aceite de ajo

Utilizada en la receta: Puré Rústico de Papa

Con aceite de oliva extra virgen: calentar la hornilla hasta: 356º F – 180º C
Con aceite de palta o aguacate: calentar la hornilla hasta: 491º F – 255º C

→ Calentar una sartén de teflón y añadir la cantidad de aceite que indique la receta. → Añadir al aceite caliente los dientes de ajo y freír por 3 minutos aproximadamente. → Cocinar el ajo de forma pareja, primero por un lado y después freír por el otro. → Evitar moverlo innecesariamente para permitir que se forme una costra en la superficie. → El color de la fritura es, por lo general, marrón claro a marrón oscuro. → Retirar la sartén del fuego. → Descartar los ajos. → Reservar el aceite. → Seguir con las instrucciones de la receta.

Técnica para preparar el papillote

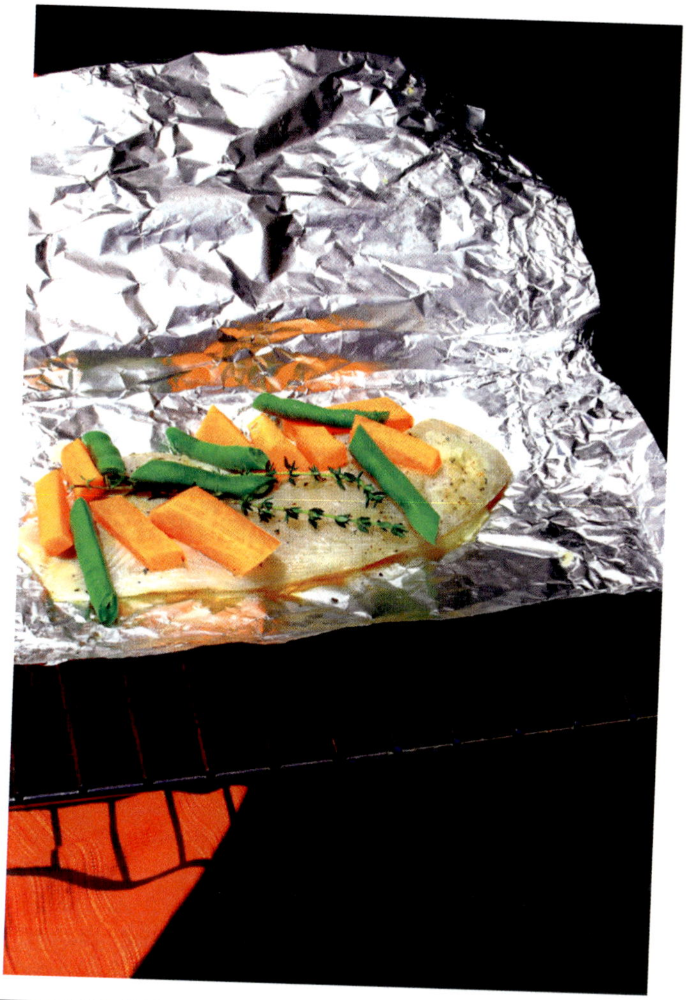

Utilizada en la receta: Pescado en Papillote a la Parilla

Esta técnica se utiliza para que los alimentos se cocinen en su propio jugo, con el vapor que desprenden. Es ideal para cocinar a la parrilla o al vapor, permitiendo así conservar los nutrientes, aromas y sabores de las comidas.

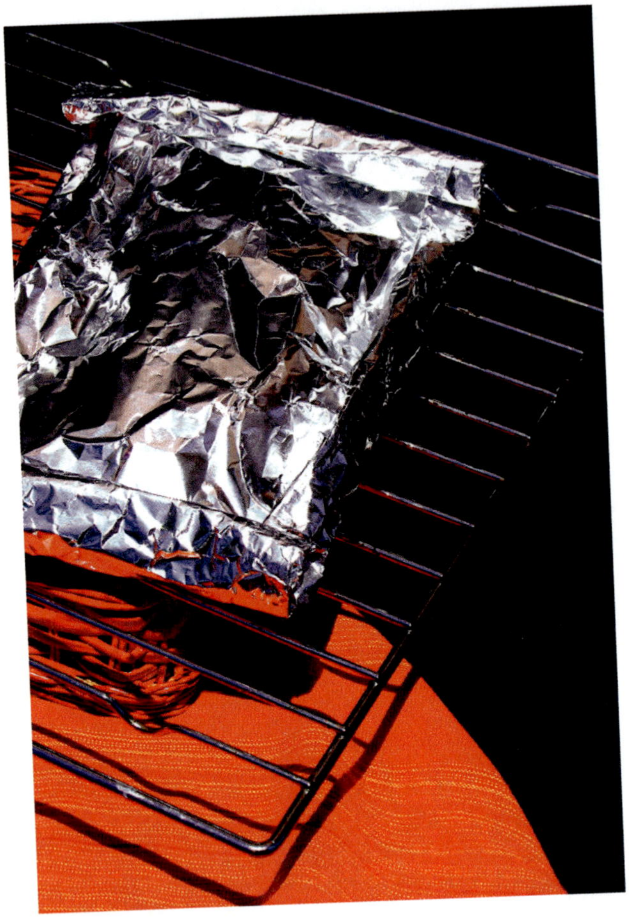

→ Cortar un trozo de papel aluminio que sea el doble del tamaño de la pieza de pescado que se va a envolver. → Colocar el filete en un extremo del papel extendido, dejando un pequeño margen para doblar. → Añadir las verduras como se indica en la receta. → Cubrir con el otro extremo del papel y cerrar los 3 lados, formando el papillote. → Envolver el otro filete aplicando la misma técnica. → Seguir con las indicaciones de la receta.

Técnica para reducir líquidos

Utilizada en las recetas: Salsa de Tomate Básica y Gelatina de Naranja, Canela y Clavo

Reducir es la acción de disminuir la cantidad de líquido de un preparado con el objeto de intensificar su sabor y volverlo más espeso.

Salsa de Tomate Básica

→ Mover continuamente a fuego mínimo con una cuchara de palo hasta que se evapore la mitad del líquido y se acaramelice (hasta que los azúcares del tomate se condensen). → Seguir con las indicaciones de la receta.

Gelatina de Naranja, Canela y Clavo

→ Mover continuamente a fuego mínimo con una cuchara de palo hasta que se evapore la cuarta parte del líquido o hasta que los olores y sabores se intensifiquen. →

Dato importante:
La gelatina sin sabor o de diferentes sabores es una alternativa para hidratar a los pacientes que tienen dificultad en tragar líquidos (disfagia ante líquidos). Se utiliza como espesante de zumos, batidos, etc., sin riesgo de producir en ellos aspiración ni alteraciones respiratorias.

Técnica para sancochar y desgranar el choclo peruano

Utilizada en las recetas: Ensalada de Espárragos y Brócoli
Ensalada de Palta o Aguacate, Lechuga y Tomate

Choclo cocido desgranado... → Limpiar bien el choclo quitándole los estigmas o "barba de choclo". → En una olla con agua hirviendo agregar 1 cucharadita de azúcar y ½ cucharita de granos de anís. → Colocar el choclo y cocinar tapado por 5 minutos o hasta que esté *al dente*. → Retirar del fuego y dejar enfriar. → Cortar con un cuchillo por hileras de arriba hacia abajo. → ***Seguir con las instrucciones de la receta****...* o → si lo desea, puede consumir el choclo sin desgranar con ½ cucharadita de mantequilla por persona.

Nota: El día de la preparación, se recomienda mantener los choclos sin desgranar en el agua de cocción hasta que se utilicen. Esto ayudará a que los granos se conserven tiernos.

Técnica para sellar el arroz

Utilizada en la receta: Arroz Integral con Verduras

Esta técnica se utiliza para que el arroz no libere almidón durante la cocción y quede bien graneado.

→ Calentar el aceite en una olla mediana a 356° F – 180° C. → Agregar el arroz previamente lavado y escurrido. → Mover frecuentemente con una cuchara de palo por 2 minutos o hasta que el arroz se torne nacarado o transparente. → Añadir poco a poco el agua bien caliente y las verduras crudas. → Seguir con las instrucciones de la receta. → Utilizar.

Técnica para soasar pimientos

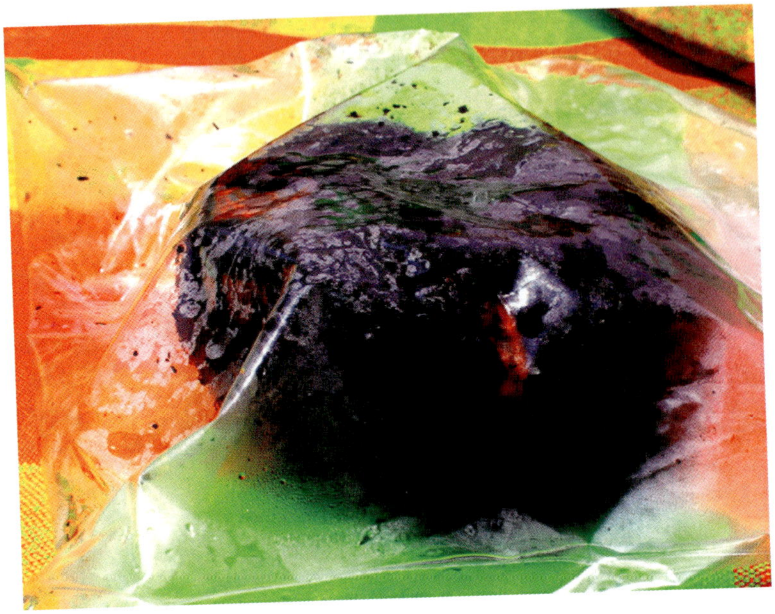

Utilizada en las recetas:	Ensalada de Aceitunas, Pimientos y Cottage Ensalada de Berenjenas con Pimientos y Romero Ensalada de Espinaca Bebé

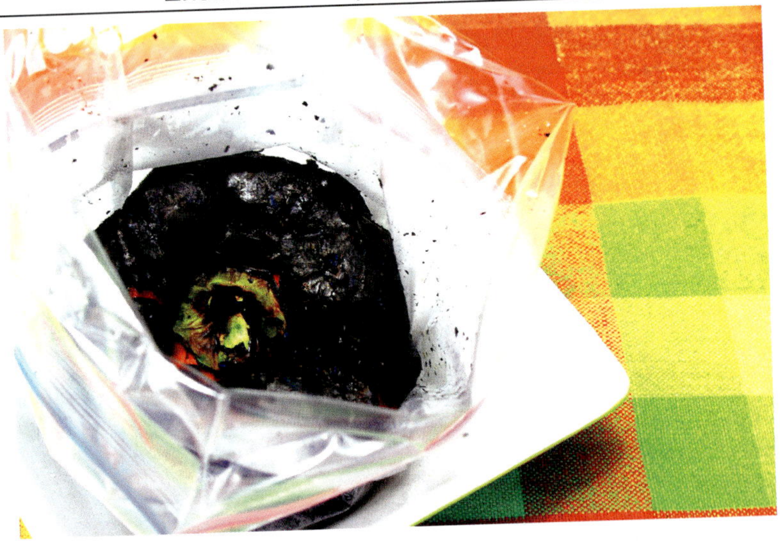

Los vapores permiten que la piel del pimiento se desprenda fácilmente

Esta técnica para soasar pimientos se puede elaborar en la hornilla a gas o en la brasa de la parrilla, hasta que la piel del pimiento se queme por completo.

En la hornilla a gas:

→ Lavar bien un pimiento del color que desee. → Introducir un tenedor largo o trinche en el pimiento para sostenerlo. → Acercar el pimiento a la llama de la hornilla e ir quemando toda la superficie de la piel de forma pareja. → Colocar el pimiento caliente y totalmente negro dentro de una bolsa de plástico. → Cerrarla herméticamente hasta que el pimiento se entibie. → Frotar el pimiento con las manos dentro de la bolsa y desprender la piel. → Sacar de la bolsa y limpiar con un papel toalla hasta eliminar por completo la piel quemada. → Es importante no lavar el pimiento con agua para evitar que pierda sus aceites naturales.

En la parrilla:

→ Lavar bien un pimiento del color que desee. → Introducir un tenedor largo o trinche en el pimiento para poder girarlo. → Colocarlo sobre la parrilla caliente dándole vueltas por aproximadamente 10 minutos. → Colocar el pimiento caliente y totalmente negro dentro de una bolsa de plástico. → Cerrarla herméticamente hasta que el pimiento se entibie. → Dentro de la bolsa, frotar el pimiento con las manos y desprender la piel. → Sacar de la bolsa y limpiar con un papel toalla hasta eliminar por completo la piel quemada. → Es importante no lavar el pimiento con agua para evitar que pierda sus aceites naturales.

Nota importante para el paciente:
No es recomendable consumir la piel quemada de los pimientos.

Nota culinaria: El sabor ahumado de los pimientos soasados es muy agradable. Se recomienda cortarlos en trozos, aderezarlos con aceite de oliva y salpimentarlos con moderación. Se pueden servir a temperatura ambiente en las ensaladas o como acompañamiento de pescados y aves.

Técnica para tostar semillas de sésamo o ajonjolí

Utilizada en la receta: Frutas surtidas

→ Calentar una sartén de teflón a fuego mínimo y añadir las semillas de ajonjolí. → Mover constantemente hasta que se doren ligeramente. → Dejar enfriar y utilizar. → Se pueden conservar refrigeradas en un recipiente hermético hasta por 30 días.

Técnicas utilizadas para cocinar los alimentos con aceite

Recomendación médica y culinaria: No es conveniente utilizar estos métodos de cocción si se desea bajar de peso. Al freír, saltear o dorar los alimentos, éstos se impregnan de aceite y aumentan su valor calórico. Sin embargo, hay algunas recetas en las que este procedimiento es indispensable.

En las condiciones adecuadas de temperatura, sin llegar al punto de humeo –en el que se da la descomposición de grasas formando gases–, el aceite de palta o aguacate y el aceite de oliva extra virgen no manifiestan cambio sustancial alguno en su estructura y conservan mejor sus propiedades originales que otros aceites saludables.

Aceite de oliva extra virgen: punto de humeo: 356º F – 180º C
Aceite palta o aguacate extra virgen: punto de humeo: 491º F – 255º C

Es importante no sumergir los alimentos en el aceite hasta que éste se encuentre a la temperatura adecuada.

Si el aceite está demasiado frío, los alimentos quedan impregnados de grasa en su interior, se vuelven indigestos y no quedan crujientes.

Por el contrario, si el aceite está muy caliente, se vaporiza y humea, alterando así sus propiedades y volviéndose dañino para la salud.

La inmersión en el aceite a la temperatura adecuada crea una delgada costra externa que evita que el aceite penetre hacia el interior y que el vapor de agua salga al exterior. De esta manera, los alimentos quedan crujientes y jugosos.

Para medir las temperaturas del aceite se recomienda un "termómetro de cocina para líquidos".

Los alimentos que se van a cocinar deben estar secos. Conviene, además, utilizar piezas pequeñas para que la temperatura alcance rápidamente el centro de la porción, evitando así una fritura prolongada.

Técnica para dorar

Utilizada en las recetas:
- Berenjenas a La Boloñesa
- Champiñones a La Napolitana
- Crêpe de Brócoli
- Lentejas con Verduras
- Macarrones con Tofu y Setas
- Papas con Perejil
- Pescado a La Plancha
- Pollo Napolitano al Horno
- Pollo Salteado con Verduras
- Salsa de Tomate Básica
- Tallarines con Verduras y Aceitunas
- Zucchini con Champiñones al Gratén

Dorar es el proceso de cocimiento a través del cual los alimentos adquieren un color "dorado" característico.

La técnica consiste en exponer por algunos momentos la capa externa del alimento a una fuente intensa de calor para que quede crujiente y dorado. El color del alimento salteado es amarillo oro a cobrizo dorado.

Para dorar:

Con aceite de oliva extra virgen: calentar la hornilla hasta 356º F – 180º C
Con aceite de palta o aguacate extra virgen: calentar la hornilla hasta 491º F – 255º C

→ Calentar una sarten de teflón y añadir la cantidad de aceite que indique la receta. → Esperar a que el aceite se caliente. → Acomodar la(s) pieza(s) con una pinza o tenedor largo. → En algunas recetas se debe revolver ocasionalmente para que se cocine por completo. → En otras, es necesario revolver con frecuencia para evitar que se cocine por completo. → Dorar el exterior de la(s) pieza(s) y retirar del fuego. → Dejar reposar en un papel absorbente para quitarle el exceso de grasa.

Técnica para freír

Utilizada en las recetas:
Champiñones a La Napolitana
Crêpe de Brócoli
Hamburguesas de Pollo o Pavo
Lomo de Cerdo con Salvia
Milanesa de Pollo o Pavo
Omelet de Verduras
Papas con Perejil

Freír es sumergir un alimento en aceite u otra grasa a una determinada temperatura hasta que esté totalmente cocido. El color de la fritura, por lo general, es marrón claro a marrón oscuro.

Para freír:

Con aceite de oliva extra virgen: calentar la hornilla hasta 356º F – 180º C
Con aceite de palta extra virgen: calentar la hornilla hasta 491º F – 255º C

→ Calentar una sarten de teflón y añadir la cantidad de aceite que indique la receta. → Esperar a que el aceite se caliente. → Acomodar la(s) pieza(s) con una pinza o tenedor largo. → Cocinar de forma pareja, primero por un lado y después por el otro lado. → Evitar mover innecesariamente para que se forme una costra en la superficie. → Retirar del fuego la(s) pieza(s) y dejarla(s) reposar en un papel absorbente para eliminar el exceso de grasa.

Técnica para saltear

Utilizada en las recetas:
Ensalada de Espinaca y Setas en Salsa de Soya
Ensalada de Garbanzos y Sprouts
Legumbres Calientes
Papas con Perejil
Pollo Napolitano al Horno
Pollo Salteado con Verduras
Salsa de Tomate Básica
Sopa de Tomate al Tomillo

Saltear es cocer el alimento con aceite en una sartén u olla descubierta hasta que el exterior quede ligeramente dorado y el interior a medio cocer. En general, el salteado se utiliza para piezas de poco volumen, revolviéndolas constantemente para evitar que se cocinen por completo. El color del alimento salteado es amarillo pálido.

Para saltear:

Con aceite de oliva extra virgen: calentar la hornilla hasta 356º F – 180º C
Con aceite de palta o aguacate: calentar la hornilla hasta 491º F – 255º C

→ Calentar una sarten de teflón y añadir la cantidad de aceite que indique la receta. → Esperar a que el aceite se caliente. → Acomodar la(s) pieza(s) con una pinza o tenedor largo. → Revolver evitando que se cocine por completo. → Dorar ligeramente el exterior y retirar del fuego. → Dejar reposar en un papel absorbente para eliminar el exceso de grasa.

Recomendaciones importantes para el uso de los aceites

Para cocinar no se recomienda mezclar aceite nuevo y viejo, como tampoco el de palta con el de oliva o con los de semillas u otras grasas. Los aceites tienen diferentes puntos de humeo y se producirían sustancias irritantes y potencialmente tóxicas al quemarse juntos.

El aceite usado debe desecharse en bolsas plásticas cerradas. Éste no sólo contamina el agua, también daña las cañerías.

En caso de producirse fuego por el uso de aceites en la cocina, no utilizar agua para sofocarlo ya que puede explotar: es necesario tener a la mano un extintor de polvo seco para cocina.

Técnicas para cocinar los alimentos en el horno

Técnica para gratinar

Utilizada en las recetas: Berenjenas a La Boloñesa
Berenjenas con Aceitunas al Gratén
Pollo Napolitano al Horno
Zucchini con Champiñones al Gratén

Gratinar es una técnica culinaria aplicada a los alimentos que son cocinados al horno. La técnica consiste en exponer la capa externa de la preparación a una fuente intensa de calor para que se ponga crujiente y dorada. La finalidad del gratinado es elaborar una cobertura delgada que proteja y mantenga el aroma de los ingredientes cocinados. Generalmente, el gratén se aplica en las recetas a las que al finalizar se les esparce queso, pan rallado o algún otro ingrediente que pueda obtener un color dorado.

Para gratinar:

En las recetas de este libro, el gratinado es el acabado final que se da a algunos alimentos que, por lo general, han sido previamente horneados.

→ Mantener la preparación en el horno bien caliente (390º F – 200º C); es decir, sin retirarla del horno cuando ya esté cocida. → Esperar hasta que se forme una costra dorada en la superficie. → Retirar con cuidado y llevar a la mesa. → Servir de inmediato para conservar su textura crujiente.

Nota culinaria: se recomienda vigilar el proceso, ya que las temperaturas del horno pueden variar de acuerdo al modelo.

Temperaturas de horno utilizadas en las recetas del libro

Baja	aproximadamente	250º F	120º C
Media baja	aproximadamente	320º F	160º C
Media	aproximadamente	350º F	180º C
Media Alta	aproximadamente	390º F	200º C
Alta	aproximadamente	450º F	230º C

Medidas y equivalencias simples usadas en las recetas del libro

1 cucharadita de té =	5 mililitros	
1 cucharada sopera =	3 cucharaditas de té	
1 cucharada sopera =	15 mililitros =	1/2 onza fluida
2 cucharadas soperas =	30 mililitros =	1 onza fluida
1 taza =	16 cucharadas soperas	
1 taza =	240 mililitros =	8 onzas fluidas

Recomendaciones adicionales

Una parrilla saludable

El consumo de carne cocida a fuego directo con el exterior casi carbonizado está asociado al desarrollo de cáncer gastrointestinal.

Antes de cocinar carnes a la parrilla

Se recomienda **sellar** en una sartén de teflón o precocer la carne antes de colocarla a la parrilla para que el tiempo de exposición al fuego directo sea mínimo. Otra manera de cocinar a la parrilla es utilizar una plancha delgada de metal o envolver la pieza precocida en papel aluminio y ponerla sobre la parrilla.

Sellar los alimentos: procedimiento que suele usarse cuando las piezas son grandes y gruesas (asados de cerdo, pechugas de pollo gruesas o filetes de pescado o carne). Con esta técnica se logra sellar los poros de la carne para que conserven sus jugos durante la cocción.

Con aceite de oliva extra virgen: calentar la hornilla a 356º F – 180º C
Con aceite de palta o aguacate: calentar la hornilla a 491º F – 255º C

→ Calentar una sarten de teflón y añadir 1 cucharada sopera de aceite. → Esperar a que el aceite se caliente. → Acomodar la pieza con cuidado, utilizando una pinza o tenedor largo. → Freír por un lado. → Cuando se haya formado una delgada costra dorada, darle la vuelta con cuidado y freír por el otro lado. → Repetir el proceso por los costados laterales. → Retirar la pieza sellada de la sartén y cocinar en la parrilla.

Técnica para pelar tomates crudos

→ Lavar bien el tomate. → Cortar la piel con un cuchillo formando una cruz en el extremo opuesto al tallo, sobre la base más ancha del tomate. → Sumergirlo en un recipiente con agua bien caliente por 2 minutos. → Retirarlo y sumergirlo en otro recipiente con agua helada por 30 segundos. → Sacarlo del agua y pelarlo. → La piel del tomate se abre en el corte en cruz y se puede retirar fácilmente con los dedos. → Si desea descartar las semillas, cortar el tomate por la mitad y retirarlas con una cuchara.

HIERBAS AROMÁTICAS, ESPECIES Y CONDIMENTOS

Su uso como complemento en la dieta para bajar de peso

Las especies y hierbas aromáticas en la dieta constituyen un recurso muy útil, ya que permiten la elaboración de platos bajos en sal, más saludables y sabrosos.

La cocina mediterránea en general prefiere que los alimentos conserven su sabor y aroma originales. Sin embargo, se recomienda usar algunas de estas especies y hierbas aromáticas para sazonar los alimentos y realzar sus sabores.

Algunas recomendaciones:
Las hierbas frescas se conservan en buen estado por una o dos semanas dentro de un recipiente con agua en el refrigerador. Sin embargo las hierbas secas, de sabor más intenso, se pueden almacenar en un lugar seco por varios meses.

Es preferible utilizar pequeñas cantidades, sobre todo si se emplea hierbas deshidratadas. Para combinarlas adecuadamente en las comidas es necesario conocer algunas de sus características.

Desde el punto de vista culinario distinguimos las siguientes hierbas aromáticas, especies y condimentos.

HIERBAS AROMÁTICAS:

ALBACA: (*basil*) se usan las hojas frescas, secas o congeladas. Es el complemento ideal para platos hechos a base de tomates, huevos y queso.

AZAFRÁN: (*saffron*) se utilizan los estigmas secos de la planta, que se venden tanto en hebras como en polvo. Esta especia es una de las más costosas y suele usarse para darle un gusto característico al arroz, aves, mariscos y pescados.

COMINO: (*cumin*) se emplean los frutos de la planta, que parecen semillas. Se utiliza como condimento para todo tipo de carnes, quesos y vegetales.

CILANTRO, culantro: (*coriander*) se usan las hojas, las semillas y en algunos lugares la raíz. Se utiliza fresco y en polvo para saborizar los pescados.

ENELDO: (*dill*) se usan las hojas y los frutos, que combinan bien con pescado, aves, legumbres y papas cocidas.

HINOJO: (*fennel*) se emplea toda la planta: bulbo, hojas y semillas. Se utiliza para condimentar ensaladas, pescados, aves, verduras, sopas y salsas.

LAUREL: (*bay leave*) se usan las hojas frescas o secas en la preparación de salsas de tomate y platos de carnes. Se retiran las hojas antes de servir.

MEJORANA: (*marjoram*) se usan la hojas frescas o secas, enteras o en polvo. Se confunde con el orégano por su apariencia pero es de sabor más suave y delicado. Combina bien con aves, ensaladas, verduras y huevos.

ORÉGANO: (*oregano*) se utilizan las hojas frescas o secas, que le dan un sabor especial a las pastas, pizzas, preparaciones a base de tomates y quesos. También acentúa el sabor del pollo al horno.

PEREJIL: (*parsley*) se utilizan las hojas y los tallos. Tiene un amplio uso, se consume preferentemente fresco y resalta los sabores de las sopas, verduras saltadas, etc.

ROMERO: (*rosemary*) se aprovechan las hojas, frescas o secas. Posee un sabor intenso y es un excelente condimento para aves asadas y guisos con tomate.

SALVIA: (*sage*) se usan las hojas frescas o secas y no debe mezclarse con otras hierbas. Se utiliza para condimentar aves y salsas.

TOMILLO: (*thyme*) se emplean las hojas frescas o secas, que combinan bien con huevos, aves, pescados, mariscos, pastas y la preparación de salsas a base de tomate.

TÉ VERDE: (*green tea*) se utilizan las hojas prensadas y trituradas al sol. Uno de los efectos más beneficiosos del té verde es que inhibe la oxidación del colesterol LDL (bueno) en las arterias, lo que permite contrarrestar la formación de arterosclerosis. Se puede consumir frío o caliente y es una saludable alternativa para nuestras dietas. El té verde contiene cafeína en cantidades considerables, por lo que recomendamos moderar su consumo para evitar problemas de insomnio. Algunas sustancias del té verde pueden producir gastritis si se bebe muy concentrado.

ESPECIES:

CANELA: (*cynnamon*) es la corteza seca del árbol de la canela y se utiliza en bastoncillos o en polvo para condimentar postres de frutas frescas, ponches, bebidas calientes y algunos postres.

CLAVO DE OLOR: (*gloves*) se utilizan los capullos secos (enteros o molidos) de la flor de algunas especies de arbustos o árboles. Se recomienda utilizar con moderación en postres que incluyan frutas y en algunas salsas.

MOSTAZA: (*mustard*) se emplean las semillas molidas para preparar el condimento de apariencia pastosa conocido como mostaza. Se usa para aderezar el pollo y las ensaladas.

NUEZ MOSCADA: (*nutmeg*) se utilizan las semillas de la planta. Se usa seca y rallada en la preparación de bebidas calientes, compotas de frutas y diversas salsas.

PIMIENTA NEGRA: (*black pepper*) son las bayas inmaduras, secadas al sol; se utilizan en grano o en polvo en la mayoría de las comidas.

VAINILLA: (*vanilla*) es una esencia saborizante que se elabora usando las semillas de las vainas. Se emplea en todo tipo de postres, bebidas frías y calientes.

CONDIMENTOS ÁCIDOS:

VINAGRE: proviene de la actividad de las bacterias *Mycoderma aceti* que producen la reacción química de fermentación del alcohol etílico (vino) a ácido acético (vinagre). Para que suceda esta transformación deben darse las condiciones apropiadas de acidez, concentración de alcohol y nutrientes.

VINAGRE BALSÁMICO o Aceto balsámico: el más conocido de los acetos es el Aceto balsámico di Módena, que es un tipo de vinagre de origen italiano procedente de la región de Emilia-Romaña, sobre todo de la ciudad que le da nombre: Módena.

El proceso para preparar el vinagre balsámico se inicia cuando se hierve el jugo de uva hasta que se convierte en un jarabe espeso de sabor intenso, color oscuro y aromas ligeramente dulces. Generalmente es utilizado como reemplazo en las comidas que contienen vino, debido a que proporcionan un sabor similar.

VINAGRE DE MANZANA: es utilizado desde hace años por su gran efecto diurético. Es rico en potasio y posee un efecto depurativo.

VINAGRE DE ARROZ O MIRÍN (gastronomía), es un vinagre suave, que se obtiene de la fermentación del arroz. Muy utilizado en la cocina japonesa, tiene un sabor sutil y es más ligero que otros vinagres.

CONDIMENTOS ALIÁCEOS:

AJO: (*garlic*) los bulbos cocidos son de sabor delicado y se utilizan en la preparación de muchas comidas.

CEBOLLA: (*onion*) se utiliza cruda o cocida en ensaladas, menestras, estofados y todo tipo de aves y pescados.

CONDIMENTOS PICANTES:

AJÍ PANCA, AMARILLO O ESPECIAL:
Es un ají autóctono del Perú (*Capsicum chinense*) y uno de los condimentos más usados en la gastronomía peruana. Es un fruto picante de gran tamaño, por lo general de color rojo, aunque presenta otras tonalidades. Se utiliza entero o molido como condimento.

Los ajíes rojos son muy ricos en vitaminas A y C; contienen potasio, magnesio y hierro. Los ajíes verdes o amarillos poseen menos vitaminas que los rojos.

El ají propicia la apertura de las papilas gustativas, lo que suscita la segregación de la saliva y los jugos gástricos que estimulan el apetito.

CHILE:
Es un fruto picante asociado, por excelencia, a la cultura mexicana, siendo un alimento indispensable en su gastronomía. Ha sido motivo de estudios científicos que han demostrado sus propiedades depurativas.

Originario de México, donde se le da el nombre de chile, posee más de 150 variedades, todas ellas contenidas en la especie *Capsicum annum*. Su mayor consumo se realiza en tierras aztecas, aunque encuentra amplio mercado en Centroamérica, el sureste asiático (Corea, India, Pakistán y Tailandia), Estados Unidos y el este de Europa.

PIMIENTA CAYENA:
La Pimienta Cayena proviene de un arbusto cuyos frutos son los chiles o ajíes, que se dejan secar para molerlos posteriormente. El polvo picante que se extrae al molerlos es conocido como pimienta cayena (llamada así por la ciudad de Cayena, en la Guyana Francesa).

Los chiles o ajíes tiernos son de color amarillo y a medida que maduran se tornan rojos. Una vez secos, adquieren un color granate o rojo oscuro. Otra variedad es el tabasco, con el cual se elabora la salsa de tabasco.

CURRY:
El nombre "curry" proviene de la India y significa estofado. La mezcla de curry a menudo incluye las siguientes especies: ají, albahaca, alcaravea (similar al hinojo), cardamomo, cúrcuma, fenogreco (hierbas originarias de la India), azafrán, canela, cebolla seca, apio, cilantro, comino, jengibre, mostaza, nuez moscada, pimienta de cayena, pimienta negra y tamarindo. La receta del curry varía según cada región y su color depende de los ingredientes de la mezcla.

GUÍA MÉDICO–PRÁCTICA PARA LAS RECETAS Y EL MENÚ
Recomendaciones médicas para variar los ingredientes de las recetas del menú

- Diabetes
- Enfermedad vascular
- Enfermedad cardiaca
- Enfermedad celíaca
- Gota (ácido úrico)
- Hipertensión
- Hiperlipidemia
- Cálculos renales (de oxalato de calcio y/o urato de sodio)
- Enfermedad reumática

Nota médica: los pacientes cardíacos, hipertensos, diabéticos y con enfermedades reumáticas presentan un riesgo elevado de enfermedad vascular. Para ellos recomendamos no agregar sal a las comidas y evitar consumir alimentos con contenido alto en colesterol y grasas saturadas (mantequilla, queso, yema de huevo, carnes rojas, etc.)

La ingesta de glucosa y su relación con la hipertensión es todavía materia de debate. Sin embargo, sugerimos moderar el consumo de azúcar en los pacientes que presenten condiciones de riesgo cardiovascular tales como: ser fumador, tener hipertensión, hiperlipidemia, obesidad, etc.
http://circ.ahajournals.org/cgi/content/full/106/4/523

Utilice las recetas del libro variando las cantidades y/o los ingredientes de acuerdo a las siguientes recomendaciones:

Entradas y Piqueos

ATÚN AL NATURAL

Nota médica: lavar el atún con agua fresca para eliminar el exceso de sal.

CHAMPIÑONES A LA NAPOLITANA

Cardíacos: reducir a la mitad la cantidad de queso

Gotosos: dializar* los champiñones y eliminar el agua de la cocción

Cálculos renales: reducir a la mitad la cantidad de queso

CRÊPE DE BRÓCOLI

Hiperlipémicos: reemplazar una de las yemas por una clara de huevo

Cálculos renales: reemplazar el brócoli por coliflor o zucchini en pacientes con excreción alta de oxalatos y/o calcio

- Crêpe de Coliflor

Hiperlipémicos: reemplazar una de las yemas por una clara de huevo

Nota médica: la coliflor puede producir gases; se recomienda tomar un antiflatulento antes de ingerirla.

- Crêpe de Pimientos

Hiperlipémicos: reemplazar una de las yemas por una clara de huevo

- Crêpe de Vainitas

Hiperlipémicos: reemplazar una de las yemas por una clara de huevo

OMELET DE VERDURAS

Cardíacos: reducir a la mitad la cantidad de queso

Diabéticos: reemplazar las alverjitas y zanahorias por vainitas

Gotosos: reemplazar las alverjitas por vainitas

Hiperlipémicos: reemplazar una de las yemas por una clara de huevo

Cálculos renales: reducir a la mitad la cantidad de zanahoria en pacientes con excreción alta de oxalatos

- Omelet de Champiñones

Gotosos: dializar* los champiñones y eliminar el agua de la cocción

Hiperlipémicos: reemplazar una de las yemas por una clara de huevo

- Omelet de Jamón de Pavo

Gotosos: dializar* los champiñones y eliminar el agua de la cocción. No aumentar la cantidad de jamón de pavo

Hiperlipémicos: reemplazar una de las yemas por una clara de huevo

- Omelet de Queso

Cardíacos: reducir a la mitad la cantidad de queso

Hiperlipémicos: reemplazar una de las yemas por una clara de huevo

PIQUEO DE VERDURAS EN SALSA FRÍA DE ORÉGANO

Diabéticos: reemplazar el maíz y las zanahorias por zucchini y coliflor blanqueados

Cálculos renales: reducir a la mitad la cantidad de zanahorias y reemplazar los tomates y brócoli por zucchini y coliflor en pacientes con excreción alta de oxalatos

Nota médica: Para evitar trastornos digestivos, utilizar los tomates sin piel y sin semillas.

POKER DE VEGETALES A LA CREMA

Diabéticos: reducir a la mitad la cantidad de beterraga

Cardíacos: reducir a la mitad la cantidad de queso

Hipertensos: reducir a la mitad la cantidad de beterraga

Cálculos renales: no se recomienda esta combinación de vegetales en pacientes con excreción alta de oxalatos

Nota médica: La beterraga puede propiciar la retención de líquidos por su alto contenido de azúcar y sales. No se recomienda para pacientes que desean bajar de peso.

SOUFFLÉ DE ESPINACA CON CHAMPIÑONES

Cardíacos: reducir a la mitad la cantidad de queso y utilizar mantequilla sin sal

Gotosos: no se recomienda

Cálculos renales: reemplazar la espinaca por coliflor y reducir a la mitad la cantidad de perejil en pacientes con excreción alta de oxalatos

Acompañamientos

ARROZ INTEGRAL CON VERDURAS

Diabéticos: no se recomienda

Gotosos: reemplazar las alverjitas por ¼ de taza de pimientos rojos y ¼ de taza de pimientos verdes sin piel, cortados en cuadritos

Cálculos renales: reducir a la mitad la cantidad de apio, poro y zanahorias y aumentar la cantidad de alverjitas en pacientes con excreción alta de oxalatos

LEGUMBRES CALIENTES

Diabéticos: excluir la mantequilla

Cardíacos: utilizar mantequilla sin sal

Gotosos: dializar* 3 veces los champiñones

Hipertensos: utilizar mantequilla sin sal

Hiperlipémicos: utilizar mantequilla sin sal

Cálculos renales: reducir a la mitad la berenjena y las vainitas y aumentar el zucchini y la coliflor en pacientes con excreción alta de oxalatos. Reducir a la mitad la cantidad de champiñones en pacientes con excreción alta de uratos

Nota médica: la coliflor puede producir gases, se recomienda tomar un antiflatulento antes de ingerirla.

PAPA AL HORNO O A LA PARRILLA

Diabéticos: reducir a la mitad o a la cuarta parte la cantidad de papa

PAPAS CON PEREJIL

Diabéticos: reducir a la mitad o a la cuarta parte la cantidad de papa

Hiperlipémicos: excluir la mantequilla y reducir a la mitad o a la cuarta parte la cantidad de papa

Cálculos renales: reducir a la mitad o a la cuarta parte la cantidad de perejil en pacientes con excreción alta de oxalatos

PAPITAS AL HORNO CON ACEITE DE OLIVA

Diabéticos: reducir a la mitad o a la cuarta parte la cantidad de papa

Hiperlipémicos: reducir a la mitad o a la cuarta parte la cantidad de papa

PURÉ DE ESPINACA

Diabéticos: reducir a la mitad la cantidad de papa

Gotosos: no se recomienda

Cálculos renales: no se recomienda en pacientes con excreción alta de oxalatos y uratos

PURÉ RÚSTICO DE PAPA

Diabéticos: reducir a la mitad o a la cuarta parte la cantidad de papa

Hiperlipémicos: excluir la mantequilla y reducir a la mitad o a la cuarta parte la cantidad de papa

Cálculos renales: reducir a la mitad la cantidad de chives en pacientes con excreción alta de oxalatos

ZANAHORIAS GLASEADAS

Diabéticos: no se recomienda

Hiperlipémicos: excluir la mantequilla

Cálculos renales: reducir a la mitad o a la cuarta parte la cantidad de zanahoria y canela en pacientes con excreción alta de oxalatos

Nota médica: a pesar del escaso valor calórico de la receta, el edulcorante artificial splenda retiene los líquidos. Si no necesita perder peso, puede reemplazarlo por 1/3 de taza de azúcar rubia

Ensaladas

ENSALADA CHINA DE COL, ZANAHORIA Y PASAS

Diabéticos: no se recomienda

Cardíacos: reducir a la cuarta parte la cantidad de pasas

Hipertensos: reducir a la cuarta parte la cantidad de pasas

Cálculos renales: reducir a la mitad la cantidad de zanahorias en pacientes con excreción alta de oxalatos

Nota médica: si no necesita perder peso, puede reemplazar ¼ de cucharadita de splenda por ¼ de cucharadita de azúcar rubia.

ENSALADA DE ACEITUNAS, PIMIENTOS Y COTTAGE

Cardíacos: reducir a la mitad la cantidad de queso
Hipertensos: reducir a la mitad la cantidad de queso
Cálculos renales: reducir a la mitad la cantidad de aceitunas en pacientes con excreción alta de oxalatos
ENSALADA DE BERENJENAS CON PIMIENTOS Y ROMERO
Cálculos renales: no se recomienda en pacientes con excreción alta de oxalatos
ENSALADA DE ESPÁRRAGOS Y BRÓCOLI
Hiperlipémicos: reducir a la mitad la cantidad de mayonesa
Diabéticos: se puede incluir el choclo, ya que en los ingredientes de la receta hay suficiente cantidad de fibra para retardar la elevación de la glucosa
Gotosos: reemplazar los espárragos por zucchini
Cálculos renales: reemplazar los espárragos por zucchini en pacientes con excreción alta de uratos y oxalatos. Reducir a la mitad el brócoli en pacientes con excreción alta de calcio
ENSALADA DE ESPINACA BEBÉ
Cardíacos: reducir a la mitad la cantidad de queso
Gotosos: no se recomienda
Cálculos renales: no se recomienda en pacientes con excreción alta de oxalatos y/o uratos
ENSALADA DE ESPINACA Y SETAS EN SALSA DE SOYA
Enfermedad vascular: reducir a la mitad la cantidad de salsa de soya
Cardíacos: reducir a un cuarto la cantidad de salsa de soya
Gotosos: no se recomienda
Hipertensos: reducir a un cuarto la cantidad de salsa de soya
Cálculos renales: reducir a la mitad la cantidad de espinaca, almendras y salsa de soya en pacientes con excreción alta de oxalatos y/o calcio
ENSALADA DE GARBANZOS Y SPROUTS
Diabéticos: reemplazar las alverjitas y zanahorias por zucchini y vainitas
Gotosos: reemplazar los garbanzos por arroz integral
Cálculos renales: reemplazar los garbanzos y el poro por ½ taza de arroz integral en pacientes con excreción alta de oxalatos
ENSALADA DE PALMITOS Y TOMATES SECOS O CONFITADOS
Cardíacos: lavar los palmitos
Diabéticos: excluir los croutons
Celíacos: utilizar croutons sin gluten
Gotosos: reducir a la mitad la cantidad de palmitos
Hipertensos: lavar los palmitos y reducir a la mitad la cantidad de tomate deshidratado
Hiperlipémicos: reducir a la mitad la mayonesa

Cálculos renales: no se recomienda por el contenido de oxalatos, uratos y calcio en la combinación de los vegetales

ENSALADA DE PALTA O AGUACATE, LECHUGA Y TOMATE

Cardíacos: lavar el maíz envasado
Diabéticos: lavar el maíz envasado
Hiperlipémicos: reducir a la mitad la cantidad de palta o aguacate
Hipertensos: lavar el maíz envasado
Cálculos renales: reducir a la mitad la cantidad de espinaca, tomate y salsa de mostaza en pacientes con excreción alta de oxalatos

ENSALADA DE POLLO, ESPÁRRAGOS Y MANZANA

Gotosos: reducir a la mitad la cantidad de espárragos
Cálculos renales: reducir a la mitad la cantidad de espárragos en pacientes con excreción alta de uratos. Reducir a la mitad la cantidad de manzana, apio y poro en pacientes con excreción alta de oxalatos

***Nota médica*:** se recomienda pelar las manzanas, ya que la cáscara contiene pectina que no es soluble, tarda en ser digerida y puede producir gases. La cáscara roja contiene más calorías que la cáscara verde. Consumir sólo las puntas de los espárragos, ya que la parte fibrosa del vegetal puede dificultar la digestión

ENSALADA DE TOMATES CHERRY CON NUECES

Cardíacos: reducir a la mitad la cantidad de queso
Cálculos renales: reducir a la mitad la cantidad de nueces en pacientes con excreción alta de oxalatos
Hiperlipémicos: reducir a la mitad la cantidad de mayonesa

MIX DE VERDES CON FETA Y PECANAS

Cardíacos: reducir a la mitad el queso
Diabéticos: excluir los croutons
Celíacos: utilizar croutons sin gluten
Hiperlipémicos: reducir a la mitad la cantidad de mayonesa
Cálculos renales: reducir a la mitad la cantidad de pecanas pacientes con excreción alta de oxalatos

Sopas y Cremas

CALDO DE PECHUGA DE POLLO

Diabéticos: excluir los fideos
Celíacos: utilizar fideos sin gluten

Cálculos renales: reducir a la mitad la cantidad de apio y poro en pacientes con excreción alta de oxalatos

CREMA DE CHAMPIÑONES

Gotosos: no se recomienda
Cálculos renales: no se recomienda a los pacientes con excreción alta de uratos

CREMA DE VERDURA MIXTA

Gotosos: reducir a la mitad la cantidad de alverjitas
Cálculos renales: reducir a la mitad la cantidad de alverjitas en pacientes con excreción alta de uratos. Reducir a la mitad la cantidad de perejil y brócoli en pacientes con excreción alta de oxalatos y/o calcio respectivamente

SOPA DE TOMATE AL TOMILLO

Diabéticos: disminuir a la mitad la cantidad de azúcar rubia
Cálculos renales: no se recomienda para los pacientes con excreción alta de oxalatos

Sándwiches

SÁNDWICH CAPRESE

Cardíacos: reducir a la mitad la cantidad de queso
Diabéticos: excluir el pan; consumir el queso mozzarella y el tomate con albahaca y aceite de oliva
Celíacos: utilizar pan sin gluten
Hipertensos: reducir a la mitad la cantidad de queso
Cálculos renales: utilizar pan de centeno o blanco en pacientes con excreción alta de oxalatos y/o uratos

SÁNDWICH DE ACEITUNAS Y HUEVO DURO

Hiperlipémicos: reducir a la mitad la cantidad de mayonesa
Diabéticos: excluir el pan; consumir las aceitunas y el huevo con mostaza y mayonesa
Celíacos: utilizar pan sin gluten
Cálculos renales: reducir a la mitad la cantidad de aceitunas y salsa de mostaza en pacientes con excreción alta de oxalatos. Utilizar pan de centeno o blanco en pacientes con excreción alta de oxalatos y/o uratos

SÁNDWICH DE ATÚN

Diabéticos: excluir el pan; consumir el atún y la lechuga con mayonesa y mostaza
Celíacos: utilizar pan sin gluten
Cálculos renales: utilizar pan de centeno o blanco en pacientes con excreción alta de oxalatos y/o uratos

Nota médica: lavar el contenido de la lata de atún con 3 chorros de agua caliente para quitarle toda la sal.

SÁNDWICH DE HUEVO Y CHIVES O CIBOULETTES

Diabéticos: excluir el pan; consumir el huevo y los chives con mayonesa y mostaza
Celíacos: utilizar pan sin gluten
Cálculos renales: reducir a la mitad la cantidad de chives (oxalato) en pacientes con excreción alta de oxalatos. Utilizar pan de centeno o blanco en pacientes con excreción alta de oxalatos y/o uratos

SÁNDWICH DE PAVO O JAMÓN

Diabéticos: excluir el pan; consumir el pavo o jamón y mostaza
Celíacos: utilizar pan sin gluten
Gotosos: no aumentar la cantidad de jamón de pavo
Cálculos renales: utilizar pan de centeno o blanco en pacientes con excreción alta de oxalatos o uratos

SÁNDWICH DE POLLO

Diabéticos: excluir el pan; consumir el pollo con mayonesa y apio
Celíacos: utilizar pan sin gluten
Cálculos renales: utilizar pan de centeno o blanco y no aumentar la cantidad de apio en pacientes con excreción alta de oxalatos o uratos

SÁNDWICH DE SALMÓN

Cardíacos: reducir a la mitad el queso
Diabéticos: excluir el pan; consumir el salmón y el queso ricotta con alcaparras y aceite de oliva
Celíacos: utilizar pan sin gluten
Hipertensos: excluir la sal
Cálculos renales: utilizar pan de centeno o blanco en pacientes con excreción alta de oxalatos o uratos

Nota médica: el salmón empacado y las alcaparras contienen considerables cantidades de sal. Se recomienda lavar dos veces el pescado con agua fría.

SÁNDWICH DE TOMATE Y PALTA O AGUACATE

Diabéticos: excluir el pan; consumir el tomate y la palta con mayonesa
Celíacos: utilizar pan sin gluten
Cálculos renales: utilizar pan de centeno o blanco en pacientes con excreción alta de oxalatos o uratos

SÁNDWICH MIXTO CALIENTE O FRÍO

Cardíacos: reducir a la mitad el queso
Diabéticos: excluir el pan; consumir el queso mozzarella y el jamón
Celíacos: utilizar pan sin gluten
Gotosos: no aumentar la cantidad de jamón
Cálculos renales: utilizar pan de centeno o blanco en pacientes con excreción alta de oxalatos o uratos

Platos de Fondo

BERENJENAS A LA BOLOÑESA

Cardíacos: reducir a la mitad la cantidad de queso
Cálculos renales: reducir a la mitad la cantidad de berenjenas y salsa de tomate en pacientes con excreción alta de oxalatos
Hipertensos: excluir la sal

HAMBURGUESAS DE POLLO O PAVO

Celíacos: utilizar pan sin gluten
Gotosos: no aumentar la cantidad de jamón de pavo
Cálculos renales: utilizar pan de centeno o blanco en pacientes con excreción alta de oxalatos y/o uratos

MILANESA DE POLLO O PAVO

Celíacos: utilizar galletas sin gluten
Cálculos renales: utilizar galletas de centeno o sin gluten en pacientes con excreción alta de oxalatos y/o uratos

POLLO AL CURRY CON MENTA

POLLO AL HORNO CON ROMERO

POLLO NAPOLITANO AL HORNO

Cardíacos: reducir a la mitad el queso y excluir la sal
Gotosos: reducir a la mitad la cantidad de hongos y espinaca
Cálculos renales: excluir la espinaca en pacientes con excreción alta de uratos
Hipertensos: excluir la sal y la salsa de soya

POLLO SALTEADO CON VERDURAS

Cardíacos: excluir la sal y la salsa de soya
Cálculos renales: reducir a la mitad la cantidad de tomate y salsa de soya en pacientes con excreción alta de oxalatos

Nota médica: debe dosificarse el uso de la salsa de soya por su concentración de sal. En esta receta se compensa el exceso de sales con las propiedades del vinagre de manzana, que es un diurético natural.

PESCADO EN PAPILLOTE A LA PARRILLA O AL HORNO

Gotosos: no aumentar la cantidad de proteína
Cálculos renales: no aumentar la cantidad de proteína en pacientes con excreción alta de uratos

PESCADO A LA PLANCHA

Gotosos: no aumentar la cantidad de proteína
Cálculos renales: reducir a la cuarta parte la cantidad de ajo y no aumentar la cantidad de proteína en pacientes con excreción alta de uratos

SALMÓN A LA MEDITERRÁNEA

Hipertensos: excluir la sal, lavar y reducir a la mitad la cantidad de alcaparras
Cardíacos: excluir la sal, lavar y reducir a la mitad la cantidad de alcaparras
Cálculos renales: no aumentar la cantidad de proteína en pacientes con excreción alta de uratos
Gotosos: no aumentar la cantidad de proteína

Nota médica: en general, se recomienda lavar las alcaparras y no agregar sal a la receta.

BERENJENAS CON ACEITUNAS AL GRATÉN

Cardíacos: excluir la sal y reducir a la mitad la cantidad de queso
Gotosos: reemplazar los quesos por media pechuga de pollo a la plancha
Cálculos renales: disminuir a la mitad la cantidad de berenjena y aceitunas en pacientes con excreción alta de oxalatos

LOMO DE CERDO CON SALVIA

Cardíacos: excluir la mantequilla
Gotosos: no aumentar la cantidad de proteína
Hiperlipémicos: excluir la mantequilla

LENTEJAS CON VERDURAS

Gotosos: no se recomienda
Cálculos renales: reducir a la mitad la cantidad de lentejas y tomates en pacientes con excreción alta de oxalatos

Nota médica: no es recomendable para pacientes con gastritis debido a la dificultad que se
puede presentar al digerir las menestras. No agregar otra clase de proteínas a la receta.
Después de ingerir la menestra, se sugiere tomar una taza de anís para facilitar la digestión.
La proteína de las menestras ingerida con arroz, hojas verdes, limón y comidas que contienen

vitamina B12, forman hemoglobina.

MACARRONES CON TOFU Y SETAS

Diabéticos: disminuir a la mitad los fideos
Cardíacos: excluir la mantequilla
Celíacos: utilizar pasta sin gluten
Gotosos: reducir a la mitad la cantidad de hongos y tofu
Hipertensos: excluir la sal
Cálculos renales: reducir a la mitad la cantidad de tofu y tomate en pacientes con excreción alta de oxalatos. Disminuir a la mitad la cantidad de hongos en pacientes con excreción alta de uratos

TALLARINES CON VERDURAS Y ACEITUNAS

Diabéticos: disminuir a la mitad la cantidad de fideos y zanahorias
Cardíacos: excluir la sal y reducir a la mitad la cantidad de salsa de soya
Celíacos: utilizar pasta sin gluten
Hipertensos: excluir la sal y la salsa de soya
Cálculos renales: reducir a la mitad la cantidad de salsa de soya y aceitunas en pacientes con excreción alta de oxalatos

ZUCCHINI CON CHAMPIÑONES AL GRATÉN

Cardíacos: excluir la sal y reducir a la mitad la cantidad de queso
Gotosos; reducir a la mitad la cantidad de champiñones

Aliños y Salsas

ACEITE DE PIMIENTOS

ALIÑO DE LIMÓN

Diabéticos: excluir el azúcar y utilizar splenda moderadamente porque puede producir retención de líquidos
Enfermedad vascular: excluir la salsa de soya
Cardíacos: reducir a la mitad la cantidad de salsa de soya
Gotosos: reducir a la mitad la cantidad de salsa de soya
Hipertensos: reducir a una cuarta parte la cantidad de salsa de soya
Cálculos renales: reducir a la mitad la cantidad de salsa de soya en pacientes con excreción alta de oxalatos

MAYONESA DE LA CASA

Nota médica: por su alto contenido calórico, se recomienda diluir en agua la porción sugerida.

MAYONESA DE LA CASA CON CURRY

Nota médica: por su alto contenido calórico, se recomienda diluir en agua la porción sugerida.

SALSA DE TOMATE BÁSICA

Nota médica: los pacientes que sufren de gastritis pueden incorporar esta receta a su dieta debido a que la acidez del tomate es neutralizada por el aceite de oliva o palta (aguacate).

VINAGRETA AGRIDULCE

Diabéticos: excluir la miel

VINAGRETA A LA MOSTAZA

Cálculos renales: reducir a la mitad la cantidad de mostaza y vinagre de manzana en pacientes con excreción alta de oxalatos

Postres y Jugos

CAMOTE A LA NARANJA

Diabéticos: excluir el oporto y el azúcar
Hiperlipémicos: excluir la mantequilla
Cálculos renales: no se recomienda

FRUTAS SURTIDAS CON YOGURT, MIEL Y AJONJOLÍ

Diabéticos: excluir sandía, piña, uvas y mango
Piedras renales: excluir las uvas, reemplazar las fresas por papaya, la mandarina por duraznos, las moras y frambuesas por piña y ½ plátano en pacientes con excreción alta de oxalatos

ACOMPAÑAMIENTOS

Diabéticos: excluir la miel, las pasas y los guindones
Piedras renales: excluir el ajonjolí. Reducir a la mitad la cantidad de guindones y pasas en pacientes con excreción alta de oxalatos

GELATINA DE NARANJA, CANELA Y CLAVO

Diabéticos: reemplazar la naranja por durazno licuado. Reducir a la mitad la cantidad de azúcar rubia
Cálculos renales: remplazar la naranja por el melón en pacientes con excreción alta de oxalatos

JUGO DE FRESAS FRAPPÉ

Diabéticos: duplicar la cantidad de hielo o agua helada para diluir la concentración de azúcar
Cálculos renales: no se recomiendan las fresas en pacientes con excreción alta de oxalatos

Nota médica: no se recomienda para pacientes con gastritis debido a la acidez de las fresas.

LIMONADA FROZEN

Nota médica: en lo posible, tomarla al natural (sin azúcar o edulcorantes)

TÉ VERDE CON LIMÓN

Cardíacos: no consumir el té cargado porque la concentración de cafeína puede producir taquicardia

Cálculos renales: no se recomienda el té en pacientes con excreción alta de oxalatos

Nota médica: debido a las altas concentraciones de cafeína en el té verde, a los pacientes que sufren de gastritis se les recomienda reemplazarlo por té de durazno

TÉ VERDE CON MENTA Y JENGIBRE

Cardíacos: no consumir el té cargado porque la concentración de cafeína puede producir taquicardia

Cálculos renales: no se recomienda el té en pacientes con excreción alta de oxalatos

Nota médica: debido a las altas concentraciones de cafeína en el té verde, a los pacientes que sufren de gastritis se les recomienda reemplazarlo por té de durazno.

* **Dializar**: Para eliminar las sales o minerales que contienen algunos alimentos, es necesario cocinarlos en una olla mediana con agua hirviendo (sin sal) hasta que se ablanden. Retirar la olla del fuego y escurrir bien las verduras en un colador. En casos médicos más severos, es necesario dializar las verduras 2 o más veces, descartando el agua utilizada en cada diálisis.
* ver técnica para dializar vegetales

INFORMACIÓN MÉDICA ADICIONAL

Alimentación adecuada para la prevención de cálculos renales

Para disminuir la formación de cálculos renales o evitar su reaparición es importante vigilar la alimentación. La dieta adecuada dependerá del tipo de piedra renal que el paciente produce. Los cálculos renales más frecuentes son los constituidos por **urato de sodio** y los formados por **oxalato de calcio.**

Los cálculos de **urato de sodio** se previenen mediante el mismo tipo de dieta que se usa para prevenir y/o tratar la artritis por gota. Esta enfermedad está relacionada con el alto contenido total de ácido úrico en el cuerpo y con niveles altos de ácido úrico en la sangre. Es importante señalar que si bien los niveles elevados de uratos de sodio en la orina propician la aparición de cálculos renales, hay pacientes con lecturas similares que no padecen de gota o cálculos renales. La cantidad de **uratos de sodio** en la orina se determina midiendo el volumen total de uratos en la orina recolectada durante 24 horas.

El tratamiento médico con *allopurinol (y uloric)* es eficaz en pacientes gotosos (o con cálculos renales de urato de sodio) que tienen niveles altos de **ácido úrico** en sangre (y/o **uratos** en orina). Sin embargo, se requiere una dieta baja en purinas cuando este medicamento no consigue reducir de manera adecuada los niveles de ácido úrico en sangre y/o el nivel total de uratos de sodio en la orina de 24 horas. Esto contrasta con el tratamiento para los pacientes gotosos con niveles altos de ácido úrico en sangre, pero niveles bajos de uratos de sodio en la colección de orina de 24 horas. En este último caso, el tratamiento médico recomendado es con *probenecid* y la dieta también debe ser baja en purinas.

La dieta para los pacientes que sufren de gota (o para los pacientes con cálculos renales de urato de sodio) consiste en disminuir la ingesta de alimentos con un alto contenido de purinas, que son los precursores del ácido úrico. Cabe mencionar que el *allopurinol* (*o el uloric*) es tan eficaz para el control del **ácido úrico** en la sangre (y del **urato de sodio** en la orina) que, para la gran mayoría de los pacientes, procurar bajar estos niveles, sólo a través de la dieta, es una práctica del pasado.

Las bebidas alcohólicas son generalmente ricas en calcio, oxalato y guanosina (que posteriormente se metaboliza a ácido úrico). Para evitar desencadenar ataques de gota, es imperativo que los pacientes que presentan gota o tienen niveles altos de **uratos de sodio** en la orina no consuman **alcohol**.

Los alimentos que contienen cantidades altas de purinas son: espárragos, coliflor, espinacas, hongos, alverjitas verdes, lentejas, fríjol, avena, germen de trigo y, especialmente, algunas carnes como vísceras, sardinas, arenques, anchoas y ostras.

Entre los alimentos con bajas cantidades de purinas están los huevos, el tofu y los productos lácteos desgrasados.

Los cálculos renales conformados por **oxalato de calcio** están asociados a una elevada excreción tanto de **oxalato,** de **calcio** o de **ambos,** en la orina colectada durante 24 horas. El tratamiento médico y/o alimentación adecuada se determina dependiendo de si la excreción de oxalato, calcio o de ambos elementos, está elevada en la orina.

Los pacientes con cálculos de oxalato de calcio que tienen una excreción elevada de calcio en la orina colectada por 24 horas, no necesariamente tienen una excreción elevada de oxalatos, por lo que la restricción de oxalatos en la dieta no es esencial en estos casos.
Si se encuentra una excreción elevada de **calcio** en la orina, el tratamiento recomendado consiste en una dieta sin sal, a veces mejorada con una dieta de alimentos alcalinos (vegetales) para reducir la emisión de calcio en la orina (aunque esto es incierto, ya que la orina alcalina puede promover la cristalización del oxalato de calcio). El tratamiento con *hidroclorotiazida* (diurético) es muy efectivo para la prevención de este tipo de piedras.

La restricción de los productos lácteos que contienen cantidades altas de calcio no está necesariamente asociada a la disminución del riesgo de producción de estos cálculos. La absorción del calcio de los alimentos depende del consumo de grasas y oxalatos en la dieta.

También se recomienda una ingesta relativamente baja en lípidos o grasas, porque la grasa en la dieta captura el calcio intestinal (saponificación). Esto permite que el oxalato en la dieta sea absorbido y excretado en mayores cantidades en la orina, favoreciendo la formación de cálculos renales de oxalato de calcio.

La restricción de calcio y productos lácteos en pacientes con cálculos de **oxalato de calcio,** sólo está indicada para los que tienen una absorción intestinal de calcio elevado y/o una incapacidad del riñón para reabsorber el calcio. Esto último es poco frecuente y se determina cuando persiste una elevada eliminación de calcio en la orina de 24 horas en un paciente sometido a una dieta pobre en calcio (o durante un tratamiento con quelantes de calcio).

Esta condición se diagnostica solamente cuando el tratamiento médico y dietético (dieta baja en calcio) no controla la recurrencia en la formación de cálculos. Es fundamental señalar que la disminución en la ingesta de calcio no es aconsejable para los pacientes debido a que este mineral es imprescindible para la preservación de la estructura ósea.

En caso de haber una elevada excreción de **oxalato** en la colección de orina de 24 horas, es necesario limitar la ingesta de alimentos que contienen altas cantidades de oxalatos. Esta dieta es necesaria sólo para pacientes con una probada excreción elevada de oxalato en la orina de 24 horas. Este diagnóstico es necesario porque muchos pacientes con cálculos que contienen calcio no tienen altos niveles de **oxalatos** en la colección de orina de 24 horas.

La vitamina C es un precursor del oxalato, por lo que no se recomienda tomar vitamina C en pastillas. También existen condiciones gastrointestinales que favorecen la absorción de oxalato. Estas enfermedades complejas están asociadas generalmente a síndromes de malabsorción intestinal y se presentan con frecuencia en pacientes con by-pass intestinal y/o enfermedades inflamatorias gastrointestinales.

Recomendaciones adicionales:

- El agua es el medio en el que se disuelven las toxinas y minerales. Ésta es la razón fundamental para mantener a los pacientes bien hidratados (no menos de 8 vasos de agua al día) para evitar cualquier tipo de cálculos renales. Consumir limonada es una sana opción.
- Una ingesta regular de vitamina B 6, citratos y magnesio, previene la formación de cálculos renales.
- Una dieta elevada en proteínas, acidifica la orina y disminuye el riesgo de producción de piedras de oxalato de calcio.
- La dieta vegetariana y el uso de bicarbonato de sodio alcaliniza la orina, reduciendo el riesgo de formación de cálculos de uratos de sodio.

DIVERSAS REACCIONES A LOS ALIMENTOS

Hay dos tipos de reacciones adversas a los alimentos: **las reacciones inmunológicas y la intolerancia a ciertos alimentos.**

Las reacciones inmunológicas adversas se deben a la reactividad o sensibilidad del sistema inmune a un alérgeno específico. El sistema inmunológico defiende al organismo a nivel celular (o a través de anticuerpos) de las sustancias inertes o elementos vivos que son reconocidos como ajenos a la persona.

La respuesta de este sistema se expresa a través de una reacción celular o por medio de los anticuerpos que permiten la eliminación del agente específico, induciendo un fenómeno inflamatorio.

La respuesta celular se origina en los linfocitos T, y la respuesta por anticuerpos se produce en los linfocitos B. Estos linfocitos se encuentran distribuidos en todo el organismo, circulando a través del sistema linfático, la sangre y los tejidos. La presencia de cantidades significativas de linfocitos en el sistema digestivo responde a la necesidad de mantener una continua vigilancia en dicho órgano para impedir la entrada de agentes patógenos.

El sistema inmune no reconoce a los alimentos como ajenos al organismo porque éstos son degradados por las enzimas digestivas a sus componentes primarios (azúcares, aminoácidos y triglicéridos). Es por ello que una respuesta inmunológica adversa a los alimentos es considera una anomalía. En otras palabras, esto sucede cuando el organismo no reconoce como nutrientes las sustancias que ingiere.

Estas respuestas se manifiestan a través de una variedad de mecanismos que el organismo tiene para controlar o desactivar dichas sustancias. Uno de estos mecanismos desencadena un proceso inflamatorio que causa una enfermedad o una reacción patológica que es nociva para el organismo, sin que la causa esté bien establecida.

Algunas teorías han formulado la hipótesis de que la mala digestión de los alimentos produce moléculas parcialmente digeridas, que cuando son absorbidas posteriormente, desencadenan una reacción inmune contra este antígeno (en este caso, un alimento específico).

Otras teorías se inclinan por la pérdida de tolerancia inmunológica causada por defectos congénitos, mientras que algunos otros investigadores creen que estas reacciones se deben a cambios evolutivos en la interacción de un "nuevo" alimento (transgénico) con el sistema inmune del ser humano.

Hay dos grupos principales de respuestas inflamatorias a los alimentos: la respuesta inflamatoria inmune **al gluten** y la respuesta de tipo alérgica.

La respuesta inflamatoria adversa al gluten produce enfermedad celiaca intestinal, dermatitis herpetiforme, etc. Estas enfermedades crónicas se deben al reconocimiento inmunológico de la molécula de gluten.

El **gluten** es una mezcla de diversas proteínas como la gliadina y la glutenina, presentes en el trigo, cebada, centeno, triticale (híbrido de trigo y centeno) kamut (trigo Ooulard o Australiano), espelta (cereal adaptado a climas duros, húmedos y fríos) y posiblemente en la avena (por contaminación cruzada).

Los pacientes con la enfermedad celíaca desarrollan un severo problema de malabsorción intestinal con síntomas de larga duración, tales como diarrea, perdida de peso etc. Esta reacción se debe a una respuesta inflamatoria celular a nivel intestinal, y a la presencia de los anticuerpos al gluten, el antígeno que se encuentra en los cereales ya mencionados.

Para los **pacientes celíacos,** el único tratamiento eficaz es el cambio de por vida a una dieta libre de gluten, con el fin de permitir la regeneración de las vellosidades intestinales. De este modo, el uso de arroz, maíz y otros cereales que no contienen gluten representan una alterativa para el tratamiento de esta enfermedad.

Un problema diferente es la **alergia a un alimento.** En este caso en particular, el paciente desarrolla una reacción aguda inmediata debido a la presencia de anticuerpos IgE dirigidos a un componente específico del alimento, causando la secreción de grandes cantidades de histamina, procedente de los mastocitos corporales.

Los mastocitos son células reactivas que se encuentran en los tejidos de varios órganos del cuerpo. Al activarse, liberan una serie de sustancias inflamatorias. Esta reacción alérgica puede ser severa o anafiláctica (con obstrucción de las vías aéreas, hipotensión y colapso vasomotor) o leve, como la ¨enfermedad del suero¨ (con urticaria dérmica, prurito e inflamación de las membranas mucosas).

Los alimentos crudos o cocidos como huevos, maíz, soya, algunos vegetales, cereales, legumbres, mariscos, algunas frutas etc., pueden desencadenar una alergia. Es importante no confundir esta reacción con la reacción a los cereales en la enfermedad celiaca.

Este libro no pretende ser un amplio tratado sobre la alergia a los alimentos. Sin embargo, cabe mencionar que la reacción alérgica a un alimento requiere un cuidadoso enfoque epidemiológico, clínico y de laboratorio. Es necesario tener un diagnóstico preciso y determinar la causa de esta reacción, ya que el antígeno responsable puede estar encubierto en otra fuente de alimentos procesados.

Un estudio médico exhaustivo permitirá la identificación y eliminación del alimento responsable. Sin embargo, varios meses o años después, el alimento podría ser reintroducido y consumido regularmente cada 3 o 4 días. Si la reacción alérgica es severa o compromete las vías respiratorias, es esencial identificar el alimento responsable y su reintroducción incluso puede ser contraindicada de por vida.

La intolerancia a un alimento no es una reacción inmunológica o alérgica, sino más bien una reacción gastrointestinal o sistémica causada por una toxina o un derivado del alimento ingerido. La reacción se produce por deficiencias enzimáticas y/o respuestas químicas, así como por asociaciones psicológicas a un determinado alimento.

La intolerancia a la lactosa es un trastorno común. Esta reacción adversa se presenta como dolor, diarrea y distensión abdominal. El tratamiento requiere la abstinencia de productos lácteos, la ingesta de leche con lactasa tratada o de productos sin lactosa, tales como leche o queso de soya, etc. Esta intolerancia se produce por la deficiencia de la enzima digestiva lactasa y, como toda deficiencia enzimática, está asociada a la constitución genética individual.

Otras condiciones inusuales de intolerancia a los alimentos que requieren una atención especializada son el favismo, una enfermedad genética que se desencadena por el consumo de determinados frijoles; y la intolerancia a la fenilalanina, un aminoácido que causa PKU, sigla inglesa para la fenilcetonuria, una enfermedad hereditaria que impide al organismo metabolizar el aminoácido fenilalanina, presente en los alimentos.

GLOSARIO

Términos culinarios

Aliñar
Añadir condimentos a una ensalada.

Al ras
Al nivel de los bordes de la cuchara o cucharita.

Arroz graneado
En el Perú quiere decir que al cocinarlo no se pegan los granos y se pueden separar fácilmente utilizando un tenedor.

Cortado en láminas
Cortar piezas planas extremadamente finas o delgadas.

Cortar en juliana
Cortar en tiras largas muy delgadas.

Crêpe
La palabra francesa *crêpe* proviene del latín *crispus* que significa *crespo*. Es un aporte gastronómico europeo hecho fundamentalmente de trigo, con el que se forma una masa delgada en forma de disco. Se sirve habitualmente como base acompañado de ingredientes salados o dulces. En algunas regiones se le confunde con el panqué.

Crujiente o Crocante
Preparación con la consistencia de una costra.

Escurrir
Retirar todo el líquido sobrante.

Dejar cocinar
No mover el alimento hasta que se cocine.

Desgranar
Desprender el grano de una mazorca o choclo.

Diente de ajo
Uno de los varios bulbos que forman parte de la cabeza del ajo.

En su punto
Estar en el momento o de la manera que mejor puede estar.

Floretes de brócoli
Se refiere a los ramitos del brócoli sin incluir los tallos.

Mechar
En un trozo de carne cruda (u otro alimento), introducir tiras de tocino, trufas, jamón, verduras, etc., con una mechadora o cuchillo, para aportar diversos sabores y grasas en su interior durante la cocción.

Rociar
Salpicar un líquido sobre un alimento o superficie.

Wok
Utensilio de cocina originario de China, parecido a una sartén ligera, redonda y profunda.

Macerar (marinar)
Colocar un alimento en remojo sumergido en un líquido (vinagre, vino, jugo de frutas con hierbas aromáticas, etc.) durante un tiempo determinado con la finalidad de conservarlo, aromatizarlo o ablandarlo.

Medio cocer
Alimento que todavía está medio crudo.

Movimientos envolventes
Unir los ingredientes con una espátula poco a poco, con movimientos envolventes de arriba a abajo; de esa forma no se bajarán las claras.

Omelet
La tortilla francesa, *omelette* en francés, es una receta elaborada con huevo batido y cocinada en una sartén de teflón con mantequilla o aceite. Para freír el omelet se vierte el huevo batido en una sartén con aceite caliente. Se debe mover el mango de la sartén en forma envolvente para que la mezcla ocupe todo el fondo. Se deja cuajar y con una espátula se desprenden con suavidad los bordes; luego se debe inclinar la sartén, doblar la tortilla sobre sí misma y servir de inmediato.

Ralladura de limón
La ralladura de limón se utiliza para agregarle más sabor a las comidas. Para ello se usa un rallador simple y se procede a raspar la piel del limón previamente lavado. Se debe tener cuidado de no incluir el bagazo o parte blanca, ya que es amarga. Se puede guardar la ralladura refrigerada en un recipiente hermético hasta por 2 semanas.

Pechuga deshilachada
Pechuga cocida y separada en hilos delgados.

Pizca
Pequeñísima cantidad.

Punto de nieve
Batir a punto de nieve consiste en agitar las claras de los huevos –sin las yemas– hasta que queden con la apariencia de una espuma blanca consistente.

Para "batir" se agitan enérgicamente las claras en un tazón, con un batidor de alambre o eléctrico, o con un tenedor. El movimiento debe ser circular y continuo para que las claras vayan adquiriendo lentamente una consistencia parecida a la de la nieve fresca.

Los huevos deben estar muy frescos y una pizca de sal puede ayudar a que el punto de nieve se logre más rápido y tenga más consistencia.

Reservar
Dejar separado para utilizar después.

Soufflé
El suflé (del francés souffler que significa 'soplar' o 'inflar') es una receta elaborada con diversos ingredientes y claras de huevo batidas a punto de nieve. Se caracteriza por el volumen que alcanza la preparación al finalizar su cocción en el horno. Se debe servir de inmediato para conservar su tamaño.